# Evidenzbasierte Medizin

David L. Sackett
W. Scott Richardson
William Rosenberg
R. Brian Haynes

# Evidenzbasierte Medizin

Deutsche Ausgabe:
Regina Kunz
Lutz Fritsche

W. Zuckschwerdt Verlag München
Bern · Wien · New York

Bearbeitung der deutschen Ausgabe:

*Dr. Regina Kunz, MSC (Epi)*
*Dr. Lutz Fritsche*
Med. Klinik m. S. Nephrologie
Charité Mitte
Schumannstr. 20/21
10117 Berlin

Email: regina.kunz@charite.de

Diese Übersetzung von **Evidence-based Medicine – How to Practice & Teach EBM** erfolgte mit Genehmigung durch Churchill Livingstone, einer Abteilung der Harcourt Brace Publishers International, London © Harcourt Brace Publishers International 1996

Deutsche Übersetzung:
Landry & Associates International, Göttingen

Auslieferungen W. Zuckschwerdt Verlag GmbH

| Deutschland: | Schweiz: | Österreich: | USA: |
|---|---|---|---|
| Brockhaus Commission | Hans Huber Verlag | Maudrich Verlag | Scholium International Inc. |
| Verlagsauslieferung | Längass-Strasse 76 | Spitalgasse 21a | 14 Vanderventer Ave |
| Kreidlerstraße 9 | CH-3000 Bern 9 | A-1097 Wien | Port Washington |
| D-70806 Kornwestheim | | | 11050 New York |

Die Deutsche Bibliothek – CIP-Einheitsaufnahme

**Evidenzbasierte Medizin** : [EBM-Umsetzung und -Vermittlung] / David L. Sackett ... Dt. Ausg.: Regina Kunz, Lutz Fritsche. [Dt. Übers.: Landry & Associates International, Göttingen]. – Bern ; Wien ; New York : Zuckschwerdt, 1999     Einheitssacht.: Evidence based medicine <dt.>
ISBN 3-88603-637-5

# Geleitwort

Konzept, Methoden und Techniken der evidenzbasierten Medizin (EBM) haben die Bundesrepublik Deutschland vergleichsweise spät erreicht. EBM ist bei uns auf spezifische Mißverständnisse, Kritikpunkte und Barrieren gestoßen. Auf vier Punkte ist besonders hinzuweisen:

1. Immer noch wird um die Übersetzung von »evidence« (»available facts, circumstances, etc. indicating whether or not a thing is true or valid«, Oxford Dictionary of Current English 1992) gerungen. »Evidenz« heißt im Deutschen dagegen (nach dem sechsbändigen Duden 1976) »unmittelbare und vollständige Einsichtigkeit, Deutlichkeit, Gewißheit«. Dennoch ist es richtig, daß Regina Kunz und Lutz Fritsche bei der Übersetzung des (im Orginal) schwarz-roten Schlüsselwerks der EBM bei »Evidenz« geblieben sind. Eine andere treffende und unmißverständliche Übersetzung ist nicht in Sicht. Wir werden lernen müssen, mit einem weiteren Homonym (ein Wort mit mehreren Bedeutungen) umzugehen.

2. Andere bezweifeln die wissenschaftliche Dignität der EBM; sie sei rein reproduktiv, damit konservativ und fortschrittshemmend. Gerne wird der bekannte Satz Bernhard Naunyns »Die Heilkunde wird Wissenschaft sein oder sie wird nicht sein« einengend verstanden als »... wird Naturwissenschaft sein ...«. EBM macht darauf aufmerksam, daß Medizin im Kern eine Handlungs-, keine Erklärungswissenschaft ist. Sie braucht nicht nur explanatorisches Wissen (dieses ist notwendig, aber keineswegs hinreichend) – sondern sie braucht auch handlungs- und damit zielorientiertes Wissen. Im Sozialrecht ist davon die Rede, daß die medizinische Versorgung »zweckmäßig« sein und dem »allgemein anerkannten Stand der medizinischen Erkenntnisse« entsprechen müsse. Und genau für diese Rationalität der Zweckmäßigkeit steht EBM.

Damit gewinnen methodisch kontrollierte Erfahrung und klinische Forschung ein besonderes Gewicht. Noch 1979 fand es die DFG richtig, klinische Forschung als »Analyse von Krankheitsphänomenen mit naturwissenschaftlichen Methoden« zu definieren. Um die veränderte Akzentuierung auszudrücken, sprechen wir heute von klinisch-evaluativer Forschung; sie bedarf wenigstens der gleichen Wertschätzung und Förderung wie die erwähnte klinisch orientierte Grundlagenforschung.

3. In der Bundesrepublik haben wir den sog. besonderen Therapierichtungen (z. B. Homöopathie, Anthroposophische Medizin, Phytotherapie) – auch sozialrechtlich – einen einzigartigen Sonderstatus zuerkannt. Die »spekulative Medizin der Romantik« (Leibbrand 1956) ist eine bis heute fortwirkende deutsche Eigenheit. EBM stellt eine Herausforderung auch für die besonderen Therapierichtungen dar, sofern sie sich allein auf überkommene Lehrsätze, systemimmanente Plausibilität und unkontrollierte Erfahrung berufen. EBM beharrt darauf, daß auch sog. heterodoxe oder komplementäre Verfahren nach der geltenden Forschungslogik auf ihre Zweckmäßigkeit hin überprüft werden können und müssen. In diesem Sinne kann man EBM durchaus als »einheitlicher Bewertungsmaßstab« verstehen.

4. EBM wird bei uns gerne mit der Anwendung der Ergebnisse allein der therapeutischen Forschung und der randomisierten klinischen Studie identifiziert. Paul Martini veröffentlichte zuerst 1932 seine »Methodenlehre der therapeutisch-klinischen Forschung«, eine Tradition, an die sich anzuknüpfen lohnt. EBM hat heute Bedeutung aber auch für alle anderen Felder klinischen Handelns, etwa für die Prävention, Diagnostik, Diagnosestellung/Klassifikation, Prognostik, Rehabilitation, Qualitätssicherung, Effizienzsteigerung und die Gestaltung der Arzt-Patient-Beziehung. Darüber hinaus ist sie nicht nur als evidenzbasierte klinische Medizin zu entwickeln, sondern auch und zunehmend in Richtung einer evidenzbasierten gesundheitlichen Versorgung (»evidence-based health care«, EBHC). Die Neuformulierung von § 135 SGB V und die Richtlinien des Bundesausschusses der Ärzte und Krankenkassen von Oktober 1997 verweisen auf diesen Weg.

Dennoch, trotz der auch bei uns gegebenen grundsätzlichen Notwendigkeit von EBM/EBHC und einiger historischer Anknüpfungspunkte, – sie ist sozusagen ein Importprodukt.

Sie bedarf der aktiven Assimilation, d.h. der Übertragung, Überprüfung, Anpassung, Ergänzung und Weiterentwicklung innerhalb unseres Systems und unserer Kultur gesundheitlicher Versorgung. Regina Kunz und ihre Mitarbeiter haben durch die Herausgabe einer deutschen Fassung des 1997 von David Sackett et al. veröffentlichten Buches hierfür einen Grundstein gelegt. Sie bringen uns damit auf den internationalen Stand und geben uns einen stabilen Ausgangspunkt für die eigene Entwicklung.

Möge das Buch eine weite Verbreitung finden. Um Paul Martini (1932) zu zitieren: »Die Änderung des bisherigen Zustandes scheint mir keinen Aufschub zu ertragen«.

*Heiner Raspe*

Direktor des Instituts für Sozialmedizin
Medizinische Universität Lübeck
Sprecher des Netzwerkes Evidenzbasierte Medizin

# Vorwort

Derzeit erfährt der Begriff »Evidence-based Medicine« oder evidenzbasierte Medizin (EBM) eine inflationäre Verwendung in allen Bereichen des deutschen Gesundheitssystems. Wie bei vielen prägnanten Ausdrücken wird er häufig als ein »selbst«-verständlicher Begriff aufgefaßt, der keiner weiteren Erklärung bedarf. »Evidence«, das bedeutet Daten, Hinweise, Beweise, Grundlagen, auf die sich die meisten im Gesundheitswesen Tätigen in ihrem Handeln am Patienten berufen. Es ist das Verdienst von David Sackett und dem Department of Clinical Epidemiology and Biostatistics an der McMaster University in Hamilton, Kanada, daß anstelle dieser scheinbar selbstverständlichen Vorgehensweise ein konkretes Konzept entwickelt wurde, bei dem sich die Beweise auf transparente reproduzierbare Daten beziehen, deren Glaubwürdigkeit an den strengen Methoden der klinischen Epidemiologie gemessen werden. Es ist ein weiteres Verdienst von David Sackett und der Evidence-based Medicine Working Group in McMaster, daß sie die Prinzipien der klinischen Epidemiologie aus dem Elfenbeinturm der Forscher befreit und den Klinikern und praktisch tätigen Ärzten als Hilfestellung für ihre tägliche Arbeit am Patienten zugänglich gemacht haben, um ihnen die täglich anstehenden medizinischen Entscheidungen zu erleichtern. Es ist ein drittes Verdienst von David Sackett, einem passionierten Kliniker, daß er die von ihm entworfene Umsetzung der Konzepte, die er aus seiner eigenen Patientenversorgung entwickelt und erprobt hat, von Kanada nach Europa »exportiert« und hier eingeführt hat. Die hohe Akzeptanz und schnelle Integration dieser Denk- und Handlungsmodelle in die unterschiedlichsten Gesundheitssysteme Europas nicht nur innerhalb der Patientenversorgung, sondern auch in zahlreichen übergeordneten Bereichen ist Ausdruck der Überzeugungskraft der soliden methodischen Grundlagen von EBM und dem großen Bedürfnis aller Gesundheitssysteme nach zuverlässigerem Wissen über das, was wirkt und das, was nicht wirkt.

Das vorliegende Buch ist die erste systematische Zusammenfassung der einzelnen Konzepte in einem handlichen, anwenderfreundlichen Taschenbuchformat. Es wendet sich primär an praktizierende Ärzte, aber auch an alle anderen medizinische Berufsgruppen. Anhand von praktischen Beispielen aus der Patientenversorgung zeigt es den Ablauf von dem konkreten klinischen Problem eines Patienten, über eine systematische Literatursuche, ihrer Bewertung von Glaubwürdigkeit und klinischer Relevanz, endet bei der Anwendung auf den Patienten, der diesen Prozeß ursprünglich ausgelöst hat und erläutert gleichzeitig die zugrunde liegenden Methoden und Vorgehensweisen. Durch die vielen Hinweise und Tips für eine Integration von EBM in den klinischen Alltag und eine weitere Verbreitung der Techniken in die Fort- und Weiterbildung erhält das Buch seine besondere Relevanz.

Als Herausgeber der deutschen Ausgabe haben wir versucht, uns möglichst weit an die englische Vorlage zu halten, mußten für die Übertragung auf deutsche Verhältnisse jedoch einige Anpassungen vornehmen: Zum einen entstammt das Konzept der evidenzbasierten Medizin dem angelsächsischen Gesundheitssystem mit anderen Einrichtungen und Strukturen. In Deutschland läuft die Etablierung von klinischer Qualitätssicherung oder die Diskussion um systematische Fortbildung derzeit erst an. Zum anderen hat sich seit der Veröffentlichung der englischen Ausgabe vor 2 Jahren sowohl die evidenzbasierte Medizin als auch der medizinische Wissensstand weiterentwickelt: So würden z.B. die Schritt für Schritt beschriebenen Medline-Recherchen heute weitere und andere Studien identifizieren, und auch die Diskussion um die Interferon-Therapie bei Multipler Sklerose (Kapitel 2) würde sich heute aufgrund neu dazugekommener Daten möglicherweise inhaltlich anders gestalten. Da die Prinzipien, die anhand dieser Beispiele exemplarisch dargestellt werden sollten, nach wie vor gelten, haben wir die Beispiele beibehalten. Allerdings haben wir Veränderungen und Weiterentwicklungen, die für den Leser wichtig und für das Verständnis des Textes relevant waren, aktualisiert und entsprechend gekennzeichnet. Eine weitere Ergänzung ist die Ressourcen-Seite im Anhang mit den wichtigsten deutschen und internationalen Adressen auf dem Gebiet der EBM, die dem Leser die Möglichkeit einer selbständigen Vertiefung seiner EBM-Kenntnisse und Anregungen für eigene EBM-Aktivitäten bieten soll. Unser Dank gilt David Sackett für seine Unterstützung bei der Erwerbung der Rechte, Dr. med. Heike Glaser, Karin Beifuss und Deborah Landry für die Übersetzung und Aufarbeitung der äußerst anspruchsvollen Texte sowie dem Zuckschwerdt-Verlag für die Hilfe und Unterstützung im Verlauf der Arbeit.

Wir hoffen, daß mit der deutschen Version von Evidence-based Medicine einem größeren Kreis von Kollegen der Zugang zu diesen bestechend einfachen Konzepten und Überlegungen eröffnet wird und damit ein Beitrag zur weiteren Verbesserung der Patientenversorgung in Deutschland geleistet werden kann.

Für Anregungen und Hinweise, die die deutsche Ausgabe betreffen, sind Herausgeber und Verlag jederzeit dankbar.

*Regina Kunz*

Internistin
AG EBM Charité
Med. Klinik m. S. Nephrologie
Charité Mitte
Berlin

*Lutz Fritsche*

Wissenschaftlicher Assistent
AG EBM Charité
Med. Klinik m. S. Nephrologie
Charité Mitte
Berlin

# Vorwort zur englischen Originalausgabe

Dieses Buch wendet sich an alle Kliniker in Ausbildung und Beruf, die Evidence-Based Medicine lernen und lehren möchten. Es ist kurz, knapp und sehr praxisnah gehalten und wendet sich daher besonders an den vielbeschäftigten Praktiker. Dem Leser, der tiefer in die Diskussion der theoretischen und methodischen Grundlagen der in diesem Buch beschriebenen Vorgehensweisen einsteigen möchte und die erforderliche Zeit dafür aufbringen kann, empfehlen wir eines der umfangreicheren Lehrbücher der klinischen Epidemiologie[1].

Das vorliegende Buch unterscheidet sich von anderen jedoch nicht nur durch seine Kürze. Die Schwerpunktverschiebung von Theorie und Erklärung hin zu Taktik und klinischer Anwendung spiegelt unsere zunehmende Fähigkeit wider, kritische Bewertungen direkt in klinisches Handeln umzusetzen. Diese Verschiebung erwächst fortlaufend aus den klinischen Erfahrungen der Autoren. Immer wenn Dave Sackett eine Weiterbildungsphase in der Inneren Medizin durchlaufen hatte, bekamen die grundlegenden Ideen für dieses Buch neuen Auftrieb. Seine erste Ausbildung, die er während der sechziger Jahre in den USA, u.a. in klinischer und experimenteller Nephrologie absolvierte, wurde durch die Kubakrise und zwei Jahre Militärdienst unterbrochen. Während dieser Zeit führte Sackett statistische Erhebungen zu Herz-Kreislauf-Erkrankungen durch und gelangte dabei zu der Einsicht, daß Epidemiologie und Biostatistik für die klinische Medizin ebenso wichtige Beiträge leisten könnten wie seine Forschungen auf dem Gebiet des tubulären Transports von Aminosäuren. Zwanzig Jahre später, nachdem er einen neuartigen Fachbereich (Klinische Epidemiologie & Biostatistik) an einer neuartigen medizinischen Fakultät (Kanadas McMaster-Universität) begründet hatte, durchlief er nochmals als Resident (Assistenzarzt in Weiterbildung) / Registrar (Assistenzarzt mit Facharzt) für 2 Jahre eine Ausbildung in Allgemeinmedizin und erlangte (zumindest für sich selbst!) nicht nur die Bestätigung, daß einige Grundelemente von Epidemiologie und Biostatistik ihm nicht nur bei der kritischen Bewertung klinischer Evidenz bezüglich ihrer Validität und ihres potentiellen Nutzens helfen könnten, sondern er begann auch mit der Umsetzung dieser kritischen

---

1 Wir schlagen in der dritten Ausgabe von Clinical Epidemiology, The Essentials (Fletcher RH, Fletcher SW, Wagner EH; Baltimore: Williams & Wilkins, 1996), Clinical Epidemiology and Biostatistics (Kramer MS; Berlin, Springer-Verlag, 1988) sowie der zweiten Ausgabe unseres Buches Clinical Epidemiology: A Basic Science for Clinical Medicine (Sackett DL, Haynes RB, Guyatt GH, Tugwell P; Boston: Little Brown, 1991) nach.

Bewertung in die klinische Praxis. Als er sich zum dritten Mal in einer Postgraduierten-Ausbildung befand, diesmal 1995 als Senior Registrar (Oberarzt) für einen Tag in Oxford (Voraussetzung für Kolonialisten mit Aspiration auf eine Chefarztposititon im NHS), hatte Sackett mit Hilfe freundlicher Kollegen den angewandten Zweig dieser Grundlagenwissenschaft so weit entwickelt und beschrieben, daß dieser in das individuelle klinische Fachwissen einbezogen werden konnte, um auf diese Weise individuelle klinische Entscheidungsfindungen zu ermöglichen.

Für Scott Richardson entstanden die Ideen zu diesem Buch »wie ein Schneemann«[2].

Alles begann damit, daß er zu Beginn seiner klinischen Laufbahn von einem seiner Lehrer dazu aufgefordert wurde, einen Artikel zu lesen, um die weitere Behandlung eines Patienten festzulegen. Aber, als ob er die Aussage seines Lehrers, daß »das natürlich sowieso keiner macht«, noch bekräftigen wollte, wuchs auch der Schneemann während Richardsons Assistenzarztzeit nur langsam: Er bemühte sich zwar, die Fachliteratur auszuwerten, fand aber nur wenige Hilfsmittel, die ihm dabei von Nutzen waren. Erst als Richardson auf die Ideen der klinischen Epidemiologie und der kritischen Bewertung stieß, nahm auch der Schneemann richtig Gestalt an. Und er gewann an Größe und Bedeutung, als er diese Ideen in seiner Praxis und bei der Ausbildung von Studenten und Ärzten in Weiterbildung an der Universität von Rochester einsetzte. Seinen Kopf erhielt der Schneemann, als Richardson begann, mit anderen, darunter auch den Koautoren dieses Buches, auf dem Gebiet der Evidence-Based Medicine zusammenzuarbeiten. Dabei ging es darum, jene früheren Vorstellungen in klinikerfreundliche Hilfsmittel für den täglichen Gebrauch umzusetzen. Das Lernen und das Lehren sowie die Zusammenarbeit mit einer Vielzahl von EBM-Kollegen auf der ganzen Welt, die alle daran arbeiten, die Patientenversorgung durch eine effizientere Ausnutzung der besten zur Verfügung stehenden Evidenz zu verbessern, bereitete ihm großes Vergnügen. Und so kam unser Schneemann schließlich zu seinem freundlichen Lachen, dem pfiffigen Hut und der Sonnenbrille!

Es ist vier Jahre her, daß William Rosenberg mit dem Problem zu kämpfen hatte, möglichst viel Zeit für seine Patienten zu haben, gleichzeitig aber auch seinen Lehrauftrag zu erfüllen und in der medizinischen Forschung auf dem laufenden zu bleiben. Es fiel ihm schwer, die zentralen Fragen zu komplexen Problemstellungen zu formulieren. Normalerweise mußte er sich, wenn er Antworten auf klinische Fragen suchte, wegen des Zeitdrucks auf die Ratschläge dienstälterer Kollegen oder die veröffentlichten Meinungen von »Autoritäten« verlassen. Dieses »Lernen durch Osmose« schien von ihm zu verlangen, alles zu erkennen, sich an alles zu erinnern und genau das zu tun, was ihm gesagt wurde. Bei der individuellen Behandlung seiner Patienten fiel es ihm häufig nicht leicht, Forschungsergebnisse praktisch anzuwenden. Er hatte das Gefühl, daß es in der Lehre eher darum gehe, die Antworten auf Fragen zu kennen, als die Wege zu ihrer Beantwortung zu ver-

---

2  Seine Mitverfasser beziehen diese Analogie auf die Tatsache, daß in Rochester, New York (USA), jährlich etwa 3 Meter Schnee fallen!

mitteln. Auf Anraten von Muir Gray, John Bell und David Weatherall ging Rosenberg an die McMaster-Universität, um etwas über EBM zu erfahren. Seither hat ihm die EBM dabei geholfen, Lernen und Lehren auf der einen Seite mit der Patientenversorgung auf der anderen Seite zu vereinbaren. Darüber hinaus liefert EBM ihm den Rahmen für die Anwendung von Forschungsergebnissen in der klinischen Praxis. Als Allgemeinmediziner mit EBM-Kenntnissen fühlt er sich weniger von seinen älteren Kollegen abhängig und sicherer in der Anwendung von Forschungsergebnissen bei der klinischen Entscheidungsfindung und hofft, daß dadurch auch seine Patienten und Studenten besser informiert sind.

Während seines zweiten Studienjahres in Medizin begann Brian Haynes, sich Gedanken über den Zusammenhang zwischen Evidenz und klinischer Praxis zu machen, als er die Vorlesung eines Psychiaters zu den Theorien Freuds hörte. Auf seine Frage, welche Beweise denn für die Richtigkeit der Theorien Freuds sprächen, mußte der Psychiater zugeben, daß es keine gesicherten Forschungsergebnisse gäbe und er selbst auch gar nicht an die Richtigkeit dieser Theorien glaube, sondern der Leiter des Fachbereichs ihn gebeten habe, einen »Vortrag darüber zu halten«. Diese Erfahrung führte Haynes schließlich dazu, in seinem Beruf klinische Praxis und klinisch-epidemiologische Forschung miteinander zu verknüpfen, um »wissenschaftlich fundierte Aussagen« zu erhalten. Dabei mußte er jedoch feststellen, daß die Evidenz, die weltweit in der medizinischen Forschung geschaffen wird, weder rechtzeitig noch zuverlässig für praktizierende Ärzte wie auch Patienten zur Verfügung stand. Freisemester ermöglichten ihm eine Verlegung seines Karriereschwerpunkts hin zur medizinischen Informatik. Hier lernte er, wie Wissen verbreitet und angewendet wird und wie Praktiker und Patienten die »gegenwärtig beste Evidenz« anwenden und nutzen können. Später gründete er mit David Sackett und anderen Kollegen zwei neue Zeitschriften, den ACP Journal Club und Evidence-Based Medicine, um dem praktischen Arzt den Zugriff auf die beste neue Evidenz zu erleichtern. Das vorliegende Buch stellt einen weiteren Versuch dar, dem Kliniker bei der Umsetzung der Evidence-Based Medicine in die Praxis zur Seite zu stehen, indem gesicherte Evidenz über Tests, Behandlungen und Prognosen für die Optimierung der medizinischen Versorgung praktisch nutzbar gemacht wird.

Viele Ideen in diesem Buch stammen aus den letzten vier Jahren, als die Autoren in der von Gordon Guyatt (McMaster-Universität, Kanada) inspirierten und geleiteten (soweit Rebellen sich leiten lassen!) »Arbeitsgruppe Evidence-Based Medicine« zusammenarbeiteten.

Damit der Inhalt dieses Buchs auch Ihren Patienten nützt, müssen Sie als Leser noch vier Dinge hinzufügen: Zum einen müssen Sie die klinische Fähigkeit der Patientenbefragung, die Erhebung der Anamnese und die körperliche Untersuchung beherrschen, ohne die Sie den EBM-Prozeß (durch Entwicklung von diagnostischen Hypothesen) weder beginnen noch (durch die Verknüpfung von gültiger und bedeutsamer Evidenz mit den Werten und Erwartungen des Patienten) abschließen können. Zum zweiten gehört dazu die Praxis des lebenslangen selbstbestimmten Lernens, ohne die Ihre Kenntnisse gefährlich schnell veralten. Drittens sollten Sie Bescheidenheit bewahren, sonst werden Sie immun gegen Verbesserungen der eigenen Leistung wie auch gegen Fortschritte der Medizin. Und schließlich bitten wir Sie inständig: Gehen Sie mit Begeisterung, aber auch Respektlosigkeit an die Sache heran, denn ohne diese vierte Zutat würde Ihnen der Spaß entgehen, der mit der Anwendung der in diesem Buch vorgestellten Ideen verbunden ist!

# Danksagungen

Sollte dieses Buch sich als nützlich erweisen, dann ist das letztendlich das große Verdienst von Muir Gray (Direktor für Forschung & Entwicklung in der Region Anglia und Oxford des National Health Service), Professor Sir David Weatherall (Regius Professor für Medizin an der Universität Oxford) und John Bell (Nuffield Professor für Medizin an der Universität Oxford), da sie es waren, die das NHS Forschungs- und Entwicklungszentrum für Evidence-Based Medicine an der Universität Oxford gegründet und gefördert haben, das den Autoren dieses Buches zu einer zweiten Heimat geworden und der Ort ist, an dem es geplant und fertiggestellt wurde. Peter Richardson von Churchill Livingstone lieferte die Idee zu diesem Buch; verantwortlich für seine Gestaltung ist Sarah Cape, für Redaktion und Produktion Sarah Lowe. Und wieder »daheim«, sorgte Jayne Edwards am Centre dafür, daß die Verfasser ihre Zusagen einhielten. Richard Smith, Herausgeber des British Medical Journal, hat uns ohne Unterlaß ermutigt und alle Bemühungen, unsere Ideen zu erklären und zu verbreiten, fortwährend unterstützt.

Wir danken Gilles Chatellier für die Erlaubnis zur Verwendung seines NNT-Nomogramms und Terrence Fagan für sein NNT-Nomogramm zum Bayesschen Theorem.

Dank gebührt unseren Kollegen für ihre unendliche Geduld sowie unseren Familien für ihre liebevolle Unterstützung. Scott Richardson bedankt sich insbesondere bei Rudolph Napodano, William Morgan, Gordon Guyatt und David Sackett, die ihn durch die Lehre anhand von praktischen Beispielen intellektuell anspornten und auf diese Weise wissenschaftlich großzügig unterstützt haben. William Rosenberg dankt Muir Gray, der ihn mit den Worten: »Das wird dein Leben verändern!« in die EBM eingeführt hat; ebenso Val Lawrence für die inspirierende Lehre; David Sackett, der ihm noch immer ein hochgeschätzter Mentor, Lehrer und Freund ist; sowie Julie Parkes und ihren Töchtern. Brian Haynes bedankt sich besonders bei Ann McKibbon, Cindy Walker-Dilks und Nancy Wilczynski, denen er sämtliche Kenntnisse über den Zugang zu Informationen verdankt und die ihn auf dem Gebiet der medizinischen Informatik seit vielen Jahren als wundervolle Kollegen in Forschung und Lehre begleiten.
Wohlwollende Kommentare zu früheren Versionen dieses Buches erhielten wir

von mehr als 400 Lesern; besonders bedanken möchten wir uns bei Andrew Booth, Iain Chalmers, Michael Clarke, Deborah Cook, Martin Dawes, Graham Dunn, Dympna Edwards, Richard Edwards, Ian Forde, Trish Greenhalgh, Jan Hilpert, Mark Loveland, Arturo Marti-Carvajal, Henry McQuay, Ruairidh Milne, Andrew Moore, Sandy Oliver, Robert Phillips, Leone Ridsdale, Frank Sullivan, Rachel Webb und Richard Westcott sowie bei den 40 Medizinstudenten, die ihre eigene »Oxford-Konferenz über die kritische Bewertung für Medizinstudenten (OCCAMS)« organisiert haben, sowie bei den über 200 Teilnehmern der UK Consortium Workshops »Wie lehre ich EBM?«, die sowohl in Oxford als auch London stattfanden, und den Teilnehmern der McMaster EMB Workshops in Kanada.

Natürlich sind wir weiterhin auf der Suche nach immer besseren Möglichkeiten, diese Ideen und ihre klinische Umsetzung darzustellen. Daher nehmen wir Vorschläge unserer Leser für künftige Ausgaben gerne entgegen. Bis dahin aber übernehmen wir für möglicherweise auftretende Ungenauigkeiten, Fehler oder langweilige Darstellung in Teilen der vorliegenden Ausgabe die volle Verantwortung.

*David L. Sackett*

Consultant General Physician,
John Radcliffe Hospital, Oxford,
and Director, NHS R&D Centre for
Evidence-Based Medicine,
Oxford, UK

*W. Scott Richardson*

Senior Lecturer in Medicine, University
of Southampton and Honorary Consultant
Physician, Southampton General Hospital,
Southampton, UK

*William Rosenberg*

Clinical Tutor in Medicine,
Nuffield Department of Clinical Medicine,
University of Oxford, and NHS R&D Centre
for Evidence-Based Medicine, Oxford, UK

*R. Brian Haynes*

Attending Physician, Hamilton Health
Sciences Corporation, Hamilton, Ontario,
and Chief, Health Information
Research Unit, McMaster University,
Ontario, Canada

EVIDENZBASIERTE MEDIZIN

# Inhalt

EVIDENZBASIERTE MEDIZIN

# A

# Einleitung:
# Über die Notwendigkeit von evidenzbasierter Medizin

Die philosophischen Ursprünge von evidenzbasierter Medizin[1] reichen zurück in das Paris zur Mitte des 19. Jahrhunderts. Wir verstehen heute darunter den bewußten, expliziten und angemessenen Einsatz der gegenwärtig besten Evidenz bei Entscheidungen über die medizinische Versorgung einzelner Patienten [1]. EBM zu praktizieren bedeutet, die individuelle klinische Erfahrung mit den besten zur Verfügung stehenden externen Nachweisen aus der systematischen Forschung zu integrieren.

Mit individueller klinischer Erfahrung meinen wir den Sachverstand und das Urteilsvermögen, die der einzelne Kliniker durch seine klinischen Erfahrungen und die klinische Praxis erwirbt. Größere klinische Erfahrung zeigt sich auf vielerlei Art und Weise, vorwiegend jedoch in einer effektiveren und effizienteren Diagnosestellung sowie in der rücksichtsvolleren Identifizierung und mitfühlenderen Berücksichtigung der Beschwerden von individuellen Patienten, ihrer Rechte und Wünsche bei Entscheidungen über ihre medizinische Versorgung. Mit der besten zur Verfügung stehenden externen klinischen Evidenz meinen wir klinisch relevante Forschungsarbeiten, häufig aus dem Bereich der Grundlagenwissenschaften, besonders jedoch aus patientenorientierten klinischen Forschungsarbeiten über die Genauigkeit und Präzision von diagnostischen Tests (einschließlich klinischer Untersuchungen), der Vorhersagekraft von prognostischen Markern und der Wirksamkeit und Unbedenklichkeit von therapeutischen, rehabilitativen und präventiven Maßnahmen. Externe klinische Evidenz hebt die Validität früher akzeptierter diagnostischer Tests und Behandlungsweisen auf und ersetzt sie durch neue, die aussagekräftiger, genauer, effektiver und sicherer sind.

Gute Ärzte setzen sowohl ihre persönliche klinische Erfahrung als auch die beste zur Verfügung stehende externe Evidenz ein. Jede Komponente ist für sich genommen unzureichend. Ohne klinische Erfahrung und Sachverstand läuft die Praxis Gefahr, von externer Evidenz beherrscht zu werden, denn hervorragende externe Evidenz ist unter Umständen beim einzelnen Patienten nicht anwendbar oder sogar ungeeignet. Ohne die jeweils beste externe Evidenz droht die praktische Medizin zum Nachteil der Patienten schnell zu veralten.

EBM zu praktizieren bedeutet, sich lebenslang selbstbestimmt fortzubilden. Dabei verlangt die Fürsorge für unsere Patienten, daß wir klinisch relevante Informationen zu Diagnose, Prognose, Therapie und anderen Aspekten der klinischen Versorgung und der Gesundheitsfürsorge sammeln und daß wir

1. diesen Informationsbedarf in beantwortbare Fragen übersetzen;
2. die beste Evidenz zur Beantwortung dieser Fragen möglichst effizient aufspüren (unabhängig davon, ob diese aus der klinischen Untersuchung, dem diagnostischen Labor, aus Forschungsergebnissen oder sonstigen Quellen stammt);
3. ihre Validität (Glaubwürdigkeit) und Nützlichkeit (klinische Anwendbarkeit) kritisch bewerten;

---

1 Für evidenzbasierte Medizin wird im folgenden häufig die Abkürzung EBM verwendet.

4. die Ergebnisse dieser Bewertung in die klinische Praxis umsetzen und
5. unsere eigene Leistung bewerten.

Diese fünf Schritte bilden den Rahmen zu den Kapiteln dieses Buches, und wir werden Ihnen zeigen, wie man sie ausführt, damit auch Sie zum Experten auf dem Gebiet der EBM werden.

## Was EBM nicht ist

Die Beschreibung dessen, was evidenzbasierte Medizin ist, hilft uns dabei zu erklären, was sie nicht ist. EBM ist weder ein alter Hut, noch ist es unmöglich, sie zu praktizieren. Die Argumentation,»das machen doch alle schon«, verliert an Stichhaltigkeit, wenn man die auffälligen Schwankungen, mit denen Patientenwerte in unser klinisches Handeln [2] einbezogen werden, als auch die Häufigkeiten, in dem wir unseren Patienten bestimmte Interventionen zukommen lassen, in Betracht zieht. Auch das Argument, daß EBM nur vom Elfenbeinturm und den Lehnsesseln der Wissenschaft aus praktiziert werden kann, wird durch Untersuchungen an der klinischen Front widerlegt, wo zumindest einige allgemeine Abteilungen wie z. B. der Inneren Medizin [3], der Psychiatrie [4] und der Chirurgie (P. McCulloch, persönliche Mitteilung) die überwiegende Mehrzahl ihrer Patienten bereits auf der Grundlage der EBM versorgen. Diese Studien zeigen, daß vielbeschäftigte Kliniker, die ihre knapp bemessene Lesezeit der selektiven, effizienten und patientenbezogenen Recherche, Bewertung und Umsetzung der besten verfügbaren Evidenz widmen, durchaus in der Lage sind, EBM zu praktizieren.

EBM ist keine »Kochrezept«-Medizin. Ganz im Gegenteil: Gerade weil sie ein Vorgehen »von unten nach oben« verlangt und die beste verfügbare externe Evidenz mit der persönlichen klinischen Erfahrung und den Patientenwünschen integriert, kann es nicht passieren, daß die Versorgung des einzelnen Patienten sich buchstabengetreu an Kochrezepten orientiert. Externe klinische Evidenz kann Informationen zur Verfügung stellen, niemals aber die individuelle klinische Erfahrung und den Sachverstand ersetzen, und genau diese Erfahrung und dieser Sachverstand entscheiden darüber, ob die externe Evidenz auf den einzelnen Patienten tatsächlich zutrifft und wie diese Evidenz gegebenenfalls in eine klinische Entscheidung einbezogen werden sollte. Ebenso muß jede externe Leitlinie in die klinische Erfahrung integriert werden, vor allem wenn es darum geht zu entscheiden, ob und wie diese Leitlinie auf den klinischen Zustand, die Beschwerden und Wünsche des Patienten anwendbar ist, aber auch wenn es darum geht zu entscheiden, ob jene externe Leitlinie überhaupt angewendet werden kann oder sollte. Kliniker, die sich vor solchen aufgesetzten »Kochbuchregeln« fürchten, finden sich im selben Lager wie die Befürworter der evidenzbasierten Medizin.

Manche befürchten, daß die EBM von Einkäufern medizinischer Leistungen und Managern im Gesundheitswesen mißbraucht werden könnte, um die Kosten der medizinischen Versorgung zu senken. Dies wäre nicht nur ein Mißbrauch des Konzepts der evidenzbasierten Medizin, sondern würde zudem auf ein grundlegendes Mißverständnis seiner finanziellen Folgen schließen lassen. Ärzte, die auf der Grundlage der evidenzbasierten Medizin praktizieren, werden die wirksamsten Therapieinterventionen erkennen und anwenden, um die Lebensqualität und -quantität ihrer Patienten zu maximieren: Dabei könnten die Kosten der Patientenversorgung eher noch steigen als sinken.

Evidenzbasierte Medizin beschränkt sich nicht auf randomisierte Studien und Metaanalysen, sondern verlangt das Aufspüren der besten externen Evidenz ( aus systematischen Übersichtsartikeln, soweit vorhanden, sonst aus Originalstudien), um unsere klinischen Fragen zu beantworten. Um sich über die Genauigkeit eines diagnostischen Tests zu informieren, benötigen wir Querschnittstudien von Patienten mit Verdacht auf die entsprechende Erkrankung, und keine randomisierte Studie. Um eine Prognose zu stellen, benötigen wir angemessene Nachbeobachtungsstudien an Patienten, die zum gleichen, frühen Zeitpunkt des klinischen Verlaufs ihrer Erkrankung erfaßt wurden. Und manchmal stammt die von uns benötigte Evidenz auch aus den Grundlagenwissenschaften wie der Genetik oder Immunologie. Bei Fragen zur Therapie sollten wir nicht-experimentelle Ansätze meiden, da sie routinemäßig zu falsch positiven Schlußfolgerungen über ihre Wirksamkeit führen. Da es wahrscheinlicher ist, daß uns die randomisierte Studie und insbesondere die systematische Übersichtsarbeit über mehrere randomisierte Studien aussagekräftigere Informationen liefert, und viel weniger wahrscheinlich, daß wir dabei in die Irre geschickt werden, ist die randomisierte Studie zu einer Art »Goldstandard« geworden, wenn es um die Beurteilung geht, ob eine Behandlung mehr nützt als schadet. Manche Fragen zur Therapie erfordern jedoch zu ihrer Beantwortung keine randomisierten Studien (erfolgreiche Interventionen bei sonst tödlichem Krankheitsverlauf); manchmal kann auch die Durchführung solcher Studien nicht abgewartet werden. Und für den Fall, daß bislang keine randomisierte Studie zum Problem unseres Patienten vorliegt, machen wir uns auf die Suche nach der nächstbesten externen Evidenz, um von dort aus die Spur weiter zu verfolgen.

**Weshalb die Mühe?**

Als Kliniker haben wir uns immer darum bemüht, unsere Entscheidungen und Handlungen, ganz gleich ob sie auf den einzelnen Patienten oder ganze Populationen ausgerichtet sind, auf die bestmögliche Evidenz zu gründen. Warum also jetzt einen neuen Begriff prägen und diese Terminologie lancieren, wenn gar nichts Neues vorliegt? Dafür gibt es fünf Gründe: Erstens entstehen ständig neuartige Formen von Evidenz, die, wenn wir sie kennen und verstehen, regelmäßig bedeutende Veränderungen in der Patientenversorgung bewirken. Zweitens wird es zunehmend deutlicher, daß wir im allgemeinen nicht in der Lage sind, uns diese neuartige Evidenz zu beschaffen, obwohl wir sie tagtäglich benötigen (und unsere Patienten davon profitieren würden). Drittens, und dies als Konsequenz aus den beiden ersten Punkten, verschlechtern sich mit der Zeit sowohl unsere aktuellen

Kenntnisse als auch unsere klinische Leistung. Viertens führt der Versuch, dieser klinischen Entropie mit den klassischen medizinischen Weiter- und Fortbildungsprogrammen beizukommen, nicht zu einer Verbesserung unserer klinischen Leistung. Fünftens, und das steht im Mittelpunkt unseres Buches, ist ein neuer Ansatz zum klinischen Lernen aufgezeigt worden, der seine Anwender erwiesenermaßen auf den neuesten Kenntnisstand bringt. Diese Alternative heißt: evidenzbasierte Medizin (im weiteren als EBM abgekürzt), und die Einleitung zu diesem Buch wird auf der Basis dieser fünf Gründe (siehe oben) die Evidenz dafür zusammenfassen, warum die EBM entwickelt werden mußte. Bevor wir jedoch in dieser Richtung fortfahren, möchten wir noch einmal betonen, daß EBM auf den klinischen Fähigkeiten, dem klinischen Urteilsvermögen und der klinischen Erfahrung der Ärzteschaft aufbaut und diese verstärkt, ohne sie jemals ersetzen zu können. Möchten Sie EBM praktizieren, dann müssen Sie ein Arzt werden, der in der Lage ist, bei der Erhebung der Anamnese die bestmöglichen Ergebnisse zu erzielen und die bestmöglichen klinischen Untersuchungen durchzuführen. Beziehen Sie EBM ein bei Ihrem Bestreben, ein umsichtiger Diagnostiker und Therapeut zu werden, und konsolidieren Sie all diese Ansätze bei Ihrer ganz persönlichen Weiterentwicklung zu einem effektiven, effizient arbeitenden, fürsorglichen und einfühlsamen Kliniker.

## Warum EBM?

**Erstens entstehen ständig neuartige Formen von Evidenz, die, wenn wir sie kennen und verstehen, regelmäßig bedeutende Veränderungen in der Patientenversorgung bewirken.**

Der zunehmende Einfluß der randomisierten Studie kündigte eine grundlegende Veränderung der Art an, wie klinische Grundlagen für Diagnose, Prognose und Therapie geschaffen werden. Obwohl Louis, Bichat und Magendie vor 150 Jahren in Paris bereits die Notwendigkeit von externer Evidenz erkannten, hatte man es bis vor kurzem bei der Wahl von Behandlungsmethoden noch als ausreichend betrachtet, den pathophysiologischen Prozeß einer Erkrankung zu verstehen und Arzneimittel oder andere Behandlungen zu verordnen, von denen man wußte, daß sie den Krankheitsverlauf aufhalten oder verändern. So lieferte zum Beispiel die Beobachtung, daß Patienten mit ventrikulären Extrasystolen nach Myokardinfarkt eine hohe Mortalitätsrate zeigten [5], zusammen mit dem Nachweis, daß sich diese Extrasystolen durch bestimmte Medikamente unterdrücken lassen, eine ausreichende Grundlage für die weitverbreitete Verordnung dieser Arzneimittel bei Post-Infarkt-Patienten mit Herzrhythmusstörungen [6]. Die darauf folgenden kontrollierten randomisierten Studien untersuchten jedoch harte klinische Endpunkte und nicht physiologische Prozesse, und sie konnten zeigen, daß einige dieser Arzneimittel die Mortalitätsrate bei solchen Patienten eher erhöhen als senken. Von der routinemäßigen Verordnung dieser Präparate wird inzwischen dringend abgeraten [7]. Andere randomisierte Studien [8] (ihre Gesamtzahl bewegt sich mittlerweile zwischen 250 000 und 1 000 000!) haben die Wirksamkeit vieler

Behandlungen sowie die Nutzlosigkeit oder gar Bedenklichkeit zahlreicher weiterer Therapieansätze bestätigt. Eine noch neuere Methodik, die systematische Übersichtsarbeit (bei Anwendung bestimmter statistischer Methoden als Metaanalyse bezeichnet), hat es uns ermöglicht, noch besser abgesicherte Schlußfolgerungen zu ziehen, indem sämtliche relevanten randomisierten Studien zu einem bestimmten Thema der Gesundheitsversorgung zusammengefaßt werden.

Um die Validität und Nützlichkeit der klinischen Anamnese und allgemeinen körperlichen Untersuchung, diagnostischer Tests und prognostischer Marker zu bestimmen, hat man gleichermaßen leistungsfähige Methoden entwickelt und angewendet. So könnte man mehr als 30 Einzelaspekten zur Anamnese und körperlichen Untersuchung nachgehen (und häufig wird uns gelehrt, dies auch zu tun!), um festzustellen, ob der Patient an einer chronischen Einschränkung der Lungenfunktion leidet. Werden die betreffenden Aspekte jedoch rigoros auf Präzision und Genauigkeit untersucht, findet man, daß die meisten davon entweder keinerlei Bezug zu gleichzeitig durchgeführten physiologischen Messungen haben (wie Peak flow oder $FEV_1$) oder bei einer Wiederholungsuntersuchung nicht bestätigt werden können, auch wenn sie vom selben Arzt durchgeführt wurden! Die Quintessenz ist, daß es einige besondere Aspekte der Anamneseerhebung und der körperlichen Untersuchung gibt, die bei der Krankenbettdiagnose einer chronischen Einschränkung der Lungenfunktion eine hohe Präzision und Genauigkeit aufweisen, so daß die Ärzte, die diese Aspekte kennen und in ihre eigenen Kenntnisse und Entscheidungen zu integrieren verstehen, in ihrer Arbeit als Kliniker besser und schneller sind als ihre Kollegen. Mit Hilfe von Untersuchungen ähnlicher Art sind für ein breites Spektrum von Krankheiten sehr aussagekräftige (aber auch nutzlose!) prognostische Marker identifiziert worden, und wir, wie auch unsere Patienten, sind besser informiert, wenn wir solche Marker kennen. Noch größere Fortschritte hat man dabei erzielt, die diagnostische Denkweise kompetenter Kliniker besser zu verstehen. Da diese Experten ihre diagnostische, prognostische und therapeutische Denkweise in der Regel implizit und nonverbal formulieren, ist es ihnen historisch gesehen oft schwergefallen, wenn nicht unmöglich gewesen, ihre Denk- und Arbeitsweisen zu vermitteln, und so wurde üblicherweise anhand von Beispielen gelehrt. Moderne Methoden helfen, die Denk- und Arbeitsweisen von klinischen Spezialisten zu analysieren, zu verstehen und zu objektivieren, und ermöglichen es Medizinstudenten wie Assistenten in der klinischen Ausbildung heute, bloßes Nachahmen durch wirkliches Verständnis zu ersetzen, wodurch sie mittlerweile nicht mehr erst jahrzehntelang Erfahrungen sammeln müssen, bevor sie fundierte klinische Entscheidungen treffen können.

Kliniker, die mit diesen Weiterentwicklungen Schritt halten, praktizieren eine bessere Medizin. Leider gelingt das nur den wenigsten von uns. In Anbetracht der rasch anwachsenden Zahl randomisierter Studien und anderer rigoros durchgeführter klinischer Prüfungen besteht das Problem heute nicht mehr darin, wie wenig die medizinische Praxis auf solcher Evidenz beruht, sondern die Frage, die sich heute stellt, lautet, wieviel von dem, was gut belegt ist, in der Patientenversorgung tatsächlich zur Anwendung gelangt.

**Warum EBM?**

Zweitens wird zunehmend deutlicher, daß wir im allgemeinen nicht in der Lage sind, uns diese neuartige Evidenz zu beschaffen, obwohl wir sie tagtäglich benötigen.

Obwohl wir Kliniker unbedingt auf dem neuesten Stand der klinisch relevanten Informationen sein müssen, weisen direkte Beobachtungen darauf hin, daß uns dies normalerweise nicht gelingt. Zum Beispiel gab eine Gruppe von Allgemeinmedizinern in Nordamerika bei einer Umfrage an, daß sie nur ein- oder zweimal pro Woche neue und klinisch relevante Informationen benötigten, die sie üblicherweise ihren Lehrbüchern und Zeitschriften entnähmen [8]. Durch Beobachtung wie auch durch direkte Befragung derselben Kliniker in der Sprechstunde ergab sich aber innerhalb nur eines halben Tages ein Bedarf an neuen, klinisch relevanten Informationen in bis zu 16 Fällen; damit kommen auf drei Patienten in der Sprechstunde ungefähr zwei Fragen (wobei sich etwa die Hälfte der Fragen auf die Therapie, ein Viertel auf die Diagnose bezog). Im Endeffekt wären an einem typischen halben Tag in der Praxis vier klinische Entscheidungen anders ausgefallen, wenn entsprechende klinisch relevante Informationen verfügbar gewesen und angewandt worden wären.

Tabelle A.1: Wie viele Minuten haben Sie in der letzten Woche patientenbezogen gelesen?

| Status Großbritannien | Status Deutschland | Bereich der durchschnittlichen Lesezeit [in Minuten] | KEINE Lesezeit in der vergangenen Woche [in %] |
|---|---|---|---|
| Medical students | Medizinstudenten | 60 –120 | 0 |
| House Officers[a] | Arzt im Praktikum | 0 – 20 | bis zu 75 |
| Senior House Officers | Assistenzarzt in Weiterbildung | 10 – 30 | bis zu 1 |
| Registrars | Assistenzarzt (Facharzt) | 10 – 90 | bis zu 40 |
| Senior Registrars | Oberarzt | 10 – 45 | bis zu 15 |
| Consultants graduating since 1975 | Abteilungsleiter / Chefarzt Abschluß seit 1975 | 15 – 60 | bis zu 30 |
| Consultants graduating pre-1975 | Abteilungsleiter / Chefarzt mit Abschluß vor 1975 | 10 – 45 | bis zu 40 |

[a] House Officers in Großbritannien befinden sich im ersten Ausbildungsjahr nach dem medizinischen Examen (vergleichbar mit den AIPlern ), Senior House Officers im zweiten bis vierten Jahr (vergleichbar den Assistenzärzten), und Registrars sowie Senior Registrars haben das Examen vor fünf und mehr Jahren abgelegt (vergleichbar mit dem Funktionsoberarzt und dem Oberarzt).

Allerdings ließen sich nur 30% dieses Informationsbedarfs in den Sprechstunden und Praxen, in denen die Kliniker arbeiten, decken, und obwohl vorher behauptet wurde, daß diese Kenntnisse vorwiegend aus Lehrbüchern und Zeitschriften stammten, hat sich gezeigt, daß der Großteil dieser 30% tatsächlich durch die Befragung von Kollegen abgedeckt wurde. Bei weiterem Nachfragen gaben diese Kliniker an, daß ihre Suche nach klinisch relevanten Informationen vor allem durch drei Dinge behindert würde: Es fehle ihnen die Zeit, um auf dem neuesten Stand zu bleiben; ihre Lehrbücher seien veraltet und ihre Zeitschriften diesbezüglich zu schlecht organisiert, um nützlich zu sein.

Es gibt zwingende Belege für die Behauptung, daß unsere Lehrbücher veraltet sind – was auch für neuere Ausgaben [9] gilt –, während das Problem bei Zeitschriften weniger gravierend ist. Warum wird unser Informationsbedarf dann also nicht durch Zeitschriften gedeckt? Ein Problem ist sicherlich die Flut von klinischer Fachliteratur. Es erscheinen inzwischen so viele Artikel, daß schon der Allgemeininternist, der lediglich mit für seine Praxis relevanten Zeitschriften auf dem aktuellen Stand bleiben möchte, 19 Artikel pro Tag, an 365 Tagen des Jahres, lesen müßte [10]. Andererseits belegen Dave Sacketts Umfragen bei Teilnehmern der medizinischen Grand Round an einer Reihe von medizinischen Hochschulen in Großbritannien, daß es sich sogar nach eigenen Angaben der Kliniker (die sicherlich zu optimistisch sind) zu ihrer durchschnittlichen wöchentlichen Lesezeit, die in Tabelle A.1 zusammengefaßt sind, einfach als unmöglich erweist, mit traditionellen Mitteln in der Medizin auf dem neuesten Stand zu bleiben (Tabelle A.1 zeigt auch, daß House Officers, von denen bis zu 75% nichts zu den Problemen nachgelesen haben, die in der vorangegangenen Woche bei ihren Patienten aufgetreten waren, von Registrars betreut werden, von denen 40% ebenfalls nichts nachgelesen haben!).

**Warum EBM?**

Drittens, als Konsequenz aus den beiden ersten Punkten, verschlechtern sich mit der Zeit sowohl unsere aktuellen Kenntnisse als auch unsere klinischen Leistungen.

Was ist letztlich das Nettoergebnis dieses anhaltenden, aber nicht gedeckten Bedarfs an neuen klinisch relevanten Informationen? Leider führt es im allgemeinen zu einem fortschreitenden Verfall unserer klinischen Kompetenz, nachdem wir unsere formelle Ausbildung beendet haben. Wird unsere Kompetenz auch nur an Grundkenntnissen auf dem Gebiet der Behandlung einer Erkrankung wie der Hypertonie gemessen, dann ist (wie Abbildung A.1 zeigt) wiederholt nachgewiesen worden, daß eine statistisch und klinisch signifikante negative Korrelation zwischen unserem Wissensstand über die medizinische Versorgung und der Zeitspanne seit Studienabschluß besteht [11, 12]. Darüber hinaus hatte eine kanadische Studie über das tatsächliche Verhalten in der Praxis gezeigt, daß sich die Entscheidung, eine Therapie mit Antihypertensiva einzuleiten, besser anhand der Anzahl der Jahre nach dem medizinischen Examen vorhersagen ließ (es handelte sich vorwiegend um Absolventen medizinischer Hochschulen in Großbritannien und Nordamerika) als anhand des Ausmaßes der Schädigung des Zielorgans beim Patienten [13]. Wir hinken der neuesten Entwicklung hinterher, und unsere Patienten bezahlen den Preis für unsere Rückständigkeit.

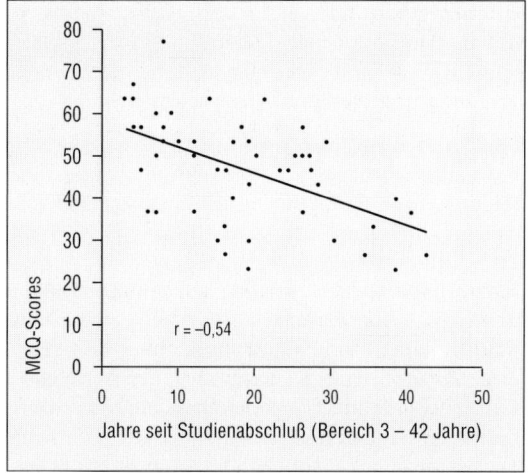

Abbildung A.1: Wissensrückstand durch traditionelle Fortbildungsprogramme. Kenntnisse über Hypertonie und Alter des Klinikers.

## Warum EBM?

Viertens führt der Versuch, der klinischen Entropie mit den klassischen medizinischen Fortbildungsprogrammen beizukommen, nicht zu einer Verbesserung unserer klinischen Leistung.

Das bisher Gesagte macht deutlich, daß wir einen weitaus besseren Zugang zu klinisch relevanten Informationen benötigen. Das steigende Interesse an fakultativer oder sogar obligater medizinischer Fortbildung ist daher nicht verwunderlich. Wendet man aber für die Überprüfung der Wirksamkeit der Fortbildung dieselbe aussagekräftige Strategie an, die man zur Bestimmung der Effektivität eines therapeutischen Regimes benutzt, nämlich die randomisierte kontrollierte Studie, sind die Ergebnisse ernüchternd. Systematische Übersichtsarbeiten von relevanten randomisierten Studien haben gezeigt, daß die traditionelle Fortbildung in Form von Vorträgen nicht in der Lage ist, unsere klinische Leistung zu verändern, und ungeeignet ist, die Ergebnisse bei den Patienten zu verbessern [14].

Zum Beispiel haben einige Forscher aus unserem Team 18 Krankheitsbilder identifiziert, deren Behandlung, wie sie in der Krankenakte dokumentiert wird, zu Unterschieden in den Patientenergebnissen führt [15]. Anschließend baten wir eine randomisierte Stichprobe von Allgemeinmedizinern, diesen Krankheitsbildern Präferenzen bezüglich Fortbildungen zuzuordnen: »hohe Präferenz« für Krankheitsbilder, für die sie unbedingt eine Fortbildung erhalten wollten, bzw. »niedrige Präferenz« für Krankheitsbilder, für die sie sicher keine Fortbildung wollten. Ärzte mit ähnlichen Zuordnungen wurden paarweise randomisiert und entweder einer Kontrollgruppe zugeteilt, deren Fortbildung um 18 Monate verschoben wurde, oder einer Versuchsgruppe, die sofort eine Fortbildung zu den Krankheitsbildern mit »hoher Präferenz« erhielt, gleichzeitig aber versprechen mußten, auch die von uns angebotene Fortbildung zu den Krankheitsbildern mit »niedriger Präferenz« in Anspruch zu nehmen.

Die dazu gehörigen »Fortbildungspakete« konnten von den Teilnehmen in schriftlicher Form oder als Audiokassette mitgenommen werden, gaben explizite Zielsetzungen vor, enthielten einige Feedbacktests und umfaßten sämtliche Aspekte der medizinischen Versorgung, die für eine Verbesserung der Patientenergebnisse erforderlich waren. Die Patientenakten der Ärzte aus der Kontroll- und der Versuchsgruppe wurden vor und nach dem Zeitpunkt untersucht, zu dem die Fortbildung der Versuchsgruppe stattfand, so daß wir deren Auswirkungen auf die Qualität der Patientenversorgung bestimmen konnten. Die Ergebnisse waren alarmierend. Zwar stieg der Kenntnisstand der Ärzte aus der Versuchsgruppe nach ihrer Fortbildung deutlich an, doch waren die Auswirkungen auf die Versorgungsqualität überraschend und enttäuschend: Bei den Krankheitsbildern mit »hoher Präferenz« stieg die Qualität der Versorgung um ca. 6% (statistisch signifikant, jedoch nur von marginaler klinischer Bedeutung) sowohl bei den Ärzten der Versuchsgruppe (die an einer entsprechenden Fortbildung teilgenommen hatten) als auch bei den Ärzten der Kontrollgruppe (ohne Fortbildung!). Dies verleitete einen Witzbold aus unserem Team zu der Schlußfolgerung: »Wer Fortbildung haben möchte, braucht sie nicht«. Im Gegensatz dazu stieg bei den Krankheitsbildern mit »niedriger Präferenz« die Qualität der Versorgung statistisch signifikant und klinisch relevant um 10%[2] bei den Ärzten der Versuchsgruppe, fiel jedoch in der Kontrollgruppe etwas ab (»Fortbildung funktioniert nur, wenn man sie nicht haben möchte«).

Und schließlich konnte man eine geringe Verschlechterung der Versorgungsqualität bei den Krankheitsbildern verzeichnen, die weder mit hoher noch mit niedriger Präferenz belegt worden waren (»Fortbildung bewirkt keine allgemeinen Qualitätssteigerungen bei der Versorgung«). Demzufolge sind Fortbildungsveranstaltungen und andere Formen der beruflichen Fort- und Weiterbildung für Mediziner, bei denen lediglich Lehrprogramme für freiwillige Teilnehmer angeboten werden, nicht geeignet, um dem Schwinden unserer klinischen Kompetenz entgegenzuwirken.

---

2  Dieser prozentuale Unterschied entspricht dem zuvor ermittelten Unterschied zwischen Allgemeinmedizinern, die von ihren Kollegen als ausgezeichnet eingeschätzt werden, und den Ärzten, die für eher unterdurchschnittlich gehalten werden.

**Warum EBM?**

Fünftens, und das steht im Mittelpunkt unseres Buches, ist ein neuer Ansatz zum klinischen Lernen aufgezeigt worden, der seine Anwender erwiesenermaßen auf den neuesten Kenntnisstand bringt.

Jüngere Entwicklungen und Bewertungen bekräftigen die Auffassung, daß wir unsere Kenntnisse mit Hilfe von drei EBM-Strategien erfolgreich aktualisieren können. Diese Strategien bestehen darin, daß wir erstens selbst EBM praktizieren lernen, daß wir zweitens nach evidenzbasierten, von anderen erstellten medizinischen Zusammenfassungen suchen und diese anwenden und drittens evidenzbasierte Praxisprotokolle akzeptieren, die von Kollegen entwickelt und durch Strategien verstärkt wurden und uns helfen, unsere klinischen Leistungen zu verbessern.

## 1. Wie man lernt, evidenzbasierte Medizin zu praktizieren

Die erste wirkungsvolle Strategie verlangt, daß wir lernen, wie wir uns selbst ein Leben lang, wie oben beschrieben, in EBM fortbilden können. Diese an der McMaster-Universität in Kanada entwickelte Methode zum Erwerb lebenslanger Lernfähigkeiten und -gewohnheiten ist weltweit von vielen Institutionen übernommen und den jeweiligen Bedürfnissen angepaßt worden. Als man den Wissensstand über klinisch relevante Fortschritte in der Erkennung, Bewertung und Behandlung von Hypertonie bei Absolventen des selbstbestimmten, problemorientierten Studiengangs der McMaster-Universität mit dem von Absolventen anderer medizinischer Hochschulen in Kanada verglich (wie in Abbildung A.2 dargestellt), wurde in der klinischen Kompetenz ein statistisch signifikanter Unterschied zwischen den McMaster-Absolventen und denen traditioneller medizinischer Hochschulen festgestellt [16]. Bei anderen Programmen hat sich gezeigt, daß wir EBM-Fähigkeiten auch dann noch erlernen können, wenn wir schon mehrere Jahre praktizieren (z.B. durch Journal Clubs oder weniger traditionelle, mehr aktive Programme zur beruflichen Fortbildung). Auswertungen der Wirksamkeit der verschiedenen Strategien, wie die kritische Bewertung von Studienergebnissen gelehrt werden kann, sind in Kapitel 5 zusammengefaßt.

## 2. Suche nach existierenden evidenzbasierten Zusammenfassungen und ihre Anwendung in der Praxis

Anwender der ersten Strategie greifen die zweite effektive Strategie auf, welche aber auch eigenständig von denjenigen eingesetzt werden kann, die zwar nicht das gesamte Spektrum der EBM selbst praktizieren können, trotzdem aber existierende Beispiele für EBM suchen und anwenden wollen. Bisher war die zweite Gruppe von Klinikern auf die Gnade von »Hochglanzbroschüren«, Pharmavertretern und traditionellen Übersichtsartikeln angewiesen, die insgesamt an Glaubwürdigkeit verloren haben.

In einem traditionellen Übersichtsartikel formuliert beispielsweise ein »Experte« seine Meinung über die korrekte Bewertung und Behandlung eines Krankheits-

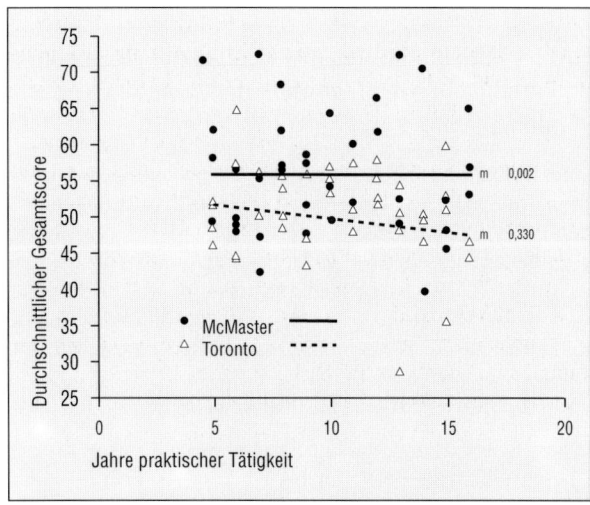

Abbildung A.2: Durch die Praxis von EBM auf dem laufenden bleiben

bildes, wobei er seine wichtigsten Schlußfolgerungen lediglich durch einen Teil der relevanten Literaturstellen stützt. Es zeigte sich, daß solche Arbeiten zum einen nicht reproduzierbar und außerdem für eine wissenschaftliche Arbeit im Grunde auch noch minderwertig waren. Eine Studie machte beispielsweise deutlich, daß Fachleute noch nicht einmal untereinander einig waren, ob andere Experten, die einen Übersichtsartikel verfaßt hatten: (i) eine gewissenhafte Literaturrecherche durchgeführt, (ii) die Literaturliste unvoreingenommen erstellt, (iii) die wissenschaftliche Qualität der zitierten Studien angemessen beurteilt oder (iv) für ihre Schlußfolgerungen stichhaltige Begründungen gegeben hatten. Beurteilte man die Übersichtsartikel dieser Fachleute tatsächlich nach denselben einfachen wissenschaftlichen Kriterien, dann verhielt sich die Einhaltung dieser wissenschaftlichen Prinzipien umgekehrt proportional zu der selbstverkündeten Expertise (die Korrelation betrug –0,52 bei einem dazugehörigen p-Wert von 0,004!) [17].

Anstatt uns auf Übersichtsartikel von stark schwankender Validität zu verlassen, können wir Kliniker auf der Suche nach EBM inzwischen aber auf zwei neue Informationsquellen zurückgreifen, die das Problem der Flut von klinischer Fachliteratur in Angriff nehmen (und bewältigen). Bei der einen handelt es sich um eine neue Art von Fachzeitschrift, in der strukturierte Abstracts (die beste Evidenz) und klinische Kommentare (die klinische Erfahrung) veröffentlicht werden. Dabei durchforstet ein Team aus Bibliothekaren und Epidemiologen Dutzende von klinischen Fachzeitschriften sorgfältig per Hand. Nur solche Artikel (über Diagnose, Prognose, Therapie, Ätiologie, Prophylaxe, Qualitätssteigerung, Fortbildung und gesundheitsökonomische Analysen) werden ausgewählt, die den zuvor festgelegten thematischen und methodischen Kriterien genügen, die wissenschaftlich fundiert sind und deren Schlußfolgerungen mit großer Wahrscheinlichkeit valide sind. Diese Artikel werden dann an eine Gruppe von praktisch tätigen Ärzten weitergereicht, die nun aus den für valide befundenen Artikeln diejenigen auswählt, die auch als klinisch relevant eingeschätzt werden. Mit Hilfe dieser strengen wissenschaftlichen und klinischen Filter werden 98% der klinischen Fachliteratur ausgesondert, und nur die restlichen 2% erscheinen in Form strukturierter Abstracts. Diese haben informative Überschriften, die dem Leser gleich zu Anfang die Quintessenz des Artikels vermitteln, und enthalten Kommentare von klinischen Experten, die diese Studien in den geeigneten klinischen Kontext setzen. Der ACP Journal Club ist die erste Zeitschrift dieses neuen Typs; sie wendet sich an Allgemeininternisten und wird seit 1991 vom American College of Physicians herausgegeben. In einer Schwesterzeitschrift des ACP Journal Club (ACPJC) mit dem Titel »Evidence-Based Medicine« werden ausgewählte Abstracts aus dem ACPJC mit anderen Abstracts aus den Gebieten Allgemeinmedizin, Chirurgie, Geburtshilfe und Gynäkologie, Pädiatrie und Psychiatrie kombiniert. Die seit 1995 erscheinende Fachzeitschrift EBM ist ein Joint Venture des American College of Physicians und der British Medical Journal Publications. Inzwischen sind ACPJC-Abstracts aus fünf Jahren in Form einer kumulativen Datenbank auf Diskette oder CD sowie im Internet verfügbar (zu denen bald die Abstracts aus EBM hinzukommen werden). [Hrsg.: Die gemeinsame Datenbank ist inzwischen unter dem Namen »Best Evidence« auf dem Markt.]

Die zweite neue Informationsquelle für Kliniker auf der Suche nach EBM geht einen großen Schritt weiter und faßt die Evidenz zu einer bestimmten Intervention aus allen Studien systematisch zusammen. Hierbei handelt es sich um die Weiterführung wissenschaftlicher Methoden, die entwickelt wurden, um die steigende Zahl randomisierter Studien zu ähnlichen oder gleichen Erkrankungen (in Übersichtsarbeiten oder Metaanalysen) zu kombinieren. Werden solche systematischen Reviews für einen möglichst hohen Prozentsatz aller relevanten Studien gründlich durchgeführt, dann liefern sie ausgesprochen exakte und zuverlässige Hilfen für die richtige therapeutische Wahl (da MEDLINE häufig nur die Hälfte der veröffentlichten Studien einschließt [18], sind detaillierte Literaturrecherchen, oftmals noch per Hand, erforderlich, um Verzerrungen zu vermeiden). Dabei stellt sich die Erstellung systematischer Übersichtsartikel zur Therapie als eine so logische Weiterentwicklung in Richtung auf eine evidenzbasierte medizinische Versorgung dar, daß eine rasch wachsende internationale Gruppe von Klinikern, Methodikern und Verbrauchern sich dies zu einem Schwerpunkt ihrer Arbeit gemacht und die Cochrane Collaboration [19] gegründet hat. Aus dieser Zusammenarbeit entsteht eine wachsende Anzahl von Übersichtsartikeln, die regelmäßig bei Veröffentlichung von neuen relevanten Studien aktualisiert werden. Diese Arbeiten liefern uns die beste Evidenz, die jemals zur Wirksamkeit von präventiven, therapeutischen und rehabilitativen Maßnahmen zur Verfügung stand. Die Artikel werden auf Diskette und CD, im Internet und in einer Reihe von anderen Medien veröffentlicht (einschließlich der EBM-Journals mit Sekundärliteratur) [20]. Das neueste Medium stellt die Cochrane Library dar, die darüber hinaus eine entsprechende Datenbank der veröffentlichten systematischen Reviews anbietet, die vom York Centre for Reviews and Dissemination der Universität York (Großbritannien) in Form von Abstracts erstellt werden.

Der vielbeschäftigte Kliniker auf der Suche nach der »klinischen Quintessenz« wird also zunehmend in der Lage sein, Übersichtsartikel von selbsternannten

»Autoritäten« oder aus eigennützigen, kommerziellen Zwecken dienenden Quellen zu umgehen, um dann für eine wachsende Zahl klinischer Sachgebiete knappe, aber valide Zusammenfassungen der besten Evidenz, die nach einheitlichen wissenschaftlichen Standards bewertet wurden, zu finden.

## 3. Übernahme von Kollegen entwickelter, evidenzbasierter Arbeitsprotokolle

Ganz gleich, ob wir EBM selbst praktizieren oder sie mit Interesse verfolgen – wir Kliniker sind drittens in der Lage, Medizin nach den neuesten Erkenntnissen zu praktizieren, indem wir evidenzbasierte Arbeitsprotokolle übernehmen und Strategien entwickeln, die nachweislich (natürlich in randomisierten Studien!) unser klinisches Handeln zum Besseren verändern [21]. Dies ist dadurch möglich, daß man erstens individuell angepaßte Audits und Rückmeldungen darüber erhält, was man richtig bzw. falsch macht (durch den zunehmenden Einsatz von Computern in der klinischen Praxis wird die potentielle Effektivität dieser Strategie noch erhöht [22]), daß man zweitens von einem anerkannten Lehrer (der die EBM erlernt hat) beraten wird, daß man drittens von einem nicht-kommerziellen Berater aufgesucht wird (der uns informiert und ermutigt, bestimmte evidenzbasierte Methoden zur Versorgung unserer Patienten anzuwenden, anstatt uns zur Verordnung bestimmter Arzneimittel anzuhalten) und daß wir viertens ein kurzes »Freisemester« einlegen oder einen Lehrauftrag an einer Institution annehmen, wo EBM praktiziert wird[3].

Diese Strategien haben sich als effektiv erwiesen, uns wenigstens bei der Beseitigung von einigen Problemen zu unterstützen, die durch das Fehlen klinisch relevanter Informationen als auch durch das soziale und berufliche Umfeld, in dem wir Medizin praktizieren, zwangsläufig entstehen, und sie können uns helfen, von einer durch Meinungen gelenkten Praxis zu einer evidenzbasierten Medizin zu gelangen.

# EBM in einer sich schnell verändernden Welt

Wir sagen Ihnen nichts Neues, wenn wir von der raschen Veränderung in der Medizin und anderen Bereichen der Gesundheitsversorgung sprechen. (»Die Zukunft hat schon begonnen, sie ist nur noch nicht gleichmäßig verteilt.«) Wenn wir in dieser Situation für eine weitere Veränderung, nämlich das Erlernen von EBM, eintreten, laufen wir vielleicht Gefahr, unerfüllbare Forderungen an einen jetzt schon übermäßig belasteten Berufsstand sowie an die weltweit bedrohten Gesundheitssysteme zu stellen. Andererseits sollten die Leser selbst entscheiden, ob die vielen

---

3  Auch einige patientenvermittelte Strategien sind wirksam!

Veränderungen, denen sie sich zu stellen haben, mit Hilfe von EBM vielleicht leichter, und nicht etwa schwieriger zu bewältigen sind.

❏ Um die Reduzierung der Stundenzahlen junger Ärzte auszugleichen, muß effizienter gearbeitet werden, sowohl ihrerseits als auch seitens der Oberärzte. Könnte die EBM uns hier bei der Entscheidung darüber helfen, welche zeit- und ressourcenintensiven Maßnahmen abgeschafft werden sollten, welche beizubehalten und welche neuen, effektiven Maßnahmen hinzuzufügen sind?

❏ Könnte uns die EBM in gleicher Weise vielleicht auch dabei behilflich sein, diejenigen klinischen Handlungen zu erkennen, die einer steigenden Qualitätsnachfrage entgegenkommen? Könnte EBM uns helfen, den vernünftigen Einkauf und die angemessene Erbringung solcher Leistungen zu befürworten?

❏ Die klinische Versorgung wird in zunehmendem Maße von medizinischen Versorgungsteams geleistet. Könnte die EBM vielleicht eine gemeinsame Sprache zur Verfügung stellen, in der wir über die Grenzen unserer Fachgebiete hinweg miteinander kommunizieren und Evidenzregeln entwickeln können, mit deren Hilfe man festlegen kann, welches Mitglied des Teams welche Aufgabe an welchem Patienten übernimmt? Da die Grundsätze, Strategien und Taktiken der EBM universell auf alle medizinischen Berufe übertragbar sind, haben wir Kollegen aus anderen Fachgebieten aufgerufen, Beispiele und Übungen analog zu denen in diesem Buch präsentierten einzubringen; sie können im Internet über die WWW-Seite des NHS R&D Centre for Evidence-Based Medicine in Oxford (Großbritannien) unter dem »Uniform Resource Locator« oder URL http://cebm.jr2.ox.ac.uk/ abgerufen werden.

❏ EBM verwendet für das klinische Lernen sowohl im Medizinstudium als auch nach der Approbation (einschließlich Fortbildung und berufliche Weiterentwicklung) identische Strategien und Taktiken. Eignet sie sich deshalb nicht eher für ein wirkungsvolleres, verstärktes (»spiralförmiges«) Lernen? Und vereinfacht sie auf diese Weise nicht auch die Lehre sowie die Entwicklung von Ressourcen (Finanzierung und die »Ausbildung der Ausbilder«)? Außerdem entsprechen die hier beschriebenen EBM-Ansätze schließlich den gerade herausgegebenen Empfehlungen der Gremien und ständigen Ausschüsse, die die gegenwärtige und zukünftige Ausbildung von Klinikern im Wirkungskreis des Lesers und in der ganzen Welt ansprechen.

# Zur Organisation dieses Buchs

Dieses Buch ist den fünf Schritten der EBM-Praxis folgend aufgebaut. Die Hauptkapitel beschreiben:
1. wie man klinische Fragen formuliert, die beantwortbar sind;
2. wie man nach der besten externen Evidenz sucht;
3. wie man diese Evidenz kritisch bezüglich Validität und klinischer Relevanz bewertet;
4. wie man diese Evidenz tatsächlich in der klinischen Arbeit anwendet;
5. wie man als EBM-Anwender die eigene Leistung beurteilt.

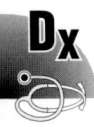

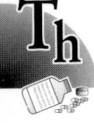

Diese Kapitel sind wiederum in Abschnitte unterteilt, in denen die folgenden klinischen Zielsetzungen angesprochen werden:
1. Diagnosestellung;
2. Erstellung einer Prognose;
3. Auswahl der besten Therapie;
4. Bestimmung der Nebenwirkungen;
5. Gewährleistung der qualitativ besten Versorgung.

Damit Sie sich in diesem Buch besser zurechtfinden (insbesondere wenn Sie einer bestimmten klinischen Fragestellung über mehrere Kapitel hinweg nachgehen möchten), haben wir die einzelnen Seiten am Rand mit speziellen Bildsymbolen gekennzeichnet: Dx für Diagnose, Pr für Prognose, Th für Therapie, NWi für Nebenwirkungen, $DM für ökonomische Analysen, EA für klinische Entscheidungsanalyse und Q für die Verbesserung der Qualität der Versorgung.

Da es ein Ziel dieses Buches ist, dem Leser zu helfen, EBM zu lehren, haben wir ein achtes Bildsymbol, und zwar LL für Lehren und Lernen, angefügt.

Die acht entsprechenden Bildsymbole sind am Rand dieser Seite abgebildet.

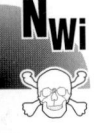

## Ergänzungen, aktualisierte und künftige Ausgaben

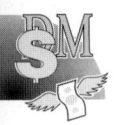

Mit der Überarbeitung dieses Buchs haben wir bereits begonnen, und neue Ausgaben werden immer dann folgen, wenn die ständig wachsende Menge an nützlichen Erkenntnissen über die Praxis und Lehre der EBM dies verlangt.

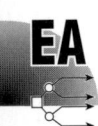

Da dieses Projekt lehrer- und lernerorientiert ist, haben wir Entwürfe vorab an Hunderte von Kollegen verschickt mit der Bitte, das Konzept auszuprobieren und mögliche Verbesserungsvorschläge einzureichen. Mit der ersten Ausgabe setzen wir diesen Prozeß fort und freuen uns auf Ihre Vorschläge für weitere Ausgaben. Bitte schreiben Sie uns, oder besuchen Sie unsere Homepage unter URL http://cebm.jr2.ox.ac.uk/.

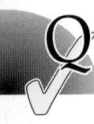

## Literaturhinweise

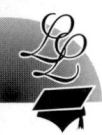

1 Sackett D L, Rosenberg W M C, Gray J A M, Haynes R B, Richardson W S. Evidence based medicine: what it is and what it isn't. BMJ 1996;312:71-2.
2 Weatherall D J. The inhumanity of medicine. BMJ 1994;308:1671-2.
3 Ellis J, Mulligan I, Rowe J, Sackett D L. Inpatient general medicine is evidence based. Lancet 1995;346:407-10.
4 Geddes J R, Game D, Jenkins N E, Peterson L A, Pottinger G R, Sackett D L. In-patient psychiatric care is evidence-based. Proceedings of the Royal College of Psychiatrists Winter Meeting, Stratford, UK, January 23-5, 1996.
5 Ruberman W, Weinblatt E, Goldberg J D et al. Ventricular premature beats and mortality after myocardial infarction. N Engl J Med 1977;297:750-7.

6   Morganroth J, Bigger J T Jr., Anderson J L. Treatment of ventricular arrhythmia by United States cardiologists: a survey before the Cardiac Arrhythmia Suppression Trial results were available. Am J Cardiol 1990;65:40-8.

7   Echt D S, Liebson P R, Mitchell B et al. Mortality and morbidity in patients receiving encainide, flecainide, or placebo: the Cardiac Arrhythmia Suppression Trial. N Engl J Med 1991;324:781-8.

8   Covell D G, Uman G C, Manning P R. Information needs in office practice: are they being met? Ann Intern Med 1985;103:596-9.

9   Antman E M, Lau J, Kupelnick B, Mosteller F, Chalmers T C. A comparison of results of meta-analyses of randomised control trials and recommendations of clinical experts. JAMA 1992;268:240-8.

10  Davidoff F, Haynes B, Sackett D L, Smith R. Evidence based medicine: a new journal to help doctors identify the information they need. BMJ 1995;310:1085-6.

11  Ramsey P G, Carline J D, Inui T S et al. Changes over time in the knowledge base of practicing internists. JAMA 1991;266:1103-7.

12  Evans C E, Haynes R B, Birkett N J et al. Does a mailed continuing education program improve clinician performance? Results of a randomised trial in antihypertensive care. JAMA 1986;255:501-4.

13  Sackett D L, Haynes R B, Taylor D W, Gibson E S, Roberts R S, Johnson A L. Clinical determinants of the decision to treat primary hypertension. Clinical Research 1977;24:648.

14  Davis D A, Thompson M A, Oxman A D, Haynes R B. Changing physician performance. A systematic review of the effect of continuing medical education strategies. JAMA 1995;274:700-5.

15  Sibley J C, Sackett D L, Neufeld V et al. A randomised trial of continuing medical education. N Engl J Med 1982;306:511-5.

16  Shin J H, Haynes R B, Johnston M E. Effect of problem-based, self-directed undergraduate education on life-long learning. Can Med Assoc J 1993;148:969-76.

17  Oyman A, Guyatt G H. The science of reviewing research. Ann NY Acad Sci 1993;703:125-34.

18  Dickersin K, Sherer R, Lefebvre C. Identifying relevant studies for systematic reviews. BMJ 1994;309:1286-91.

19  Cochrane Database of Systematic Reviews. Available from Update Software Ltd. Summertown Pavillon, Middle Way, Summertown, Oxford OX2 7LG, UK; Tel: +44-1865-513902, Fax: +44-1865-516918; email: info@update.co.uk, http://www.update-software.com.

20  Fullerton-Smith I. How members of the Cochrane Collaboration prepare and maintain systematic reviews of the effects of health care. Evidence-Based Medicine 1995;1:7-8.

21  Davis D A, Thomson M A, Oxman A D, Haynes R B. Evidence for the effectiveness of CME. A review of 50 randomised controlled trials. JAMA 1992;268:1111-17.

22  Johnston M E, Langton K B, Haynes R B. Effects of computer-based clinical decision support systems on clinical performance and patient outcome. A critical appraisal of research. Ann Intern Med 1994;120:135-42.

# 1

# Wie man beantwortbare klinische Fragen stellt

Wie wir Ihnen in der Einleitung gezeigt haben, benötigen Sie fast bei jedem Patientenkontakt neue Informationen über verschiedene Aspekte der Diagnose, Prognose bzw. Behandlung. Manchmal versteht sich die Frage von selbst (z.B.: Wie hoch ist die Anfangsdosis dieses neuen nichtsteroidalen Antiphlogistikums?), und manchmal haben Sie die benötigte Information parat (z.B. in der Roten Liste o.ä.). Aber oft ist die Frage nicht so selbstverständlich, insbesondere für Ärzte am Anfang ihrer klinischen Laufbahn (wir werden gleich ein praktisches Beispiel vorstellen), in Fällen, wo die benötigten Informationen als externe Evidenz vorliegen, die man erst ausfindig machen muß. Für die meisten Ärzte bedeutet es soviel Mühe, eine beantwortbare Frage zu stellen und die beste externe Evidenz aufzuspüren, daß bei der knappen Zeit, die uns zum Lesen und Auf-dem-laufenden-Bleiben bleibt, der größte Teil unseres Informationsbedarfs niemals gedeckt wird.

Dieses Kapitel erläutert eine Strategie, um den ersten Schritt zu erreichen, nämlich beantwortbare Fragen zu formulieren, und das nächste Kapitel stellt sich der Herausforderung, die beste externe Evidenz aufzuspüren. Wenn Sie meinen, Sie wissen bereits, wie man eine beantwortbare Frage stellt, was Sie vielleicht am ersten Beispiel überprüfen möchten, überspringen Sie den Anfang dieses Kapitels und lesen Sie direkt in dem Abschnitt weiter, der beschreibt, wie das Stellen beantwortbarer klinischer Fragen vermittelt wird. Bedenken Sie aber, daß Sie, ehe Sie das Stellen beantwortbarer Fragen sicher beherrschen, wahrscheinlich viel von der knappen Zeit, die Ihnen zum Suchen und Lesen zur Verfügung steht, verschwenden werden und nicht nur frustriert bleiben, sondern auch weiterhin den glatten Abhang der klinischen Entropie hinunterrutschen.

Da EBM mit Patienten beginnt und mit Patienten endet, werden wir anhand eines Patientenkontakts zeigen, wie klinische Fragen entstehen, und demonstrieren, wie man sie zur Einleitung des evidenzbasierten Lernens benutzt. Wir werden Ihnen auch einige Strategien vorstellen, mit denen Sie anderen die Fähigkeit, Fragen zu stellen, vermitteln können.

Nehmen wir zweierlei an: Erstens, Sie hätten gerade erfahren, daß eine Verwaltungssitzung, an der Sie heute noch teilnehmen sollten, ausfällt, wodurch Ihnen eine freie Stunde zum Nachdenken und Lernen zur Verfügung steht. Zweitens, Sie hätten soeben die Untersuchung einer 73-jährigen pensionierten Lebensmittelverkäuferin beendet, die über eine zunehmende Verschlechterung ihrer Kurzatmigkeit bei minimaler Belastung klagt. Sie hat ihre Kurzatmigkeit erstmalig vor 3 Wochen bemerkt, als sie Lebensmittel nach Hause trug. Ihr Zustand verschlechterte sich so stark, daß sie schon beim Steigen einer kurzen Treppe oder beim Bettenmachen kurzatmig wurde. Zusätzlich sind jetzt erstmalig ihre beiden Knöchel abends ziemlich angeschwollen. Vor 18 Monaten erlitt sie einen komplikationslosen Hinterwandinfarkt als Erstmanifestation einer koronaren Herzkrankheit (und war nicht prophylaktisch auf Beta-Blocker eingestellt worden). Ihre einzige zusätzliche Medikation besteht aus Ibuprofen (einem NSAR), das sie in den letzten 6 Monaten wegen Knieschmerzen eingenommen hat. Sie hatte weder Schmerzen in der Brust, noch Fieber, Husten oder Auswurf. Bei der Untersuchung betrug ihr Blutdruck 145/85 mmHg, und ihr Puls war bei 88 Schlägen pro Minute regelmäßig. Es bestanden gestaute Halsvenen, bilaterale Rasselgeräusche in den Lungenunter- und -mittelfeldern, ein dritter Herzton, jedoch ohne Herzgeräusche, sowie eindrückbare Unterschenkelödeme. Der Rest ihrer Anamnese und körperlichen Untersuchung war unauffällig.

An dieser Stelle hoffen wir, daß Sie die Gelegenheit erkennen, die gegenwärtig beste Evidenz bei der Entscheidungsfindung über die Behandlung dieser individuellen Patientin bewußt, explizit und angemessen zu nutzen: d. h. die Gelegenheit zum Praktizieren von EBM. Ob es darum geht, die klinischen Befunde der Patientin durchzusehen, diagnostische Untersuchungen auszuwählen, die Prognose einzuschätzen, mit der Planung ihrer Behandlung zu beginnen bzw. zu erwägen, ob ein Teil ihrer gegenwärtigen Therapie ihr mehr schaden als nutzen könnte, sind Sie mit mehreren Entscheidungen über diese Patientin konfrontiert. Bei jeder einzelnen davon haben Sie die Gelegenheit, Ihre individuelle klinische Erfahrung mit der besten externen Evidenz zu kombinieren.

Aber um aus solchen Gelegenheiten für EBM gezielt Kapital zu schlagen, müssen Sie in der Lage sein, die veröffentlichte Evidenz aufzuspüren (Kapitel 2), ihre wissenschaftliche Validität und Bedeutung einzuschätzen (Kapitel 3), um dann zusammen mit Ihrem Patienten zu entscheiden, wie die Evidenz am besten in die Praxis umgesetzt wird (Kapitel 4). Und als Voraussetzung für das weitere Verfahren müssen Sie eine zusätzliche fundamentale Fertigkeit der evidenzbasierten Medizin anwenden: die Formulierung gut strukturierter klinischer Fragen.

Auf der Grundlage der oben diskutierten Ansätze können wir nun einige Fragen zu unserer Patientin formulieren. Schreiben Sie in jedes der drei unteren Kästchen eine Frage zu einer wichtigen Information, die Sie gerne hätten, um diese Patientin besser behandeln zu können:

1. 

2. 

3. 

*Wie entstehen klinische Fragen, und woher stammen sie?* Sie können praktisch aus jedem Bereich des ärztlichen Umgangs mit Patienten hervorgehen. Bei oder nach einem Patientenkontakt werden Sie vielleicht feststellen, daß Ihnen für eine bestimmte Entscheidung und Vorgehensweise die nötigen Kenntnisse fehlen, um sie sicher anzugehen. Das Ausmaß dieser »Wissenslücke« kann von sehr klein, wie das geschriebene Symbol einer Maßeinheit, das Sie auf ein Rezept schreiben müssen, bis hin zur gänzlich mangelnden Vertrautheit mit einem Krankheitsbild, einer Untersuchung oder Behandlung reichen. Die Erkennung solcher Wissenslücken kann, ungeachtet ihrer Größe, negative Reaktionen bei Ihnen auslösen, einschließlich Ärger oder sogar Angst und Scham (letzteres gehört zu den Ursachen des »Burnout«-Syndroms bei Ärzten). Das Entdecken solcher Wissenslücken kann auch zu positiven Reaktionen führen, zum Beispiel dazu, daß überhaupt Fragen gestellt und Antworten darauf gesucht werden. Und vermutlich stimmen Sie uns zu, daß ein vielversprechendes Potential darin liegt, Ihre nervliche Energie in diese Bahnen zu lenken.

Im Laufe der Jahre konnten wir feststellen, daß sich die meisten unserer klinischen Fragen unmittelbar aus den zentralen Aufgaben der klinischen Arbeit ergeben, und dabei sind uns gleich Dutzende eingefallen, um diese Patientin zu verstehen und ihr zu helfen. Acht davon lauteten:

1. Wie einig sind sich die Ärzte über das Vorhandensein eines 3. Herztons bei Patienten mit Verdacht auf Herzinsuffizienz? Eine Frage über die Präzision der klinischen Untersuchung.

2. Kann Ibuprofen bei einer älteren Frau mit vorbestehender koronarer Herzkrankheit eine Herzinsuffizienz hervorrufen? Eine Frage zur Bestimmung der Ätiologie.

3. Ist bei Herzinsuffizienz-Patienten mit koronarer Herzkrankheit und Ibuprofen-Einnahme ersteres oder letzteres die wahrscheinlichere Ursache? Eine Frage über die Differentialdiagnose bei Herzinsuffizienz.

4. Wie genau ist bei Patienten mit Herzinsuffizienz der Bedside-Test auf überschießenden Anstieg des systolischen Blutdrucks nach Valsalva-Versuch zur Vorhersage der linksventrikulären Funktion? Eine Frage zur Auswahl der diagnostischen Tests.

5. Um wieviel wird die Lebenserwartung einer älteren Patientin mit koronarer Herzkrankheit durch das Auftreten einer Herzinsuffizienz gesenkt? Eine Frage über das Stellen einer Prognose.

6. Wäre bei Koronarpatienten, die unter Ibuprofen eine Herzinsuffizienz entwickeln, das einfache Absetzen des Medikaments plus Diuretika-Gabe ausreichend, oder sollten sie zur Besserung der Herzinsuffizienz auch einen ACE-Hemmer erhalten? Eine Frage über die Auswahl einer Therapie.

7. Könnte bei Herzinsuffizienz-Patienten eine Langzeittherapie mit einem ACE-Hemmer Rezidiven vorbeugen und die Lebensqualität verbessern? Eine Frage über den Versuch der Sekundärprävention.

8. Würde ich mehr davon profitieren, wenn ich zur Verbesserung meiner Kenntnisse über den Wirkmechanismus der ACE-Hemmung eine Stunde lang in die Bibliothek ginge und in ein Lehrbuch schaute oder wenn ich 10 Minuten lang am Stationscomputer denselben Text als CD-Version läse? Eine Frage zum Streben nach Selbstverbesserung.

Tabelle 1.1: Die zentralen Aufgaben der klinischen Tätigkeit oder aus welchen Umständen klinische Fragen entstehen

1. **Klinische Befunde:** wie man aus der Anamnese und körperlichen Untersuchung richtig Befunde sammelt und interpretiert.

2. **Ätiologie:** wie man Ursachen für Krankheiten (einschließlich iatrogener Formen) identifiziert.

3. **Differentialdiagnose:** wie man mögliche Ursachen von klinischen Beschwerden des Patienten nach Wahrscheinlichkeit, Schweregrad und Behandlungsmöglichkeit einordnet.

4. **Diagnostische Tests:** wie man diagnostische Tests unter Abwägung ihrer Präzision, Genauigkeit, Zumutbarkeit, Kosten, Unbedenklichkeit usw. auswählt und interpretiert, um eine Diagnose zu bestätigen oder auszuschließen.

5. **Prognose:** wie man den wahrscheinlichen klinischen Verlauf der Krankheit beim Patienten einschätzt und möglichen Krankheitskomplikationen vorbeugt.

6. **Therapie:** wie man für die Patienten Behandlungen mit einem günstigen Nutzen-Risiko-Verhältnis auswählt, die Aufwand und Kosten ihrer Anwendung wert sind.

7. **Prävention:** wie man die Wahrscheinlichkeit einer Erkrankung durch Identifizierung und Veränderung von Risikofaktoren verringert und eine Erkrankung frühzeitig durch Screening diagnostiziert.

8. **Selbstverbesserung:** wie man auf dem neuesten Stand bleibt, seine klinischen Fähigkeiten verbessert und eine bessere, effizientere klinische Patientenversorgung erreicht.

Die 8 Arten von Fragen, die wir über diese Patientin oder beliebige andere Patienten stellen können, sind in Tabelle 1.1 aufgelistet. Damit sowohl Patienten als auch Ärzte davon Nutzen tragen, müssen solche Fragen gut formuliert sein. Damit meinen wir, sie müssen die Probleme der Patienten direkt ansprechen und so gebaut sein, daß Ihre Suche auf relevante und genaue Antworten gelenkt wird. Generell enthalten gut formulierte klinische Fragen meistens 4 Elemente, die in Tabelle 1.2 zusammengefaßt sind:

1. Der in Frage kommende Patient bzw. das Problem;
2. die »Intervention«, je nach Art oder klinischem Design (eine Ursache, ein prognostischer Faktor, eine Behandlung usw.), die erwogen wird;
3. gegebenenfalls eine Vergleichsintervention und
4. die in Frage kommende(n) klinische(n) Zielgröße(n).

Betrachten wir diese 4 oben aufgelisteten Elemente bei jeder der 8 von uns gestellten Fragen, dann lassen sie sich zunächst wie in Tabelle 1.3 unterteilen. Damit konnten wir auf alle Fragen außer der letzten (die als selbsterklärend eingeschätzt wurde) relevante und genaue Antworten aufspüren.

Blättern Sie zurück, und sehen Sie sich Ihre eigenen Fragen an. Enthalten sie diese 4 Elemente? Könnte man sie nicht verbessern (durch Festlegung der besten Suche nach der nützlichsten externen Evidenz, die man mit Ihrer klinischen Sachkenntnis integrieren würde, um daraus die nützlichste Antwort zu formulieren), wenn diese 4 Elemente darin enthalten wären? Blättern Sie zurück, und verbessern Sie diejenigen Fragen, die diese 4 Komponenten nicht enthalten, und überlegen Sie sich, ob sich die Fragen nun leichter beantworten lassen.

Bei dem Versuch, beantwortbare Fragen zu stellen, treten häufig drei Probleme auf:

1. Ein Patient stellt Sie vor ein Rätsel, und Sie wissen nicht, wo Sie anfangen sollen. Wenn die Fallgeschichte eines Patienten rätselhaft ist und Sie nicht sicher sind, wo es hakt, sehen Sie Tabelle 1.1 durch, und fragen Sie sich bei jeder der 8 klinischen Aufgaben, ob irgendwo Unsicherheiten sind. Wenn Sie nicht überzeugt und schnell mit »Nein« antworten können, haben Sie gerade eine Wissenslücke entdeckt (und vergessen Sie nicht, sich zu dieser Entdeckung selbst zu gratulieren, anstatt sie zu verdrängen oder sich wegen Ihrer Unkenntnis zu tadeln).

2. Sie haben Schwierigkeiten, die Frage zu formulieren (Sie müssen dieses Problem lösen, sonst riskieren Sie, bei den späteren Schritten der Praxis von EBM zu scheitern!). Versuchen Sie, Ihre Fragen mit allen 4 Bestandteilen laut auszusprechen oder sie aufzuschreiben. Wenn das nicht hilft, stellen Sie anhand von Tabelle 1.1 fest, wo Sie hängengeblieben sind. Dann formulieren Sie Ihre Frage in 2 Schritten, indem Sie zuerst die klinische Aufgabe festlegen und dann alle 4 Bestandteile ausdrücklich einfügen (z.B.: Haben insulinpflichtige Diabetiker unter einer intensivierten Insulintherapie

Tabelle 1.2: Die 4 Elemente gut formulierter klinischer Fragen

| | 1. Patient bzw. Problem | 2. Intervention (eine Ursache, ein prognostischer Faktor, eine Behandlung usw.) | 3. Vergleichsintervention (falls erforderlich) | 4. Zielgröße(n) |
|---|---|---|---|---|
| Tips für die Formulierung | Fangen Sie mit Ihrem Patienten an und fragen Sie: Wie würde ich eine Gruppe von Patienten beschreiben, die meinem Patienten ähnlich ist? Wägen Sie ab zwischen Präzision und Kürze. | Fragen Sie: Welche Hauptintervention ziehe ich in Erwägung? Legen Sie sich fest. | Fragen Sie: Worin besteht die Hauptalternative, die ich mit der Intervention vergleichen möchte? Legen Sie sich wiederum fest. | Fragen Sie: Was kann ich möglicherweise erreichen? Oder: Was könnte diese Anwendung wirklich beeinflussen? Legen Sie sich wiederum fest. |
| Beispiel | Bei Patienten mit Herzinsuffizienz aufgrund einer dilatativen Kardiomyopathie, die einen Sinusrhythmus haben, ... | ... würde eine Marcumar-Antikoagulation zusätzlich zur üblichen Herzinsuffizienz-Therapie... | ... im Vergleich zu der alleinig durchgeführten üblichen Therapie ... | ... zu einer niedrigeren Thromboembolie-Mortalität bzw. -Morbidität führen. Rechtfertigt dies das erhöhte Blutungsrisiko? |

weniger Langzeitkomplikationen oder eine niedrigere Mortalitätsrate als die unter einer herkömmlichen Insulintherapie?). Wenn Sie gewohnt sind, klinische Fragen zur späteren Beantwortung aufzuschreiben, könnten Sie das Blatt in 4 Spalten aufteilen, d.h. eine Spalte für jedes Element der Frage, so daß Sie jeden Bestandteil schnell eintragen können, ohne den ganzen Satz aufschreiben zu müssen. Tabelle 1.3 zeigt Beispiele für diese Methode.

3. Sie haben mehr Fragen als Zeit. Das wird fast immer der Fall sein, und Sie müssen eine Strategie entwickeln, um zu entscheiden, wo Sie anfangen sollen. Bedenken Sie, daß lebenslanges Lernen heißt, in vielen kleinen Schritten über einen langen Zeitraum hinweg zu lernen, und daß Versuche, alles auf einmal zu tun, sowohl aussichtslos als auch meistens frustrierend sind. Faktoren, die man bei der Entscheidung, welche Frage diese Woche zur Beantwortung ansteht, abwägen muß, sind:

❑ Welche Frage hat für das Wohlbefinden des Patienten die größte Bedeutung?

❑ Welche Frage läßt sich innerhalb der Ihnen zur Verfügung stehenden Zeit am ehesten beantworten?

❑ Welche Frage interessiert Sie am meisten?

❑ Mit welcher Frage werden Sie höchstwahrscheinlich wiederholt in ihrer Praxis konfrontiert?

Tabelle 1.3: Beispielfragen für jede klinische Aufgabe, die zu unserer Patientin mit Herzinsuffizienz gestellt wurden

| Klinische Aufgaben | Elemente der Frage | | | |
| | 1. Patient bzw. Problem | 2. Intervention | 3. Vergleich (falls relevant) | 4. Zielgröße(n) |
|---|---|---|---|---|
| 1. Klinische Untersuchung | Herzinsuffizienz | 3. Herzton | Andere Untersucher | Präzision |
| 2. Bestimmung der Ätiologie | Koronare Herzkrankheit | Ibuprofen | | Herz-insuffizienz |
| 3. Erstellen der Differentialdiagnose | Neu aufgetretene Herzinsuffizienz | Koronare Herzkrankheit | Ibuprofen-Exposition | Wahrscheinlichkeit anderer Ursachen |
| 4. Auswahl diagnostischer Tests | Herzinsuffizienz | Valsalva-Versuch | ECHO | Genauigkeit |
| 5. Stellen der Prognose | Koronare Herzkrankheit | Entwicklung einer Herzinsuffizienz | Noch keine Herzinsuffizienz | Mortalität |
| 6. Auswahl der Therapie | Herzinsuffizienz | ACE-Hemmer | Diuretika-Monotherapie | Verbesserung der Herzinsuffizienz |
| 7. Versuch einer Prävention | Herzinsuffizienz | ACE-Hemmer | Kein ACE-Hemmer | Rezidiv, Lebensqualität |
| 8. Streben nach Selbstverbesserung | ACE-Hemmer | In der Bibliothek | Auf der CD-ROM | Besseres Verständnis |

# Wie man das Stellen beantwortbarer Fragen vermittelt

Gute Fragen sind das Fundament der Praxis und Lehre von EBM, wobei die Patienten für beides als Ausgangspunkt dienen. Die Herausforderung für den Lehrer besteht in der Identifizierung von Fragen, die sowohl patientenorientiert (entstanden aus klinischen Problemen eines wirklichen Patienten in der Behandlung der Lernenden) als auch lernerorientiert (gezielt auf die Lernbedürfnisse des Lernenden) sind. Wenn Sie die vorherigen Abschnitte über das Stellen gezielter Fragen gelesen haben und jetzt selbst schon ein Experte im Fragenstellen sind, sind Sie auf dem rechten Weg zur Bewältigung dieser Aufgabe.

Wie bei den meisten klinischen Fähigkeiten vermitteln Sie diese den Studenten am besten, indem Sie ihnen ein Vorbild sind, d.h. indem Sie Ihren Schülern das Formulieren guter klinischer Fragen vorführen. So können Sie Ihnen auch zeigen, wie man eigene Wissenslücken zugibt und identifiziert, ein wichtiges Element jeder wirksamen Pädagogik. Sie können ihnen Ihr Vorgehen genau zeigen, dabei jedes der 4 Elemente von guten Fragen aufzeichnen und dann darauf hinweisen, inwiefern solche Fragen sowohl relevant als auch auffindbar und somit potentiell beantwortbar sind. Die 4 Hauptschritte der klinischen Lehre, wie gute Fragen gestellt werden, sind in Tabelle 1.4 aufgelistet:

Tabelle 1.4: Hauptschritte, die vermitteln, wie man Fragen zur EBM stellt

1. **Erkennen:** wie man eine mögliche Verknüpfung der Bedürfnisse eines Patienten und der eines Lernenden identifiziert, die dem Lernenden eine Gelegenheit bieten, gute Fragen zu formulieren, und seine Fähigkeit, Fragen zu stellen, verbessern.

2. **Auswahl:** wie man aus den erkannten Gelegenheiten diejenige(n) auswählt, die den Bedürfnissen des Patienten und des Lernenden in dieser klinischen Situation am besten gerecht wird (werden).

3. **Anleiten:** wie der Lernende bei der Umwandlung von Wissenslücken in gut formulierte klinische Fragen angeleitet wird.

4. **Beurteilung:** wie man die Fähigkeit und Geschicklichkeit des Lernenden beurteilt, relevante, beantwortbare klinische Fragen für die Praxis von EBM zu stellen.

1. Erkennen möglicher Fragen an Fallbeispielen der Lernenden;
2. Auswahl der »besten« Frage, die besprochen werden soll;
3. Anleiten der Lernenden bei der effektiven Formulierung der Frage;
4. Beurteilung der Fähigkeit und Geschicklichkeit der Lernenden, Fragen zu formulieren.

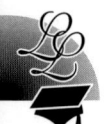

Zur Ausführung dieser Schritte müssen Sie das Formulieren von Fragen gut beherrschen und generell über mehrere Eigenschaften eines allgemeinen guten klinischen Pädagogen verfügen, wie z.B. die Fähigkeit, gut zuzuhören, Begeisterungsfähigkeit sowie die Bereitschaft, den Lernenden bei ihrer Entwicklung zu helfen. Bedenken Sie, daß man die Vermittlung der Fähigkeit, Fragen zu stellen, in die Vermittlung anderer klinischer Fertigkeiten integrieren kann, direkt am Patientenbett oder bei anderen Aspekten der Patientenversorgung, und das muß nicht viel zusätzliche Zeit kosten. In Wirklichkeit spart man dadurch langfristig Lernzeit, nämlich dann, wenn Ihre Studenten viel effizienter formulieren können, was sie wissen müssen und wie sie es lernen können.

Wenn Sie und Ihre Studenten einmal eine wichtige Frage formuliert haben, wie behalten Sie die Frage im Auge und verfolgen ihre Entwicklung bis hin zu einer klinisch nützlichen Antwort? Es ist vielleicht nur eine von mehreren Fragen, die Sie bei einem einzelnen Patientenkontakt formuliert haben und die möglicherweise tagelang unbeantwortet bleibt. Eine Methode, die wir verwenden, um Fragen im Auge zu behalten, ist die in Abbildung 1.1 dargestellte pädagogische Verordnung[1]. Sie hilft sowohl Lehrenden als auch Studenten auf fünffache Weise:

1. Sie beschreibt detailliert die klinische Problemstellung, die die Frage ausgelöst hat.
2. Sie nennt die Frage mit all ihren Hauptelementen.
3. Sie legt genau fest, wer für ihre Beantwortung verantwortlich ist.
4. Sie erinnert jeden an die Beantwortungsfrist (wobei die Dringlichkeit des auslösenden klinischen Problems berücksichtigt wird).
5. Und schließlich erinnert sie jeden an die entsprechende Vorgehensweise, wozu die Suche nach Evidenz, die kritische Bewertung und schließlich auch der Bogenschluß zurück zum Patienten gehört.

Wie bereits oben gezeigt, ist das Formulieren von Fragen der wesentliche Anfangsschritt zum Erlernen der Praxis von evidenzbasierter Medizin. Als solcher sollte er einen zentralen Platz in der täglichen Patientenversorgung einnehmen. Wie können Sie die pädagogische Verordnung in der klinischen Lehre anwenden? Die Anzahl der Möglichkeiten ist nur durch Ihre Phantasie und Ihre Gelegenheiten zum Lehren beschränkt. Pädagogische Verordnungen wurden bereits in gewohnte klinische Lehrsituationen von Arbeitsvisiten und Chefarztvisiten bis hin zu morgendlichen Berichterstattungen und Mittagsbesprechungen eingebunden. Manche uns bekannte Allgemeinärzte schreiben sie auf echte Rezeptblöcke und werfen sie in einen Ablagekorb, den sie und ihre Kollegen bei Gelegenheit durcharbeiten, wobei sie wiederkehrende Themen als gemeinschaftliche Aktivität im Rahmen der Zusammenarbeit aufgreifen.

Manche Lehrende planen zwar bestimmte Zeiten für das »Verschreiben« von pädagogischen Verordnungen ein, aber wir ziehen das Ausstellen solcher Verordnungen als Teil der täglichen Routine vor. Wie könnten Sie sicherstellen, daß diese Integration stattfindet? Eine Methode besteht darin, die detaillierte Formulierung von klinischen Fragen als wesentlichen Bestandteil der Vorstellung eines neuen Patienten an das Team zu verstehen. So verlangt z.B. Professor Sackett von seinen Mitarbeitern am Ende ihres Aufnahmedienstes[2] auf seiner allgemeininternistischen Station folgendes: Der Aufnahmearzt muß bei der Vorstellung dieser

---

1 Sie können die pädagogische Verordnung aus der vorliegenden Abbildung fotokopieren, oder Sie suchen im Internet auf der World-Wide-Web-Seite des Centre for Evidence-Based Medicine in Oxford nach Informationen, wie Sie pädagogische Verordnungen in doppelter Ausfertigung (auf Durchschlagpapier) in Form von DIN A 4-Blättern oder Rezeptblöcken im NHS-Format erhalten können.

2 Ein Dienst erstreckt sich über einen 12-stündigen Zeitraum, in dem bis zu 15 Schwerkranke, die von Allgemeinärzten oder aus der Notaufnahme überwiesen wurden, stationär aufgenommen werden.

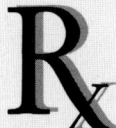

# $R_x$ PÄDAGOGISCHE VERORDNUNG

Ort und Datum _____

**DAS PROBLEM DES PATIENTEN**

_____

_____

_____

**VOR DER SITZUNG ZU ERFÜLLENDE HAUSAUFGABEN:**

_____

Lernender:        Aufgabe:

_____    _____

_____

_____

_____

Die Darstellung soll umfassen:

I.    WIE Sie fanden, was Sie fanden
II.   WAS Sie fanden
III.  Die VALIDITÄT und ANWENDBARKEIT dessen, was Sie fanden
IV.  Wie das, was Sie fanden, die BEHANDLUNG Ihres Patienten VERÄNDERN wird
V.   Wie Sie Ihre LEISTUNG beim Ausfüllen dieser pädagogischen Verordnung einschätzen

Abbildung 1.1: Eine pädagogische Verordnung

Patienten über jeden aufgenommenen Patienten »30 Dinge in 3 Minuten« berichten. Wie Tabelle 1.5 zeigt, besteht das letzte Element ihrer Patientenvorstellungen in der Festlegung einer wichtigen Frage, die sie beantworten müßten, aber nicht können. Ist die Antwort für die unverzügliche Betreuung des Patienten unerläßlich, kann sie sofort durch einen anderen Mitarbeiter des klinischen Teams geliefert werden, vielleicht durch Inanspruchnahme einer Aufzeichnung der Antwort (wie z.B. ein 1-seitiges CAT[3]), die aus der gleichen Fragestellung zu einem früheren

Tabelle 1.5: Eine Patientenvorstellung, die eine pädagogische Verordnung mit einbezieht

1. Nachname des Patienten.
2. Alter des Patienten.
3. Geschlecht des Patienten.
4. Datum der stationären Aufnahme.
5. Die zur stationären Aufnahme führenden Hauptbeschwerden. Bei jedem Symptom soll folgendes angegeben werden:
   6. Lokalisation am Körper.
   7. Seine Qualität.
   8. Seine Quantität, Schwere und Grad der Beeinträchtigung.
   9. Seine Chronologie: wann es begann, konstant/schubweise, progredient.
   10. Seine Auslösung: unter welchen Umständen trat/tritt es auf.
   11. Exazerbierende bzw. lindernde Faktoren.
   12. Damit verbundene Symptome.
13. Ob ähnliche Beschwerden bereits früher auftraten. Wenn ja:
   14. Wie wurde es damals untersucht.
   15. Was erfuhr der Patient über deren Ursache.
   16. Wie wurde der Patient deswegen behandelt.
17. Relevante frühere Anamnese anderer Krankheitszustände, die entweder von prognostischer Signifikanz sind oder die Beurteilung bzw. die Behandlung der Hauptbeschwerden beeinflussen würden.
   18. Wie diese anderen Krankheitszustände behandelt wurden.
19. Familienanamnese, wenn sie für die Hauptbeschwerden bzw. stationäre Versorgung relevant ist.

20. Soziale Anamnese, wenn sie für die Hauptbeschwerden bzw. stationäre Versorgung relevant ist.
21. Von den Patienten:
   a) Vorstellungen von ihrer Krankheit
   b) Sorgen (über ihre Erkrankung und andere Aspekte)
   c) Erwartungen (darüber, was mit ihnen und für sie geschieht).
22. Ihr Zustand bei stationärer Aufnahme:
   a) akut und/oder chronisch krank
   b) Schweregrad.
   c) welche Art von Hilfe verlangt wird.
23. Relevante körperliche Befunde bei stationärer Aufnahme.
24. Relevante diagnostische Testergebnisse.
25. Ihr Fazit, knapp und bündig.
26. Ihre Meinung über die wahrscheinlichste Diagnose.
27. Die anderen Punkte Ihrer Differentialdiagnose.
28. Weitere geplante diagnostische Maßnahmen.
29. Ihre Einschätzung zur Prognose des Patienten.
30. Ihr Behandlungsplan.
31. Wie Sie die Behandlung überwachen werden.
32. Was Sie vorhaben, falls der Patient nicht auf die Behandlung anspricht.
33. Die pädagogische Verordnung, die Sie gern sich selbst verschreiben würden, um die Pathophysiologie des Patienten, die klinischen Befunde, Differentialdiagnose, Diagnose, Prognose, Therapie, Prävention oder andere Aspekte besser zu verstehen und ein besserer Kliniker zu werden.

---

3  CAT bzw. »critically appraised topic« (kritisch bewertetes Thema), eine 1-seitige Zusammenfassung der Antwort auf eine klinische Frage. CATs werden detailliert ab Seite 119 im Abschnitt 3b6 beschrieben.

Zeitpunkt stammt. Meist hat ihre Beantwortung jedoch einige Stunden oder Tage Zeit, und ihre Formulierung kann durch eine pädagogische Verordnung initiiert werden.

Lassen Sie die Lernenden versuchsweise pädagogische Verordnungen für Sie schreiben, damit das Ganze noch mehr Spaß macht. Dieser Rollentausch kann auf verschiedene Weise nützlich sein:

- ❏ Die Lernenden müssen Sie beim Formulieren Ihrer Fragen betreuen, wodurch sie ihre eigenen Fähigkeiten weiter verbessern.
- ❏ Die Lernenden sehen, daß Sie Ihre eigenen Wissenslücken eingestehen und daß Sie auch praktizieren, was Sie ihnen predigen.
- ❏ Es bringt Spaß und stärkt die Gruppenmoral.
- ❏ Die Lernenden beginnen mit der Vorbereitung auf ihre eigene spätere Rolle als klinische Lehrer.

Damit endet dieses Kapitel über das Stellen von beantwortbaren Fragen, dem ersten Schritt der Praxis und Lehre von EBM. Da die Lernenden schnell vom Fragenstellen zum Herausfinden der Antworten voranschreiten möchten und sie bei der Entwicklung ihrer Suchtechniken viel Hilfe benötigen, beschäftigt sich unser nächstes Kapitel mit diesem Thema als dem zweiten Schritt der Praxis und Lehre von EBM.

## Weiterführende Literatur

Oxman A D, Sackett D L, Guyatt G H, for the Evidence-based medicine Working Group. Users guides to the medical literature: 1. how to get started. JAMA 1993;270:2093-5.
Richardson W S, Wilson M C, Nishikawa J, Hayward R S A. The well-built clinical question: a key to evidence-based decisions (editorial). ACP J Club 1995;123:A12-13.

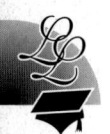

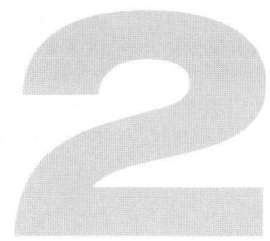

# Die Suche nach der besten Evidenz

Wie in der Einleitung hervorgehoben wurde, steht jeder Arzt bei der Versorgung seiner Patienten vor der Herausforderung, auf dem aktuellen Stand der gegenwärtig besten Evidenz zu bleiben. Wie der Dekan einer medizinischen Fakultät einmal zu einer Gruppe von Hochschulstudenten gesagt haben soll: »Die Hälfte dessen, was wir Sie gelehrt haben, wird in fünf Jahren nicht mehr wahr sein. Leider wissen wir nicht, welche Hälfte.« An der medizinischen Fakultät, wo Brian Haynes lehrt, besteht die Lösung dieses Problems im »problemorientierten Lernen« bzw. »Lernen durch Fragen«. Vom ersten Tag des Medizinstudiums an stellen sich die Studenten »Patientenprobleme«, deren Lösungen nicht bekannt sind. Sie lernen, Antworten zu finden, und erhalten dann zu ihren Antworten Rückkopplung von ihresgleichen, ihren Tutoren und, was am wichtigsten ist, von sich selbst. Wie in der Einleitung angedeutet, scheint dieser Ansatz zu funktionieren [1].

Der Erfolg des Lernens durch Fragen hängt stark von der Fähigkeit ab, die gegenwärtig beste Evidenz zur Lösung dringender klinischer Probleme zu finden; diese Aufgabe kann manchmal rasch erledigt und sogar sehr dankbar sein, aber auch zeitaufwendig und frustrierend. Welches von beiden zutrifft, hängt von verschiedenen Faktoren ab, die Sie bestimmen bzw. beeinflussen können. Dazu gehört auch, welche Fragen Sie stellen, wie Sie diese Fragen stellen (Kapitel 1), welche Informationsquellen Sie benutzen (das Thema dieses Kapitels) und wie geschickt Sie bei der Verwendung dieser Quellen sind (Kapitel 3–5). Sie können von Bibliothekaren und anderen Experten auf dem Gebiet der medizinischen Informatik sehr viel über die gegenwärtig besten Informationsquellen lernen, und Sie sollten ernsthaft erwägen, als wesentlichen Teil Ihrer klinischen Aus-, Fort- und Weiterbildung Seminare bei ihnen zu belegen (speziell Kurse, die Gelegenheit zur praktischen Umsetzung bieten). In diesem Kapitel betrachten wir die Auswahl und Anwendung solcher Quellen für Evidenz, die für eine bestimmte Frage zu Ursache, Diagnose, Prognose, Prävention bzw. Behandlung eines klinischen Problems mit größter Wahrscheinlichkeit die beste Evidenz liefern.

Wir beginnen mit zwei sehr guten Nachrichten. Zum einen sind seit kurzem bei der Auswahl, Synthese und Organisation der Forschungsevidenz, die sich am besten für die direkte klinische Anwendung eignet, bedeutende Verbesserungen zu verzeichnen. Zum anderen ermöglicht die Informationstechnologie nun von praktisch überall her einen unmittelbaren (obwohl selten sofortigen) Zugang zur Evidenz, ob vom Krankenbett, der Klinik oder von Zuhause aus, sowohl Ihrem eigenen als auch dem des Patienten. Einige Berufsverbände, wie das American College of Physicians und die British Medical Association, bieten ihren Mitgliedern sogar Suchmöglichkeiten zu ermäßigten Preisen bzw. kostenlos an [Hrsg.: In der Zwischenzeit existiert über das Internet ein kostenloser MEDLINE-Zugang, s. Abschnitt B.3]. Diese Verbesserungen betreffen nicht alle klinischen Fachgebiete gleichermaßen, aber es sind rege Bemühungen im Gang, um dies zu erreichen.

Wie Schwimmen und Fahrradfahren läßt sich der Gebrauch evidenzbasierter Informationsquellen am besten nicht durch Lesen, sondern durch Beispiele und praktische Umsetzung veranschaulichen. Stellen Sie sich vor, Sie arbeiten in der Primärversorgung (keine Sorge, wenn das nicht zutrifft; bei der Suche nach Evidenz gelten für alle Versorgungsebenen dieselben Grundprinzipien). Notieren Sie für jedes der unten stehenden fünf Probleme folgende drei Dinge, bevor Sie in diesem Kapitel weiterlesen:

1. die zentrale Frage, auf die eine Antwort gesucht wird (anhand des Leitfadens aus Kapitel 1);
2. die beste Antwort auf das klinische Problem, die Sie gegenwärtig in Ihrem Kopf gespeichert haben (möglichst quantitativ);
3. die Evidenzquellen[1] (sowohl herkömmliche als auch avantgardistische), die Sie zum Auffinden der gegenwärtig besten Antworten heranziehen würden.

## Problem 1

*Frau Bolitho ist eine 36-jährige Frau mit schon lange bestehender Multipler Sklerose (MS), die einen Artikel aus einer Zeitschrift mit in die Sprechstunde bringt. Die Überschrift spricht von einem bahnbrechenden Medikament: Betaseron, ein bestimmtes Interferon. Sie haben davon gehört, wissen jedoch nur wenig darüber. Sie sind versucht, sie einfach zu ihrem Neurologen zurückzuschicken, aber sie sagt, daß sie gehört hat, die Behandlung sei teuer und hätte Nebenwirkungen, und sie möchte Ihren Rat, ob es sich lohne, dieser Sache nachzugehen. Sie hatte seit über 3 Jahren kein Rezidiv und fühlt sich wohl. Sie erklären sich bereit, für sie nach Informationen zu suchen.*

Schreiben Sie die zentrale Frage auf, für die Sie die benötigte Evidenz für eine klare Antwort an die Patientin identifizieren, notieren Sie Ihre beste Antwort vor der Suche (seien Sie mutig!) und wählen Sie eine Evidenzquelle aus, die Ihres Erachtens die gegenwärtig beste Evidenz zur Untermauerung einer Antwort liefern wird, die auf diese Patientin zutrifft.

Frage:

Ihre beste Antwort (ohne Suche):

Erste Evidenzquelle:

---

1 Wir unterscheiden hier zwischen Evidenzquellen und Informationsquellen. Erstere nennen oder zitieren zumindest Originalstudien bzw. -übersichten zur Unterstützung von Aussagen (wie z.B.: Hefeextrakt wirkt lebensrettend), so daß der Leser die Aktualität, Genauigkeit und Anwendbarkeit der Behauptung selbst überprüfen kann. Letztere liefert eventuell keine Evidenz zur Unterstützung von Behauptungen.

## Problem 2

*Sie nehmen an einer Sitzung des Krankenhausvorstands Ihres Krankenhauses teil. Um finanziell über die Runden zu kommen, müssen die Ausgaben erheblich gekürzt werden. Die Entscheidungsträger, die die Kürzungen verlangen, fordern natürlich »mehr Leistung für weniger Geld«. Eine Überprüfung der Krankenhausverweildauer bei unterschiedlichen Erkrankungen zeigt deutlich, daß diese Dauer bei Patienten mit akutem Myokardinfarkt relativ kurz ist, wohingegen Patienten mit Schlaganfall noch zu den Langliegern gehören und zudem eine kontinuierliche und kostspielige Versorgung benötigen. Wenigstens ein Teil dieser Verzögerung entsteht durch die Wartezeit auf eine Unterbringung in Einrichtungen für chronisch Kranke, in Rehabilitationskliniken und Pflegeheimen. Sie erklären sich bereit, sich um die Möglichkeiten für eine effizientere Betreuung dieser Patienten zu kümmern.*

Schreiben Sie die zentrale Frage, Ihre Antwort und eine mögliche Evidenzquelle auf:

---

Frage:
..................................................................................................................
..................................................................................................................
..................................................................................................................

Ihre beste Antwort:
..................................................................................................................
..................................................................................................................
..................................................................................................................

Erste Evidenzquelle:
..................................................................................................................
..................................................................................................................

---

## Problem 3

*Herr Stepanowitsch klagt – schon wieder – über Magenschmerzen, die für eine säurebedingte peptische Störung (Dyspepsie) typisch sind und in der Vergangenheit gut auf $H_2$-Blocker angesprochen haben. Sie glauben, daß Helicobacter (H.) pylori die zugrunde liegende Ursache sein könnte, und sprechen mit dem Patienten über die Möglichkeit, ihn zur Endoskopie zu überweisen. Nachdem Sie diese Untersuchungsmethode genau beschrieben haben, äußert der Patient Bedenken. Für die Endoskopie besteht keine zwingende Indikation: Der Patient, ein 38-jähriger Mann, zeigt weder Hämatemesis bzw. Melaena noch Gewichtsverlust, nimmt keine NSAR ein und hat bisher gut auf säureblockierende Medikamente angesprochen. Sie fragen sich, wie sensitiv und spezifisch nicht-invasive Untersuchungen sind. Ihr Praxispartner weist Sie darauf hin, daß das Labor vor Ort jetzt einen Test auf HP-Antikörper anbietet. Sie rufen das Labor an, und ein Laborant nennt Ihnen die Normalwerte des Tests, kann aber über Sensitivität und Spezifität keine Aussage machen.*

Notieren Sie die zentrale Frage, für die Sie Evidenz benötigen, eine Antwort aus dem Stehgreif und eine mögliche Evidenzquelle.

Frage:
.................................................................................................................................................
.................................................................................................................................................
.................................................................................................................................................

Ihre beste Antwort:
.................................................................................................................................................
.................................................................................................................................................
.................................................................................................................................................

Erste Evidenzquelle:
.................................................................................................................................................
.................................................................................................................................................
.................................................................................................................................................

## Problem 4

*Frau Schmidt, eine 56-jährige Frau, hat Ihrer Einschätzung nach möglicherweise eine Nierenkolik zusätzlich zu einer seit langem bestehenden mäßig schweren Nierenfunktionsstörung. Weder eine Röntgen-Nativaufnahme ihres (etwas wohlbeleibten Abdomens) noch eine Sonographie ist aussagekräftig. Sie erwägen die Durchführung eines intravenösen Pyelogramms, bedenken aber, daß das intravenös verabreichte Kontrastmittel möglicherweise zu einer Verschlechterung der Nierenfunktion führen könnte. Es ist Ihnen bekannt, daß dieses Risiko bei neueren Kontrastmitteln etwas geringer ist, können sich aber nicht mehr entsinnen, um wieviel das Risiko gesenkt wird oder wodurch das neue Kontrastmittel überhaupt Schutz bietet.*

Notieren Sie die zentrale Frage, für die Sie Evidenz benötigen, Ihre Antwort aus dem Stehgreif und eine mögliche Evidenzquelle.

Frage:
.................................................................................................................................................
.................................................................................................................................................
.................................................................................................................................................

Ihre beste Antwort:
.................................................................................................................................................
.................................................................................................................................................
.................................................................................................................................................

Erste Evidenzquelle:
.................................................................................................................................................
.................................................................................................................................................
.................................................................................................................................................

## Problem 5

*Die 46-jährige Frau Naggan leidet seit nunmehr 17 Jahren an einer Colitis ulcerosa mit ausgedehntem Befall des Kolons und zeitweise ausgeprägten Symptomen. Gegenwärtig befindet sich ihre Colitis in Remission. Sie ließe sich nur sehr ungern operieren, ist aber über das steigende Krebsrisiko besorgt, von dem sie durch das Mitteilungsblatt einer bundesweiten Hilfsorganisation für Patienten erfahren hat. Ihr Ehemann hat sie überzeugt, daß sie herausfinden sollte, wie hoch das Risiko wirklich ist.*

Notieren Sie die zentrale Frage, für die Sie Evidenz benötigen, Ihre Antwort aus dem Stehgreif und eine mögliche Evidenzquelle.

Frage:
.....................................................................................................................
.....................................................................................................................
.....................................................................................................................

Ihre beste Antwort:
.....................................................................................................................
.....................................................................................................................
.....................................................................................................................

Erste Evidenzquelle:
.....................................................................................................................
.....................................................................................................................

An dieser Stelle sollten Sie die zentralen Fragen notiert haben, Ihre Antworten sowie die Evidenzquellen, die Sie für am besten geeignet halten, um diese Fragen zu beantworten. Jetzt wäre ein guter Zeitpunkt, anhand der von Ihnen ausgewählten Suchmethoden zu versuchen, die Antworten herauszufinden. Dabei sollten Sie immer Zeitaufwand, Geld, Bequemlichkeit oder Ärger, den Sie bei Ihrer Suche erleben, sowie den Grad Ihrer Zufriedenheit nach Abschluß der Suche im Auge behalten. Setzen Sie sich selbst unter einen gewissen Zeitdruck: Fassen Sie die beste Evidenz, die Sie für jede Frage innerhalb von einer Stunde oder weniger finden können, zusammen. (Sie überlegen sich vielleicht gerade, diese Übung zu überspringen, und hoffen, daß sie weiter hinten in diesem Kapitel erfahren, wie Sie es ohne diese Mühe schaffen können. In dem Sprichwort »Ohne Fleiß kein Preis« liegt jedoch Weisheit. Versuchen Sie sich wenigstens an einer der Fragen, bevor Sie weitermachen.)

Es folgt nun eine allgemeine Methode zur Identifizierung und Anwendung von wesentlichen evidenzbasierten Quellen. Danach werden verschiedene Ansätze beschrieben, die gegenwärtig beste Evidenz zur Lösung der oben aufgelisteten klinischen Probleme aufzufinden. Wichtig ist die Erkenntnis, daß es mehr als einen guten Lösungsweg geben kann (ganz zu schweigen von den vielen schlechten) und daß sich mit zunehmendem Alter dieses Buches durchaus noch bessere Lösungswege ergeben werden. Somit besteht ein wesentlicher Aspekt evidenzbasierter Gesundheitsversorgung darin, über Verfügbarkeit, Umfang und Qualität aller neuen Quellen informiert zu sein, die für Ihre eigene ärztliche Praxis direkt relevant sind. Sollten Sie schon versucht haben, Evidenz zu diesen Problemen zu suchen, vergleichen Sie unsere Methoden mit dem, was Sie getan und gefunden haben. Haben Sie noch keinen Suchversuch unternommen, stellen wir Ihnen eine schwierige Aufgabe: Versuchen Sie, ob Sie eine bessere Antwort finden können als wir (im selben Zeitraum, d.h. wir suchten Ende 1995).

## Die Startlinie

Die grundlegenden Schritte für die Suche nach Evidenz zur Untermauerung einer klinischen Entscheidung sind in Abbildung 2.1 dargestellt.

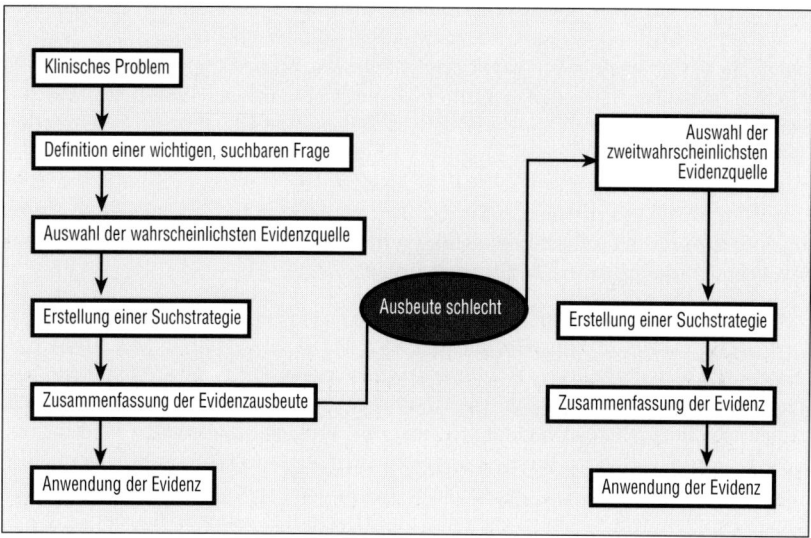

Abbildung 2.1: Allgemeine Suchstrategie

**Schritt 1 und 2: Klinisches Problem und Definition einer wichtigen suchbaren Frage**

Wir haben Ihnen nun den ersten Schritt, die klinischen Probleme, geliefert und Sie gebeten, selber den zweiten Schritt durchzuführen, nämlich, die zu beantwortenden Fragen nach der Anleitung in Kapitel 1 zu definieren. Probieren Sie es, falls Sie es nicht bereits getan haben. Hier ist unser Versuch für das erste Beispiel von oben.

## Problem 1: Behandlung der Multiplen Sklerose mit Interferon

**Frage: Wie ist bei Frau Bolitho, der 36-jährigen Frau mit lange bestehender und seit 3 Jahren in Remission befindlicher Multipler Sklerose, die Wirksamkeit und Unbedenklichkeit von Interferon zur Prävention zukünftiger Rezidive?**

### Schritt 3: Evidenzquelle

Im nächsten Schritt müssen Sie entscheiden, wo zu suchen ist. Die in diesem Kapitel genannten Beispiele entstammen der praktischen Erfahrung des Autors in der Inneren Medizin. So wird sich das Interesse auf die führenden und schnellsten evidenzbasierten Informationsquellen der Inneren Medizin richten, darunter Lehrbücher sowie allgemeine und spezielle bibliographische Datenbanken in gedruckter und elektronischer Form. Im Gegensatz zu den regelmäßig aktualisierten elektronischen Medien, z.b. auf Diskette, CD-ROM oder im Internet, sind gedruckte Evidenzquellen als Nachschlagewerke zum größten Teil überholt. Auf der anderen Seite spielen gedruckte Zeitschriften noch eine wichtige Rolle, indem sie praktisch tätige Ärzte auf neue Evidenz aufmerksam machen, sobald sie verfügbar sind (»aktuelles Wissen«). Elektronische Medien sind im allgemeinen viel leichter zugänglich, viel gründlicher katalogisiert und, was noch wichtiger ist, sie können leichter aktualisiert werden. Darüber hinaus ermöglichen Hypertexte und das Internet unbeschränkte Verknüpfungen zu verwandten Themen und ergänzenden Informationen. Somit können ein guter Computer (entweder Ihr eigener oder der von jemand anderem[2]) mit schnellem Modem bzw. Internet-Zugang und CD-Laufwerk sowie praktische Kenntnisse über verfügbare Evidenzquellen in Ihrem eigenen klinischen Fachgebiet ausschlaggebend dafür sein, ob Sie ein erfolgreicher Anwender evidenzbasierter Medizin werden[3].

Für die Gabe von Interferon bei Multipler Sklerose beginnen wir mit einer neuen Evidenzquelle, dem ACP Journal Club on Disk (ACPJCOD)[4] [Hrsg.: jetzt »Best Evidence«, s. Abschnitt B.3]. Der ACP Journal Club enthält seit 1990 veröffentlichte Studien aus über 50 führenden klinischen Zeitschriften, die nach expliziten Kriterien für wissenschaftliche Fundiertheit und Relevanz für Probleme der Inneren Medizin ausgewählt wurden. (Diese Prinzipien werden in jeder Ausgabe veröffentlicht. Ihre detaillierte Beschreibung erfolgt später in diesem Buch.) Die jüngste Ausgabe enthält auch den Inhalt seiner Schwesterzeitschrift, der »Evidence-Based Medicine«.

---

2  Brian Haynes berichtet:»Vor einem Jahrzehnt erwog ich als Mitglied der Lehrkommission einer medizinischen Fakultät, ob wir verlangen sollten, daß alle Studenten einen eigenen Computer haben. Nachdem ich mir die damals aktuelle Software angesehen hatte, war ich dagegen, denn ich kam zu dem Schluß, daß es keine einzige nützliche klinische Anwendungsmöglichkeit gab, für die sich das gelohnt hätte. Wie sollte sich die Zeiten ändern!«

3  Wenn Sie keinen Computer besitzen, freunden Sie sich mit einem Bibliothekar an; haben Sie eine Computer-Phobie, dann unterziehen Sie sich schleunigst einem Desensibilisierungsprogramm!

4  Brian Haynes berichtet:»Ich bin der Herausgeber des ACPJCOD. Ich habe die Zeitschrift gegründet, damit ich leicht genaue Beschreibungen guter Studien finden kann, die mir bei der Entscheidungsfindung für meine internistischen Patienten helfen könnten. Ich finde ihn großartig. Aber er ist ja auch mein Baby. Caveat emptor.«

**Schritt 4: Suchstrategie**

Nachdem die Evidenzquelle ausgewählt ist, besteht der nächste Schritt darin, eine Suchstrategie zu entwickeln. In einer relativ kleinen und ausgewählten Datenbank wie dieser (nur über 800 Literaturangaben im Vergleich zu vielen Millionen in MEDLINE und EMBASE [Hrsg.: Die »Best Evidence«-Ausgabe von 1998 enthält mehr als 1000 Artikel]) können die Suchobjekte sehr leicht gefunden werden. Hier ist unsere einfache (»idiotensichere«) Suchstrategie: »multiple sclerosis« suchen und mit Hilfe der Software-Option »Anzeigen und Anklicken« des Programms die Suche auf Artikel über Therapieverfahren einschränken.

**Schritt 5: Fazit**

Die Suche dauerte 45 Sekunden und ergab 8 Treffer. Zwei davon waren Berichte über eine Studie über Interferon Beta-1b, 1 über Copolymere, 1 über Cyclophosphamid und 2 über Kortikosteroide (gegen akute Optikusneuritis) [Hrsg.: Seit der Veröffentlichung der englischen Ausgabe 1997 wurden weitere Studien über Interferon-Behandlung bei Multipler Sklerose veröffentlicht, die in der vorliegenden Übersetzung nicht weiter berücksichtigt wurden]. Die Beta-Interferon-Studie zeigt, daß ein Zyklus mit Interferon-Injektionen bei Patienten mit ≥ 2 akuten Exazerbationen in den letzten zwei Jahren die Rezidivrate um ein Drittel verringerte, wobei häufige, jedoch meist nur lästige Nebenwirkungen auftraten [3]. Die Copolymer-Studie liefert Evidenz über wenigstens genauso gute Wirkungen, jedoch ist das Medikament bisher noch nicht für die klinische Anwendung zugelassen [4]. Die Kortikosteroid- und Cyclophosphamid-Studien sind für die gegenwärtige Situation dieser Patientin nicht relevant, zeigen jedoch für zukünftige Fälle, daß diese Kombination schlechter ist als eine Kortikosteroid-Monotherapie [5]. (Das Lernen durch Erkunden über Datenbanksuchen hat unter anderem den Vorteil, daß der glückliche Zufall Ihnen häufig zusätzliche Fakten zu demselben Thema beschert, nach denen Sie gar nicht gesucht haben.)

**Schritt 6: Anwendung**

Sie besprechen die Ergebnisse der Studien mit Frau Bolitho, und Sie sind sich einig, daß die neuen Forschungsergebnisse über Interferon zwar sehr interessant sind, daß ihre MS-Schübe aber zum Glück nicht häufig genug auftreten, um diese Behandlung in ihrem Fall zu rechtfertigen. Sollte die Patientin sie später doch einmal benötigen, wird hoffentlich der Preis gesunken sein, oder es werden noch bessere Behandlungsmöglichkeiten mit weniger Nebenwirkungen zur Verfügung stehen (sie könnte sich in der Tat entscheiden, die Entwicklung solcher neuen Erkenntnisse durch die Teilnahme an einer klinischen Studie zu unterstützen).

**Kommentar:** Bei neuen Behandlungsformen ist es oft Zeitverschwendung, ein gedrucktes Lehrbuch zu Rate zu ziehen, es sei denn, es ist gerade erst erschienen. In Harrisons »Innere Medizin«, 13. Auflage, gedruckt 1994 und 1995 auf CD-ROM erschienen, stehen ganze zwei Sätze über Interferon bei Multipler Sklerose, die offenbar (jedoch nicht ausdrücklich) auf dem früheren der beiden Studienberichte beruhen, die im ACPJCOD zusammengefaßt wurden. Da der Harrison nur alle 3

Jahre überarbeitet wird, verliert er zunehmend an Aktualität. Leider wird auch die CD-ROM-Version des Harrison zwischen den gedruckten Ausgaben nicht aktualisiert. Weder in der gedruckten noch in der CD-ROM-Version von Scientific American Medicine (SAM) steht in der Oktober-Ausgabe von 1995 etwas über Interferon bzw. Copolymer. Aber anders als beim Harrison besteht hier durch monatliche gedruckte und vierteljährliche CD-Updates die Möglichkeit von Ergänzungen. Das Oxford Textbook of Medicine enthält zwei Sätze über Beta-Interferon (S. 3996), einschließlich einer Bemerkung über die Interferon (INFB)-Studie [3], aber ohne sie wirklich zu zitieren. In »Clinical Medicine« von Kumar und Clark [6], 3. Auflage (1994), findet sich ein kurzer Abschnitt über MS (über den Index leicht zu finden und in weniger als drei Minuten zu lesen), mit einem Satz über Beta-Interferon, der keine Quellenangabe aufweist, sich aber offensichtlich auf die INFB-Studie bezieht [3]. Sie berichten auch über die Anwendung von Cyclophosphamid, jedoch mit der Einschränkung durch den Widerruf, daß »über seinen Wert keine Einigkeit besteht«. Diese Erklärung erlaubt zumindest die Annahme, daß Cyclophosphamid einen gewissen Wert haben könnte, aber die im ACPJCOD zitierte Studie zeigt, daß Cyclophosphamid wesentlich mehr schadet als nützt [5]. Da diese Studie schon 1991 veröffentlicht wurde, trifft die Passage in »Clinical Medicine« weniger der Vorwurf, überholt als der, nicht evidenzbasiert zu sein. UpToDate in Medicine [7] berichtet überhaupt nichts über Multiple Sklerose – ihr Neurologieteil steckt zur Zeit noch in den Kinderschuhen, mit nur einem einzigen Artikel über Epilepsie und EEG (wobei Artikel über Nephrologie viel häufiger sind und Themen aus anderen Fachgebieten zunehmend behandelt werden). Auch MEDLINE enthält natürlich die Interferon- und Copolymer-Studien, erforderte aber eine komplexere Suchstrategie; die Suche war zeitaufwendig und erbrachte viel mehr irrelevante Studien als ACPJCOD (mehr über MEDLINE-Suchen bei Problem 4).

## Problem 2: Behandlung des akuten Schlaganfalls

**Frage: Gibt es in einem Akutkrankenhaus Möglichkeiten, die Betreuung von Schlaganfallpatienten so zu gestalten, daß Qualität, Effektivität und Ergebnis ihrer Betreuung verbessert werden?**

### Schritt 3: Evidenzquelle
Die Cochrane Database of Systematic Reviews (CDSR) [8] ist eine von mehreren Datenbanken der Cochrane Library, einer neuen elektronischen Evidenzquelle, die vierteljährlich aktualisiert wird und die gesammelten Arbeiten der Cochrane Collaboration enthält, einer internationalen Organisation, die systematische Reviews aus randomisierten Studien über medizinische Interventionen durchführt und regelmäßig aktualisiert verbreitet.

### Schritt 4: Suchstrategie
Die CDSR umfaßt eine relativ kleine (aber schnell wachsende) Datenbank, bei der schon eine einfache Suchstrategie zum Erfolg führt: stroke (Schlaganfall). Die Ausgabe der Cochrane Library vom April 1996 enthält zwei Review-Datenbanken: die

CDSR mit 114 systematischen Cochrane-Reviews [Hrsg.: Die Ausgabe 1/99 enthält mehr als 500 systematische Reviews und fast 500 Protokolle] und die Database of Abstracts of Reviews of Effectiveness (DARE) mit mehr als 1 800 [Stand 1/99] systematischen Reviews, die vom britischen York Centre for Reviews and Dissemination aus medizinischen Fachzeitschriften zusammengetragen wurden. Die Cochrane Library enthält außerdem eine Datenbank klinischer Studien mit über 200 000 [Stand 1/99] Publikationen. Wir starteten eine Suche sowohl in der CDSR als auch in der DARE über stroke und fanden in der CDSR 13 abgeschlossene Reviews und in der DARE 50 Reviews über verschiedene Aspekte der Prävention und Behandlung des Schlaganfalls. Einer der CDSR-Reviews war für unsere Frage besonders relevant [9], aber auch einige andere waren von potetiellem Interesse.

**Schritt 5: Fazit**

In der systematischen Übersicht (Review) über Schlaganfallstationen (Stroke Units) aus der CDSR [9] waren die Ergebnisse von 12 kontrollierten Studien über die interdisziplinäre Betreuung von Patienten mit akutem Schlaganfall zusammengefaßt. Verschiedene Möglichkeiten der Betreuungsgestaltung wurden überprüft, einschließlich Schlaganfallstationen, Schlaganfallteams, intensiver Rehabilitation und umfassender Rehabilitation. Die Ergebnisse zeigten, daß eine spezialisierter Betreuung die Chance zu sterben verringerte (OR 0,77, 95%-Konfidenzintervall (CI) 0,63 – 0,96, 2p < 0,05) und die Chance für einen negativen Outcome (Tod bzw. Heimeinweisung nach Krankenhausentlassung) sogar noch stärker sank (OR 0,66, CI 0,55 – 0,80, 2p < 0,00001). Studienübergreifend zeigte sich keine Verlängerung der stationären Akutbetreuung, und die Auswirkungen schienen von dem jeweils angewandten Ansatz unabhängig zu sein; der gemeinsame Nenner war ein interdisziplinäres Team, das an der Betreuung von Schlaganfallpatienten interessiert war.

**Schritt 6: Anwendung**

Bei der nächsten Versammlung des Krankenhausvorstands berichten Sie, daß die Betreuung von Patienten mit akutem Schlaganfall bei gleichzeitiger Verringerung des Mortalitätsrisikos und der Anzahl späterer Heimeinweisungen der Patienten verbessert werden kann, indem die koordinierten Leistungen eines spezialisierten Teams angeboten werden. Die Evidenz sagt nichts über die Auswirkungen auf die Betreuungskosten aus, aber die Dauer der stationären Akutbetreuung scheint sich nicht zu verlängern. Bei einer Verringerung der nötigen Heimeinweisungen nach Krankenhausentlassung und den Problemen Ihres Krankenhauses, rechtzeitig für eine Heimbetreuung in der örtlichen Gemeinde zu sorgen, könnte das Krankenhaus von der Verbesserung der Leistungen bei Schlaganfällen etwas profitieren. Dieser Effekt würde jedoch wenigstens teilweise durch erhöhte Kosten für spezielle Leistungen während der stationären Akutbetreuung wieder aufgehoben.

**Kommentar:** Die Vorgängerin der CDSR ist die Cochrane Pregnancy and Childbirth Database (früher Oxford Database of Perinatal Trials genannt), eine Evidenzquelle, die in der evidenzbasierten Geburtshilfe in großem Umfang genutzt wird. [Hrsg.: Inzwischen liegt auch ein deutscher Text vor, der weitgehend auf dieser Datenbank beruht, s. Abschnitt B.3] Bei CDSR-Reviews gilt ein neuerer, höherer Standard zum Auffinden, Bewerten, Zusammenfassen und Berichten der Evidenz aus klinischen Studien. Gelingt es der Cochrane Collaboration, alle randomisierten Studien über medizinische Interventionen in jedem Fachgebiet zusammenzufassen (ganz zu schweigen von allen Fachgebieten, die vorgesehen sind), wird die CDSR zum Prüfstein für die Definition der gegenwärtig besten Betreuung in dem entsprechenden Fachgebiet werden. Bis dies geschieht, werden noch viele Jahre vergehen, aber mit der Kombination aus CDSR und DARE in der Cochrane-Software sowie einer umfassenden Datenbank klinischer Studien steht bereits eine sehr wertvolle Quelle von zusammengefaßter Evidenz zur Verfügung. Die Cochrane Collaboration unterstützt auch MEDLINE dabei, die Indexierung ihrer Studien zu verbessern, so daß die MEDLINE-Suche nach randomisierten klinischen Studien noch genauer wird.

## Problem 3: Diagnose einer Helicobacter pylori-Infektion

**Frage: Wie hoch sind Sensitivität und Spezifität nicht-invasiver diagnostischer Untersuchungsmethoden auf Helicobacter pylori für Herrn Stepanowitsch, den 38-jährigen Patienten mit rezidivierenden Magenbeschwerden, die gut auf Antazida ansprechen?**

### Schritt 3: Evidenzquelle
Zuerst starteten wir einen Versuch im Internet, einem noch wildwuchernden und wundersamen Ort. Zu diesem Zweck verwendeten wir den Netscape-Browser über den häuslichen Telefonanschluß mit einem 14 400 Baud-Modem.

### Schritt 4: Suchstrategie
Das World Wide Web bietet mehrere (noch!) kostenlose Suchdienste, die überaus einfach zu bedienen sind (nur das gesuchte Wort eintippen). Dabei ist es mehr oder weniger unvorhersehbar, ob Sie auch erhalten, was Sie suchen. Mit Yahoo starteten wir eine Suche über den Begriff »dyspepsia« und erreichten gar nichts, dann benutzten wir WebCrawler, was zu 11 Treffern führte. Zwei davon sahen interessant aus: das Columbia Presbyterian Gastroenterology Network (CPGN) und Gastrointestinal Clinical Management. Letzteres brachte uns nichts, aber eine Suche im CPGN führte zu zwei Treffern: einer Internet-Adresse: /dept/gi/NIH.html sowie einem Titel: Information on Specific Gastroenterological Diseases. Die Internet-Adresse führte zum vollständigen Text der 1994 abgehaltenen NIH-Konsensuskonferenz über peptische Ulzera und Helicobacter pylori, während der Titel direkt mit detaillierten, für Patienten gedachte Informationen über peptische Ulzera/Helicobacter pylori verknüpft war, einschließlich der Geschichte der Entdeckung und Bewertung von HP, häufiger Verweise auf die NIH-Konsensuserklärung sowie einer Beschreibung mehrerer nicht-invasiver diagnostischer Untersuchungsmethoden, darunter Blut- und Atemtests. Daraus konnte man entnehmen, daß »Bluttests gelegentlich zu falsch positiven Ergebnissen führen, und die anderen Tests bei Patienten, die kürzlich Antibiotika, Ome-

prazol oder Wismut eingenommen haben, falsch negative Ergebnisse ergeben können«.

Die meisten NIH-Konsensuskonferenzerklärungen sind bestenfalls semiquantitativ und ohne Literaturhinweise. Das ist aus verschiedenen Gründen schade. Erstens sind zur richtigen Interpretation der Tests bei individuellen Patienten quantitative Informationen über Sensitivität und Spezifität oder Wahrscheinlichkeitsverhältnisse erforderlich (siehe Kapitel 3). Zweitens beruht die Konsensuserklärung zwar vermutlich auf einer ausführlichen Literaturrecherche, aber der Leser muß trotzdem selbst eine Literatursuche durchführen, um sich der Validität der Tests zu vergewissern und die für ihre Interpretation benötigten quantitativen Informationen zu verschaffen. Drittens, da keine Literaturhinweise vorliegen, kann der Leser nicht einschätzen, ob die Konsensuserklärung möglicherweise veraltet ist. (Diese Punkte werden nicht ohne Verärgerung kritisiert! Das NIH bezahlte Brian Haynes einst für seine Mitgliedschaft in einem Ausschuß, der das NIH-Konsensusverfahren kritisch begutachten sollte. Im Rahmen der Empfehlungen des Ausschusses drängten wir stark darauf, daß die Konsensuserklärungen auf Evidenz beruhen müssen und die Literatur, auf die sich die einzelnen Empfehlungen stützen, anzugeben sei. Warum haben sie sich überhaupt die Mühe gemacht uns einzuladen, wenn sie für Ratschläge nicht zugänglich sind?)


Etwa drei Wochen nach Abschluß der WebCrawler-Suche schauten wir erneut im Internet nach: Wir verwendeten einen anderen Internet-Suchdienst, Lycos, der angibt, über die größte Anzahl von Web-Verbindungen zu verfügen. Eine Suche nach Helicobacter führte zur Helicobacter Foundation (www.helico.com), ein Dienst, der behauptet, die gegenwärtig beste Evidenz zu Wesen und Behandlung von Helicobacter-Erkrankungen zu liefern, und der »Links« mit den NIH-Konsensuserklärungen herstellt und den Helicobacter pylori-Bazillus in einem Cartoon als einen Dinosaurier verewigt. Die Information ist auf Patienten abgestimmt und scheint evidenzbasiert zu sein (trotz des albern aussehenden Dinosaurier-Bazillus). Dazu gehören auch Beschreibungen und Diagramme der gegenwärtig eingesetzten Tests, es werden aber keine quantitativen Angaben über Sensitivität und Spezifität gemacht, und leider auch keine Literaturangaben. Die Helicobacter Foundation hat eine Verknüpfung zur Homepage von Barry Marshall aus Perth in Australien, dem Entdecker des in der Magenschleimhaut lauernden Helicobacter pylori. Herausgeputzt mit einem Smoking stellt uns Marshall die Internationale Forschungsstiftung für Helicobacter und Intestinale Immunologie vor, inklusive Video mit einem tanzenden Helicobacter (lustig), eine Liste seiner Beratungsunternehmen und Pharma-Aktien (geht zweifellos lachend zur Bank) und Verbindungen zu anderen Quellen einschließlich der NIH-Konsensuserklärung. Noch immer keine quantitativen Informationen! (Eine Suche in Yahoo nach Helicobacter führt ebenfalls zur Helicobacter Foundation; eine Suche nach Helicobacter in WebCrawler führt zu einem in Alberta zusammengestellten Clinical Practice Guideline-Katalog, wobei der Eintrag zu »peptic ulcer« und Helicobacter über ein »Link« mit der NIH-Konsensuserklärung verknüpft ist).

Auf der Suche nach quantitativeren Informationen probierten wir Harrisons CD-ROM, Clinical Medicine, SAM-CD, Oxford Textbook of Medicine, MEDLINE und ACPJCOD. Im Harrison wird darauf hingewiesen, daß »eine H. pylori-Infektion beim individuellen Patienten am zuverlässigsten durch Endoskopie und Biopsie dokumentiert werden kann«. Über nicht-invasive Untersuchungen werden keine Angaben gemacht. (So, warum denn nicht eine Endoskopie, fragen Sie? Man braucht keine großartige ökonomische Analyse, um zu verstehen, daß wir, wenn bei jedem Patienten mit Dyspepsie eine endoskopisch gesteuerte Biopsie zur Feststellung von H. pylori entnommen werden müßte, gleich alle anderen medizinischen Leistungen wegen Geldmangel einstellen könnten.) Clinical Medicine beschreibt mehrere invasive und nicht-invasive Untersuchungen, aber ohne quantitative Informationen über ihre Interpretation (S. 190). Die SAM-CD teilt uns mit, daß ein »Atemtest, der H. pylori aufgrund der Metabolisierung von mit $^{13}$C- oder $^{14}$C-markiertem Harnstoff nachweisen kann, in naher Zukunft allgemein verfügbar werden sollte«, und enthält eine Literaturangabe von 1992, aber keine quantitativen Informationen. Im Oxford Textbook of Medicine fand sich eine recht detaillierte Beschreibung invasiver und nicht-invasiver Untersuchungen, aber wiederum keine quantitativen Informationen, um uns die Interpretation zu erleichtern (S. 1885).

Eine MEDLINE-Suche nach »Helicobacter pylori AND sensitivity a#d[5] specificity« ergab 18 Literaturhinweise. Einige davon liefern direkte Vergleiche nicht-invasiver und invasiver Untersuchungen mit Angaben über Sensitivität und Spezifität. Der aktuellste [10] kommt zu dem Schluß: »Der nicht-invasive Harnstoff-Atemtest und die IgG-Serologie-Untersuchung sind bei unbehandelten Patienten genauso exakt zur Vorhersage des H. pylori-Status wie die invasiven Untersuchungen CLO und Warthin-Starry«. Eine Suche im ACPJCOD (Begriffe: »Helicobacter AND sensitivity«) führte zu 3 Studien mit quantitativen Informationen über die Sensitivität und Spezifität von 4 handelsüblichen Testkits [11], 3 nicht-invasiven und 3 invasiven Untersuchungen [10] und 1 nicht-invasiven Untersuchung [12]. In jeder Studie wird die Untersuchung jeweils mit dem »Goldstandard«, nämlich einer endoskopisch gewonnenen, silbergefärbten Biopsie-Probe, verglichen.

**Schritt 5: Fazit**
Aus der Suche im Internet und in Lehrbüchern konnten keine quantitativen Informationen gewonnen werden. In MEDLINE fanden sich mehrere relevante Literaturangaben, aber deren Abstracts enthielten kaum quantitative Informationen. In den 3 Artikeln des ACPJCOD sind folgende Werte für Sensitivität bzw. Spezifität der besten nicht-invasiven Untersuchungen angegeben: beim Harnstoff-Atemtest 90% bzw. 96% in einer Studie [10] sowie 96% bzw. 100% in einer anderen [12]; bei der IgG-Serologie 91% bzw. 92% in einer Studie [10] sowie 100% bzw. 30% in einer zweiten [11]. (Die Diskrepanz bei den IgG-Tests könnte auf Unter-

---

5  Keine Sorge, a#d ist kein Druckfehler! Damit der PC der National Library of Medicine bei der Verwendung von »and« als Teil eines Satzes statt eines Booleschen »Operators« nicht durcheinanderkommt, ersetzt sie das »n« durch ein »#«.

schiede bei den Serologie-Kits, Patienten usw. zurückzuführen sein, am wahr-scheinlichsten aber auf einen unterschiedlichen »Grenzwert«, von dem an die Untersuchung als positiv bewertet wird – siehe Kapitel 3). Eine IgA-Untersuchung brachte keine so guten Ergebnisse [10] (Sensitivität 71%, Spezifität 85%).

## Schritt 6: Anwendung

Bei einem jungen Menschen mit unkomplizierter, rezidivierender Dyspepsie und ohne NSAR-Einnahme oder Krebsrisikofaktoren scheinen sowohl der Harnstoff-Atemtest als auch die IgG-Serologie auf H. pylori zur Diagnostik von H. pylori angemessen zu sein. Welcher von beiden verwendet werden soll, hängt von der jeweiligen Verfügbarkeit und den Kosten ab. (Manche Gastroenterologen würden dem sicherlich nicht zustimmen, und der ACPJCOD berichtet von einer vorläufi-gen Studie, die zeigt, daß eine unmittelbare Gastroskopie kostenwirksamer sein könnte als die empirische Behandlung mit Histamin-2-Antagonisten [13]. Diese Studie erstreckte sich aber nicht auf nicht-invasive Untersuchungen. Außerdem gibt es einfach zu viele Menschen mit H. pylori endoskopisch zu untersuchen, sogar für den ehrgeizigsten Endoskopiker).

**Kommentar:** Was das Auffinden von Informationen angeht, ist das Internet wie eine riesige Bouillabaisse. Das Gefäß wächst mit gewaltigen Sprüngen, und man weiß nie, welchen schmackhaften Happen man aufspießt oder welche unbrauch-baren Gräten man herausfischt, wenn man mit seiner Gabel hineinsticht. Die Informationen, die wir über nicht-invasive Untersuchungen fanden, waren zur all-gemeinen Orientierung über das Thema interessant und nützlich, aber nicht quan-titativ genug, um eine evidenzbasierte klinische Verfahrensweise zu gestalten bzw. um sie auf individuelle Patienten anzuwenden. In den allgemeinen Lehrbüchern ist nicht genug Platz für detaillierte quantitative Informationen, ganz zu schweigen von ausreichenden Details über die Studien, die dem Leser erlauben, ihre Validität oder Aktualität einzuschätzen. Somit stellen sie keine erste Wahl für Evidenz-Suchen dar. (Es gibt einige Ausnahmen. So bietet z.B. das Kapitel über venöse Thromboembolien von Jack Hirsh in Scientific American Medicine einige Zahlen über Sensitivität und Spezifität von verschiedenen nicht-invasiven Untersuchun-gen auf venöse Thrombosen in den unteren Extremitäten.) Fachspezifische Texte könnten diese Art von Informationen enthalten, werden jedoch gewöhnlich nicht so oft aktualisiert und sind schwerer zugänglich, besonders dann, wenn es sich nicht um Ihr eigenes Fachgebiet handelt. Über ein solches »heißes« Thema wie z.B. Heli-cobacter pylori können MEDLINE und fachbezogene Literaturdatenbanken wie ACPJCOD eher aktuelle Informationen liefern, wobei das Internet zu einer Zugangspforte wird (sowohl zu diesen Quellen als auch zu isolierten Einzelinfor-mationen über das Spezialthema).

## Problem 4: Das Risiko einer Schädigung durch intravenöse Kontrastmittel senken

**Frage: Nach der in Kapitel 1 vorgeschlagenen Anleitung lautet unsere Frage:»Gibt es für Patienten mit leichter Nierenfunktionsstörung, wie Frau Schmidt, ein bestimmtes Kontrastmittel zur intravenösen Urographie, das das Risiko einer Verschlechterung der Nierenfunktion bei Patienten mit Nierenfunktionsstörung senkt?«**

### Schritt 3: Evidenzquelle

MEDLINE war die erste allgemein nützliche elektronische Evidenzquelle für die klinische Praxis. Ihre Nutzung durch Ärzte steigt stetig an. Am Anfang, Mitte der 80er Jahre, gab es praktisch keine unmittelbare klinische Anwendung; heute gehören über die Hälfte der MEDLINE-Codes der National Library of Medicine in den ärztlichen Bereich, und über 25 verschiedene handelsübliche MEDLINE-Produkte sind auf den klinischen Gebrauch zugeschnitten. Sie bleibt nach wie vor eine ausgezeichnete allgemeine Quelle, die stets verwendet werden sollte, wenn kein besserer, spezialisierterer Dienst verfügbar ist. Wir nehmen einmal an, daß dies jetzt der Fall ist, und demonstrieren anhand dieses Problems einige der Suchprinzipien, die in einer großen Zitaten-Datenbank gelten.

### Schritt 4: Suchstrategie

Bei größeren Datenbanken wie MEDLINE müssen wir eine clevere Suchstrategie entwerfen, um die besten Ergebnisse zu erlangen. Der Begriff »clever« wird mit Bedacht verwendet: Der Reichtum der menschlichen Sprache hat sich bisher der Entwicklung eines perfekten Indizierungs- und Suchsystems für große Textmengen oder zahlreiche Dokumente widersetzt. Um möglichst sicher zu gehen, daß Sie die relevantesten Zitate mit einem Minimum an »Schrott«[6] ausfindig machen, müssen Sie einige allgemeine Indizierungs- und Suchstrategien kennenlernen und die konkrete Problemstellung berücksichtigen. Betrachten Sie das Verfahren als eine Art stimulierenden »Denksport«, den Sie mit oder gegen Ersteller von Sachverzeichnissen und Autoren betreiben, um die gegenwärtig beste Evidenz aufzufinden. Hier zeigen wir eine Suche für die Urographie-Frage am Beispiel des MEDLINE-Dienstes[7] der US-amerikanischen National Library of Medicine. (Schnallen Sie Ihren Sicherheitsgurt an! Wie erwähnt, ist eine MEDLINE-Suche wesentlich komplizierter als das Durchsuchen einer kleinen spezialisierten Datenbank.)

Wir benötigen Informationen sowohl über Nierenfunktionsstörungen als auch über intravenöse Urographie bzw. Kontrastmittel und nicht nur über eines von beiden.

---

6 Schrott ist hier nicht abwertend gemeint, sondern bezieht sich auf Zitate, die für die Suchfrage nicht relevant sind.

7 MEDLINE von der US-amerikanischen National Library of Medicine sowie EMBASE, das europäische und kommerziellere Pendant, sind Allzweck-Datenbanken, die die gesamte biomedizinische Forschung und viele andere Gebiete umfassen. Eine Suche in diesen Datenbanken nach der gegenwärtig besten Evidenz über ein spezielles klinisches Problem ist eine Herausforderung. In den meisten Spezialdatenbanken kann leichter gesucht werden, jedoch mit entsprechendem Verlust an Gründlichkeit.

Tabelle 2.1: Grundlegende Suchstrategien

| Aspekte, die bei der Suche zu berücksichtigen sind | Suchbegriffe |
|---|---|
| Synonyme für »renal impairment« | renal failure OR azotaemia |
| AND | AND |
| Synonyme für »contrast media, intravenous urogram« | contrast media OR urography |

Die Kombination dieser Konzepte liefert eine leistungsstarke Strategie, um eine Suche auf die für uns interessanten Artikel[8] zu beschränken. Zugegebenermaßen gibt es für die Suche keinen perfekten Weg, daher besteht der erste Schritt normalerweise darin, aus dem elektronischen Index (bzw. »Thesaurus«) der jeweils von Ihnen benutzten Suchsoftware geeignete Begriffe auszuwählen. Bei der Suche nach Beispielen verwendeten wir den in der GRATEFUL MED-Software enthaltenen MEDLINE-Thesaurus zur Auswahl der Begriffe (alle MEDLINE-Suchsysteme enthalten diesen Thesaurus, genannt Medical Subject Headings [medizinische Schlagwörter] bzw. MeSH). Wir wählten einige wahrscheinliche Begriffe aus, die aus Tabelle 2.1 zu ersehen sind.

Der nächste Schritt besteht darin, die Begriffe zu kombinieren; in diesem Fall gibt es zwei Möglichkeiten, mit »OR« oder »AND«. Um z.B. möglichst alle Artikel über Niereninsuffizienz zu sammeln, geben wir ein: »renal failure OR azotaemia«. Das tun wir aus der Erkenntnis heraus, daß in einem Artikel über leichte Niereninsuffizienz diese Erkrankung entweder als Niereninsuffizienz (renal failure) oder Azotämie (azotaemia) bezeichnet werden könnte, jedoch meist nicht unbedingt beide Begriffe verwendet werden.

Der Autor könnte auch den Begriff »Nieren« (kidney) anstelle von »renal« (renal) benutzt haben, und dann würden wir seinen Artikel nicht finden. Da Suchsysteme immer besser werden, verlieren solche Probleme allerdings an Bedeutung. So ist z.B. kidney failure gegenwärtig der »offizielle« Indexbegriff in MEDLINE, es gibt aber einen Querverweis zu renal failure, so daß die Verwendung eines dieser Begriffe automatisch den anderen einschließt. Für keinen von beiden existiert jedoch ein Querverweis auf azotaemia, und somit werden diejenigen Artikel fehlen, in denen nur azotaemia verwendet wird. Dieses »Synonymproblem« tritt gegenwärtig bei praktisch allen Indexierungssystemen auf.

Hier zählt es, clever vorzugehen: Verwenden Sie den Thesaurus bzw. Index des Suchsystems zur Auswahl von Begriffen. Überlegen ist ein wichtiger Teil: »Welche Synonyme und verwandten Begriffe könnte es geben, die durch die bisher von mir gewählten Begriffe nicht abgedeckt sind?« Suchen Sie dann nach diesen zusätzli-

---

8 Einige Systeme mit künstlicher Intelligenz gehen bei der Suche noch mehrere Schritte weiter: Sie identifizieren z.B. diejenigen Artikel, in denen die betreffenden Begriffe am häufigsten vorkommen und die Termini am ungewöhnlichsten verwendet werden. Sie benutzen automatische Querverweise auf Synonyme und verwandte Termini, berücksichtigen die Nähe von Termini, um Begriffe miteinander gleichzusetzen, berücksichtigen den Kontext, in dem die Termini auftauchen usw.

chen Begriffen im Index (bei einem elektronischen Index eine leichte Aufgabe), und geben Sie alle, die Sie finden, mit OR zusätzlich in die Suchzeile ein. Wenn Sie die Synonyme nicht im Thesaurus finden, schadet es nicht, sie trotzdem hinzuzufügen. Die meisten Suchsysteme verwenden zum Abrufen von Artikeln zwei sich ergänzende Ansätze: Indexbegriffe (Begriffe, die einem Artikel von einem professionellen Indexersteller zugeordnet wurden, z.B. MeSH) und Textwörter (Begriffe, die im Titel bzw. Text des Abstract erscheinen). Textwörter sind besonders bei neuen Konzepten wichtig, die die Indexersteller aufgrund mangelnder Zeit oder Erfahrung noch nicht berücksichtigen konnten, oder wenn es um Autoren-Jargon geht, »den die Indexersteller nicht billigen«. Ein Beispiel für den ersten Fall ist Losartan, ein neuer Angiotensin-Rezeptorantagonist. Dieses Medikament ist zwar jetzt in mehreren Ländern zugelassen, aber als dieses Kapitel verfaßt wurde, stellte es in der MEDLINE-Datenbank noch keinen Indexbegriff dar. Eine MEDLINE-Suche nach Losartan als Textwort brachte jedoch über 700 Literaturhinweise, davon mehr als 15 randomisierte kontrollierte Studien. Nicht schlecht für einen Indexbegriff, der noch nicht existiert!

Bevor wir fortfahren, sind zwei weitere wichtige Punkte beim cleveren Umgang mit Datenbanken erwähnenswert. Erstens, wählen Sie die Suchbegriffe so spezifisch wie möglich aus. Die Indexersteller sind angewiesen, im Thesaurus möglichst spezifische Begriffe zu verwenden. Somit würde eine Studie über chronische Niereninsuffizienz (englisch: chronic renal failure) unter »renal failure, chronic« in den Index aufgenommen statt einfach nur unter »kidney«. Wenn Sie nach »contrast agents and kidney« suchen, gehen Ihnen Artikel über Kontrastmittel

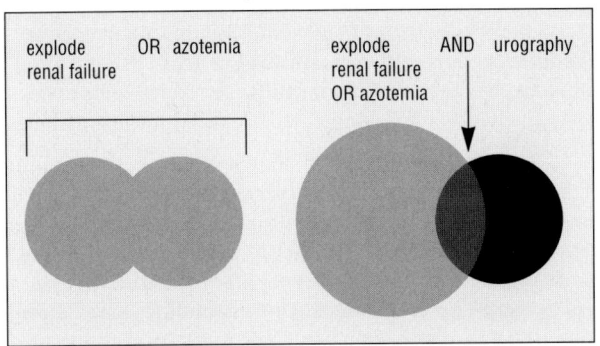

Abbildung 2.2: Suchstrategie: AND und OR

bei chronischer Niereninsuffizienz wahrscheinlich durch die Lappen. Zweitens, wenn Sie sich nicht sicher sind, welcher spezifische Begriff sich am besten eignet (dieses Problem haben die Indexersteller auch), wählen Sie einen »Oberbegriff« und »sprengen« (Funktion Explode) Sie ihn (verzeihen Sie den Jargon!). Wenn Sie z.B. im Thesaurus unter »renal failure« nachsehen, stellen Sie fest, daß es drei Unterbegriffe gibt: »diabetes insipidus, nephrogenic«, »renal failure, acute« und »renal failure, chronic«. Da Kontrastmittel bei Patienten mit chronischer Niereninsuffizienz eine akute Niereninsuffizienz auslösen können, kann ein Indexersteller einen oder beide Begriffe auswählen. Studien über Indexersteller zeigen, daß sie bei der Auswahl der Begriffe nicht immer einheitlich vorgehen. Eine Teillösung dieses Problems besteht darin, einen Begriff, der alle wahrscheinlichen spezifischen Begriffe enthält, zu »sprengen«, in die-

Tabelle 2.2: Die besten Einzelbegriffe und Kombinationen für hochsensitive MEDLINE-Suchen nach den besten Studien über Therapie, Diagnose, Prognose bzw. Ursachen [14]

| Suchstrategie | Sensitivität[a] | Spezifität | Präzision |
|---|---|---|---|
| **Für Therapiestudien:** | | | |
| Clinical trial (pt) | 0,93 | 0,92 | 0,40 |
| Randomized controlled trial (pt) or Drug therapy (sh) or Therapeutic use (sh) or Random: (tw) | 0,99 | 0,74 | 0,22 |
| **Für Prognose-Studien:** | | | |
| Exp cohort studies | 0,60 | 0,80 | 0,11 |
| Incidence or Exp mortality or Follow-up studies or Mortality (sh) or Prognosis: (tw) or Predict: (tw) or Course (tw) | 0,92 | 0,73 | 0,11 |
| **Für Ätiologie- bzw. Kausalitätsstudien:** | | | |
| Risk (tw) | 0,67 | 0,79 | 0,15 |
| Exp cohort studies or Exp risk or Odds and ratio (tw) or Relative and risk (tw) or Case and control: (tw) | 0,82 | 0,70 | 0,14 |
| **Für Diagnosestudien:** | | | |
| Diagnosis& (pe[b]) Exp sensitivity a#d specificity or Diagnosis& (pe) or Diagnostic use or Sensitivity (tw) or Specificity (tw) | 0,80 | 0,77 | 0,09 |
| | 0,92 | 0,73 | 0,09 |

[a] In der Studie, auf der die Tabelle beruht[14], ist Sensitivität definiert als der Anteil aller MEDLINE-Studien, die die Kriterien für wissenschaftliche Fundiertheit und klinische Relevanz erfüllen, der durch eine Suche entdeckt wird. Spezifität ist der Anteil von weniger fundierten Studien, der durch die Suchstrategie ausgeschlossen wird. Präzision bezeichnet von allen aufgefundenen Zitaten den Anteil, der sowohl fundiert als auch relevant ist.

[b] pe steht für »pre-explosion« (vor dem »Sprengen«).

sem Falle mit »explode renal failure« wie in Abbildung 2.2. (Damit wären sowohl die akute und chronische Niereninsuffizienz als auch der nephrogene Diabetes insipidus eingeschlossen. Wollen Sie pingelig sein, können Sie die Zitate über nephrogenen Diabetes insipidus ausschließen, indem Sie »explode renal failure« entweder mit »and not diabetes insipidus, nephrogenic« ergänzen oder die beiden Suchbegriffe »renal failure, acute« ⸱und »renal failure, chronic« mit AND verbunden in die Suchzeile aufnehmen. In der Regel geht es jedoch am einfachsten und schnellsten, einen einzelnen Oberbegriff zu »sprengen«.)

Mit »OR« werden bei einer Suche alle Artikel gesammelt, die mindestens einen der Suchbegriffe enthalten, d.h. die Suche wird dadurch ausgeweitet. Ein »AND« bewirkt, daß nur die Artikel gesammelt werden, die beide Suchbegriffe enthalten, die Suche wird also eingeengt. Wir verwenden »OR« hauptsächlich am Anfang, um wirklich alle relevanten Informationen zu einem Thema zu sammeln. Dadurch erhalten wir natürlich viel mehr Artikel als wir wollen, z.B. Artikel über Niereninsuffizienz, die nichts mit Urographie zu tun haben, und umgekehrt. Diese nur teilweise richtigen Artikel können wir anschließend alle hinauswerfen, indem wir »renal failure OR azotemia« mit »AND urography« kombinieren (Abbildung 2.2).

Zur Gestaltung einer cleveren Suche gehört es unbedingt dazu, »wissenschaftliche Kniffe« in die Suchstrategie aufzunehmen. Der größte Teil der in MEDLINE zitierten Forschung besteht aus Grundlagenforschung, und die meisten klinischen Studien haben einen ziemlich vorläufigen Charakter, nichts, wofür Sie Ihre klinische Reputation aufs Spiel setzen möchten. Wir können die Verwendung von OR und AND so ausbauen, daß die Suche auf solche Studien beschränkt wird, die möglichst wissenschaftlich fundiert und reif für die klinische Anwendung sind. Die besten Begriffe [14] , die wir kennen und die man mit Suchen wie der obigen kombinieren kann, stehen in Tabelle 2.2. Unser Beispiel ist eine Frage nach der »Ursache« [Verursacht bzw. verschlechtert die intravenöse Urographie eine Niereninsuffizienz?]. Der beste Einzelbegriff, den man dafür mit AND an die Suchstrategie in Tabelle 2.2 anhängen kann, ist »risk (tw)«, wobei »tw« als Abkürzung für »Textwort« steht[9]. Wir nennen diese speziellen MEDLINE-Suchbegriffe »methodologische Filter«[10]. Die einzelnen Begriffe sind so einfach, daß sie der Suche per Hand zugefügt werden können. Die längeren Kombinationen »speichert« man am besten im Programm, so daß sie mit einem einfacheren Dateinamen abgerufen werden können. Unsere Bibliothek beispielsweise arbeitet zur MEDLINE-Suche mit dem Programm OVID[11]. Darin ist die Suchstrategie »Randomized Controlled Trial (pt)[12] OR Drug Therapy (sh)[13] OR Therapeutic Use (sh) OR Random: (tw)« als Menüpunkt gespeichert, der mit dem Cursor markiert werden kann. Das schont Gehirn und Tastatur. Beachten Sie, daß die Begriffe von 1986 und 1991 nicht identisch sind. 1991 ergänzte die NLM-Index-Arbeitsgruppe den MEDLINE-Thesaurus um mehrere methodologische Suchbegriffe. Wir glauben, daß diese neuen methodologischen Suchfilter ab 1991 einheitlich funktionieren, haben dies jedoch nicht selbst überprüft.

### Schritt 5: Fazit
Bei einer Suche nach der gegenwärtig besten Evidenz wählen Sie aus den Resultaten zuerst die systematischen Übersichtsarbeiten (Reviews) und Metaanalysen aus, denn diese sind Versuche, alle relevanten Studien über das Problem zusammenzufassen. In Kapitel 3 wird ausführlich beschrieben, wie man diese Übersich-

---

9 Diese Frage könnte auch als eine Frage der »Antitherapie« betrachtet werden, die am besten durch eine vergleichende randomisierte kontrollierte Studie über niedrig- und hoch-osmolare Kontrastmittel geklärt wird. Der beste methodologische Filter wäre dann »clinical trial (pt)«.

10 Im Bibliothekswesen lautet der Fachausdruck für diese Filter »hedges« (Hecken) – der Index enthält, was die Bibliothekare »trees« (Bäume) nennen, somit werden die Hecken ein natürlicher Teil der Pflege des Literaturgartens.

11 MEDLINE-Versionen werden inzwischen von zahlreichen CD-ROM-Firmen oder über das Internet (s. Anhang B3) angeboten, die die ursprünglich einheitlichen Begriffsabkürzungen, wie z.B. »sh« für subheading, durch eigene, firmenspezifische Abkürzungen (»sh« für subject heading) ersetzt haben. Während sich die Begriffe im Text auf das OVID-System beziehen, werden in Deutschland auch andere Versionen, wie z. B. WinSpirs, verwendet, bei denen sich die aufgezeigten Strategien nicht direkt anwenden lassen.

12 »pt« steht für »publication type« (Publikationstyp).

13 »sh« steht für »subject heading« (Schlagwort).

ten identifizieren kann. Unsere Suche erbrachte eine Anzahl von Artikeln, darunter mehrere Übersichten. Eine davon war eine Metaanalyse von Barrett und Carlisle [15]. Diese systematische Übersicht zeigt, daß das Risiko einer Verschlechterung der Nierenfunktion bei niedrig-osmolaren Kontrastmitteln (NOKM) signifikant niedriger ist, insbesondere bei Patienten mit beginnender Nierenfunktionsstörung (gepoolte Odds Ratio 0,44, 95% CI 0,26-0,73). Die NOKMs kosten natürlich mehr.

### Schritt 6: Anwendung

Sie klären Frau Schmidt über die Evidenz auf und warnen sie gegebenenfalls vor den zusätzlichen Kosten. Sie einigen sich darauf, mit dem NOKM weiterzumachen.

**Kommentar:** Wenn Sie Puzzles mögen, werden Sie mit MEDLINE viel Spaß haben. Der Trick bei dem Puzzle besteht darin, genug Ahnung von Suchmethoden und methodologischen Filtern zu haben, um ohne großen Aufwand das Gewünschte zu finden. Nicht alle MEDLINE-Systeme sind gleich, und manche gefallen Ärzten besser als andere: Im direkten Vergleich von 27 MEDLINE-Produkten über klinische Fragen übertrafen PaperChase, Dialog's Knowledge Index und Aries Knowledge Finder die anderen MEDLINE-Zugangssysteme, wobei Knowledge Index das beste Preis-Leistungs-Verhältnis bot. Darüber hinaus sind MEDLINE-Suchen ziemlich zeitaufwendig; die oben erwähnte Suche dauerte vom Beginn bis zur Durchsicht der heruntergeladenen Zitate ca. 30 Minuten.

Wenn Sie keine Puzzles mögen und eine schnellere Gangart bevorzugen, dann sehen Sie sich nach kleineren, speziellen, hochwertigen, evidenzbasierten Informationsdiensten um, die auf Ihre klinische Tätigkeit zugeschnitten sind. Davon gibt es gegenwärtig nur wenige, und die Qualität ist unterschiedlich, aber diese Situation bessert sich rasch. So versucht z.B. UpToDate zwar seine Themenvielfalt von der Nephrologie auf andere medizinische Fachgebiete auszudehnen, bleibt aber in der Nephrologie weitaus leistungsfähiger. Eine Suche über contrast media (Kontrastmittel) geht in UpToDate sehr schnell (wenige Sekunden), und man wird reich belohnt. Sie liefert Informationen, und zwar gut mit Literatur belegt und in manchen Fällen durch Original-Abstracts untermauert, über die Inzidenz einer klinisch relevanten Verschlechterung der Nierenfunktion bei Patienten mit und ohne vorbestehende Nierenfunktionsstörung und eine klinische Betrachtung der Anwendung nichtionischer Kontrastmittel. Darüber hinaus werden andere Interventionen zur Prävention einer Verschlechterung der Nierenfunktion wie z.B. alternative Untersuchungsmethoden, vorherige Hydratationsbehandlung und Dosisverringerung des Kontrastmittels aufgezeigt. Der ACPJCOD ist auch sehr schnell und treffsicher; er enthält die aktuellen Studien über Risikofaktoren der Kontrastmittel-Nephropathie sowie die von Barrett und Carlisle veröffentlichte Metaanalyse randomisierter Studien über niedrig- und hochosmolare Kontrastmittel, in der sich ein mäßiger, aber tatsächlicher Nutzen der niedrigosmolaren Mittel zeigt.

Wie schneiden die Lehrbücher dabei ab? Eine Suche über »contrast media« (Kontrastmittel) in SAM-CD führt zu ähnlichen Informationen wie UpToDate, im wesentlichen durch Wiedergabe derselben Quellen, einschließlich der Literaturangaben. Demgegenüber nennt Clinical Medicine von Kumar und Clark keine Literaturangabe für die Aussage:»Die neueren nichtionischen und niedrigosmolaren Kontrastmittel gehen mit einem geringeren Risiko allergischer Reaktionen einher, senken jedoch das Risiko einer Kontrastmittel-Nephropathie nicht « (S. 453). Hier handelt es sich wahrscheinlich um eine Fehlinterpretation von Beobachtungsstudien (in denen Personen mit eingeschränkter Nierenfunktion mit größerer Wahrscheinlichkeit für niedrigosmolare Kontrastmittel ausgewählt wurden; d.h. die Studien enthalten Störfaktoren, die einen Vergleich mit Patienten mit hochosmolaren Mitteln beeinträchtigen würden), aber wer weiß – die Literatur wird nicht angegeben. Im Harrison stehen dieselben Informationen:»Ionische hochosmolare und nichtionische niedrigosmolare Kontrastmittel sind in dieser Hinsicht gleichermaßen toxisch«. Das Oxford Textbook of Medicine betet den Harrison nach:»Es ist nicht erwiesen, daß die Anwendung der neueren nichtionischen Kontrastmittel bei Patienten mit höherem Risiko zu einer Verringerung der Nephrotoxizität führt« (S. 3267). Es scheint, als täten wir das Richtige, indem wir für Frau Schmidt die Evidenz aus den Originalquellen aufspüren. Bei allem Respekt könnten die Autoren der letzten drei Texte, alles gelehrte Professoren, noch ein oder zwei Dinge lernen, wenn sie sich die Evidenz ansehen würden, statt voneinander abzuschreiben!

## Problem 5: Colitis ulcerosa und Krebsrisiko

**Frage: Wie hoch ist bei einer 46jährigen Frau mit 7jähriger Anamnese einer ausgedehnten Colitis ulcerosa das Risiko der Entstehung von Darmkrebs?**

### Schritt 3: Evidenzquelle

Die Colitis ulcerosa ist eine recht häufige chronische Erkrankung, und ihre Prognose sollte in den medizinischen Lehrbüchern eigentlich genau und einheitlich dargestellt sein. Geben wir den Texten noch mal eine Chance!

### Schritt 4: Suchstrategie

Die Durchsicht einiger der beliebtesten internistischen Lehrbücher straft die fromme Vorstellung Lügen, daß sie übereinstimmende und quantitative Informationen über Prognose und Komplikationen liefern sollten. In Clinical Medicine wird festgestellt:»Bei Colitis ulcerosa liegt das Risiko eines Kolonkarzinoms bei einem Patienten mit über 10jährigem Befall des gesamten Kolons viel höher als bei der Allgemeinbevölkerung« (S. 220). Jewell nennt im Oxford Textbook of Medicine zwar keine Literaturhinweise, sagt aber, daß » nach den jüngsten Studienreihen an Primärkohorten das kumulative Risiko für Patienten mit ausgedehnter Erkrankung nach 20 Jahren ca. 7% bis 15% beträgt, wobei bis zum 15. Krankheitsjahr nur ein sehr geringes Risiko besteht« (S. 1950). Die Harrison-CD liefert mehr Details. Eine Suche nach»ulcerative colitis AND cancer« erbringt 3 Abschnitte über Karzinome und entzündliche Darmerkrankungen, und es wird festgestellt:»Schätzungen zufolge besteht bei Pankolitis nach 15 Jahren ein Krebsrisiko von 12%, nach 20 Jahren von 23% und nach 24 Jahren von 42%, obwohl Schätzungen aus Allgemeinpraxen geringere Werte ergaben, wobei die Wahrscheinlichkeit der Entwicklung eines Kolonkarzinoms bei Patienten mit Pankolitis nach 26 Jahren bei 10% lag«. 42% nach 24 Jahren versus 10% nach 26 Jahren ... hmm...offenbar ein ziemlich bemerkenswerter Unterschied bei den Risikoschätzungen. Leider wird keine der Zahlenangaben durch Verweis auf Studien belegt, und somit müssen wir woanders nachsehen, um die Ursache für diese Unterschiede zu klären. Wie zu Beginn dieses Kapitels angegeben, sehen wir unsere Patientin in einer Allgemeinpraxis, aber sie war sicherlich beim Facharzt, als ihre Colitis ausbrach. Was sagen wir ihr also? Wir müssen hier noch einiges tun, wenn wir der Sache auf den Grund gehen wollen.

Dieselbe Suche wurde auf der SAM-CD gestartet und ergab einen Abschnitt von ähnlicher Länge wie im Harrison, u.a. mit der Aussage:»Das kumulative Risiko der Entwicklung eines Kolonkarzinoms wird nach 8- bis 10jähriger Colitis ulcerosa erheblich und reicht von 3% nach 15 Jahren bis 9% nach 25 Jahren« [17]. Im weiteren Text wird die Pankolitis als risikosteigernder Faktor dargestellt. Die in SAM zitierten Zahlen werden durch einen Literaturhinweis belegt. Das deutet darauf hin, daß die Zahlen möglicherweise auf Evidenz beruhen, die sorgfältig zusammengetragen wurde, aber es kann nicht vorausgesetzt werden, daß dies auch zutrifft. Mehr Details über die zitierte Studie können aus MEDLINE gewonnen werden. Das Zitat und sein Abstract lassen sich durch eine »Autoren-Suche« nach J. E. Lennard-Schmidt in der MEDLINE-Datei leicht finden. Der Abstract ist hilfreich, aber nicht völlig überzeugend; 401 Patienten mit ausgeprägter Colitis ulcerosa wurden über 22 Jahre hinweg in einer Studie untersucht, wobei der Nachbeobachtung lediglich 9 verlorengingen, die ins Ausland zogen. Bei den Nachbeobachtungsterminen wurden die Patienten einer Sigmoidoskopie mit Biopsie unterzogen; nach 10-jährigem Krankheitsverlauf wurde bei den Patienten alle 2 Jahre eine Koloskopie durchgeführt. Die Wahrscheinlichkeit ist sehr hoch, daß es sich hier um eine »Überweisungs«population handelt und nicht um eine Population aus der Allgemeinpraxis, aber der Abstract läßt offen, ob hier eine »Inzeptionskohorte« von Patienten vorliegt, deren Verlauf vom frühen Beginn ihrer Krankheit an verfolgt wurde, eine grundlegende Anforderung für die valide Beurteilung der Prognose (siehe Kapitel 3). In dem Abstract fehlen auch Informationen über die Krebshäufigkeit in der Allgemeinbevölkerung, die zur Bestimmung des Ausmaßes eines Risikoanstiegs notwendig wären. Wir müssen entweder den gesamten Artikel beschaffen und bewerten oder einen anderen Weg zur Evidenz einschlagen.

In MEDLINE führten wir zwei zusätzliche Suchen durch: Die erste über »ulcerative colitis« mit der sensitiven Suchstrategie für Prognosestudien in Tabelle 2.2 (ergab 367 Artikel), die dann durch »AND reviews« ergänzt wurde (reduzierte die Ausbeute auf 29 Artikel), erbrachte keine einzige systematische Übersicht, sondern nur eine Anzahl von narrativen (unsystematischen) Übersichtsarbeiten und anderen Artikeln, die mit unserer Frage eindeutig nichts zu tun hatten (z.B. über Operationskomplikationen). Einer dieser Artikel beschrieb eine Originaluntersuchung, in der durch ein Koloskopie-Überwachungsprogramm nur ein Karzinomfall entdeckt wurde, während 8 weitere Fälle bei Patienten auftraten, deren Karzinom auf andere Weise entdeckt wurde (z.B. verweigerten Patienten die Nachbeobachtung und kamen später mit einem Karzinom wieder) [18]. Die Autoren hatten den Eindruck, daß sich die Mühe der Routineüberwachung nicht gelohnt hatte. Bei der zweiten Suche versuchten wir, clever zu sein (siehe oben). »Reviews« wurde aus der Suche eliminiert und durch einen methodologischen Filter aus Tabelle 2.2 ersetzt: AND explode cohort studies. Diese Suche erbrachte 177 Artikel, von denen einige gut durchgeführte Studien beschreiben. Stewenius et al. [19] z.B. berichteten aus einer Populationsstudie, in der im Vergleich zur Allgemeinbevölkerung ein 30%iger Mortalitätsanstieg sowie eine 2,1mal höhere Inzidenz des kolorektalen Karzinoms als die alters- und geschlechtsspezifischen Raten in dieser Stadt zu verzeichnen waren. Das absolute Risiko eines kolorektalen Karzinoms war jedoch mit 1,4 Fällen pro 1000 Patientenjahre sehr gering. In einer dänischen Populationsstudie wurde für das relative Risiko eine ähnliche Zahl von 1,8 angegeben [20].

Der ACPJCOD bietet eine schnelle Überprüfung und liefert eine Studie genau zum Thema. Eine dänische Studie [21] verfolgte den Verlauf einer Inzeptionskohorte von Erwachsenen mit Colitis ulcerosa, die auf allen in einem Landkreis vorkommenden Fällen beruhte (d.h. eine Populationsstudie) und eine 99,9%ige Nachbeobachtungsrate aufweisen konnte. Die Studie zeigte im Vergleich zur Allgemeinbevölkerung in Dänemark keinen Anstieg des Krebsrisikos, wobei dies jedoch im Zusammenhang mit einem engmaschigen Überwachungsprogramm bei einer beträchtlichen Kolektomie-Rate von 24% nach 10 Jahren und 32% nach 25 Jahren zu stehen scheint. Im Vergleich zur Allgemeinbevölkerung ergab sich ein Mortalitätsanstieg nur innerhalb des ersten Jahres nach Diagnosestellung. Der ACPJCOD-Kommentator wies darauf hin, daß die Studie gut ausgeführt wurde, daß aber die Kolektomie-Rate ziemlich hoch war, besonders bei Patienten mit Pankolitis (39%), und daß dies der Grund für das Fehlen eines erhöhten Kolonkarzinom-Risikos sein könnte.

### Schritt 5: Fazit
In Populationsstudien wurde bei Colitis ulcerosa ein geringer Anstieg des Krebsrisikos dokumentiert, insbesondere bei Patienten mit schwerer oder ausgedehnter Colitis [19, 20], das absolute Risiko ist jedoch mit < 10% nach 20 Jahren gering. Bei regelmäßiger Nachbeobachtung und einem aggressiven Einsatz der Kolektomie scheint das Kolonkarzinomrisiko gesenkt werden zu können [21], Skepsis darüber besteht aber in wenigstens einer Forschergruppe [18]. Da es mehrere Indikationen zur Kolektomie gibt (Versagen intensiver medikamentöser Therapie, toxisches Megakolon, beeinträchtigende Manifestationen außerhalb des Kolons sowie Verdacht auf Karzinom in einer Stenose), wäre es sehr schwierig, eine randomisierte Studie über Kolektomie versus Beobachtung durchzuführen, um zwischen wirklich geringem Risiko und Effekten einer selektiven Kolektomie zu unterscheiden. (Dies ist ein häufiges Problem bei Prognosestudien: Es gibt nur sehr wenige Erkrankungen, bei denen medizinische Interventionen nicht die Untersuchung des natürlichen Verlaufs des Krankheitszustands »beeinträchtigen«. Das ist in Ordnung, solange die Behandlungen zum Erfolg führen, aber ohne Studien mit geeignetem Design ist es schwierig, sicher zu sein.)

**Schritt 6: Anwendung**

Wir sind nicht sicher, was wir Frau Naggan an dieser Stelle sagen würden. Sicherlich wäre es angemessen, sie zu beruhigen, daß die Phase des erhöhten Mortalitätsrisikos (das erste Jahr) vorüber ist. Es ist noch unklar, ob eine nach 10 Jahren beginnende und im Abstand von 2 Jahren durchzuführende Koloskopie eine gute Idee wäre. Es spricht nichts für eine prophylaktische Kolektomie. Jede weitere krankheitsbezogene Maßnahme sollte von ihren Symptomen abhängig gemacht werden.

**Kommentar:** Das in der 13. Auflage des Harrison angegebene Kolonkarzinomrisiko war offen gesagt verwirrend – es wurde durch keinerlei Literaturhinweise auf Evidenz gestützt, und keine der von uns durchgesehenen Studien belegte direkt die genannte hohe Rate. SAM lieferte zwar Evidenz, jedoch von unklarer Qualität. Ein gastroenterologisches Lehrbuch gäbe sicherlich detailliertere Auskünfte als ein allgemeininternistisches Lehrbuch, aber die Allgemeinärzte, deren Sicht wir in diesem Kapitel einnehmen, haben wahrscheinlich nicht viel aktuelle Fachliteratur zur Hand. (Das Internet wird dieses Problem mit der Zeit lösen.)

Die von uns durchgeführten MEDLINE-Literaturrecherchen waren umständlich und zeitaufwendig, lieferten jedoch z.T. übereinstimmende Evidenz über das erhöhte, aber nicht besonders ausgeprägte Risiko eines kolorektalen Karzinoms bei Patienten mit lange bestehender Colitis ulcerosa. Der ACPJCOD war schnell, bot die beruhigende Evidenz, daß ein geringes Krebsrisiko erreicht werden konnte, ließ aber offen, wie dies gelang.

# Aktueller Kenntnisstand: Eine Ergänzung zur Problemlösung

Wir haben uns in diesem Kapitel auf Informationsdienste konzentriert, mit denen Sie Evidenz zu klinischen Problemen nachschlagen können, die in »Echtzeit« zu lösen sind. Diese Quellen zur Problemlösung sind für die evidenzbasierte Patientenbetreuung unentbehrlich. Aber wie merken Sie, wenn Ihr Wissen durch neue Evidenz obsolet gemacht wird?[14] Traditionsgemäß liest man Fachzeitschriften, um auf dem neuesten Stand zu bleiben, und alle Ärzteumfragen zeigen, daß dies als erste Möglichkeit genannt wird, um auf dem laufenden zu bleiben. Wir widmen aber dieser Aufgabe so wenig Zeit pro Woche, daß man kaum glauben kann, daß wir unsere Aufgabe ordentlich machen.

Glücklicherweise sind mehrere Sekundärpublikationen verfügbar, die Abstracts oder Zusammenfassungen von wesentlichen Artikeln enthalten, die für bestimmte Kliniker wichtig sind, aber die Qualität ist nicht bei allen gut. Es gibt zwei grund-

---

14 Will Rogers, ein amerikanischer »Cowboy-Philosoph«, sagte einmal:»Nicht so sehr das, was wir nicht wissen, bringt uns in Schwierigkeiten, sondern das, was wir wissen, was aber nicht stimmt.«

legende Prinzipien, die diese Sekundärzeitschriften erfüllen müssen, um uns die Last abzunehmen, die Primärzeitschriften selbst durchzuarbeiten. Erstens sollten sie deutliche Kriterien für die Suche und Auswahl der vorgestellten Studien bieten, so daß die Leser wissen, welche Zeitschriften berücksichtigt wurden und wie die Artikel ausgewählt wurden.

Zweitens sollten diese Übersichtszeitschriften (bzw. Abschnitte von Originalzeitschriften mit Übersichtsarbeiten) ausreichend über die Methoden der Studien informieren, die sie rezensieren, so daß die Leser Qualität und Übertragbarkeit auf ihre eigenen Patienten selbst einschätzen können. Gegenwärtig kennen wir nur zwei Sekundärzeitschriften, die diese Kriterien erfüllen: ACP Journal Club (behandelt die Literatur der inneren Medizin) und Evidence-Based Medicine[15] (über wichtige Studien in der inneren Medizin, Allgemeinmedizin, Psychiatrie, Chirurgie, Geburtshilfe, Gynäkologie und Pädiatrie). Im Journal of Pediatrics und Clinical Journal of Sport Medicine gibt es auch Abschnitte, die diese Art von Service bieten, und eine große Anzahl ähnlicher Veröffentlichungen einschließlich einer Reihe von evidenzbasierten Zeitschriften sind in Vorbereitung [Hrsg.: Über evidenzbasierte Zeitschriften, die inzwischen verfügbar sind, erfahren Sie in Abschnitt B.3]. Tabelle 2.3 zeigt, welche Ergebnisse man bekommt, wenn man Kriterien für wissenschaftliche Beweiskraft und klinische Relevanz auf eine Auswahl von Zeitschriften aus der Perspektive der inneren Medizin anwendet. Selbst die besten fünf Zeitschriften ergeben im Durchschnitt alle 2 Ausgaben nur 1 Artikel. Kein Wunder, daß man kaum Schritt halten kann: Schon um die Studien zu finden, die wert sind beachtet zu werden, kann man viel Zeit verschwenden!

Sollte es auf Ihrem Interessengebiet keine Sekundärpublikationen geben, besteht ein Ausweg darin, die Kriterien aus einer der genannten Veröffentlichungen anzuwenden, um den Ertrag klinisch relevanter Artikel für die Originalzeitschriften Ihres Fachgebiets zu bestimmen. Das heißt, verwenden Sie dieselben wissenschaftlichen Kriterien zusammen mit Ihren eigenen klinischen Kriterien zur Erstellung einer persönlichen Version von Tabelle 2.3. Dann konzentrieren Sie sich bei Ihren Abonnements und Ihrer Lektüre auf die Zeitschriften, die in der Liste ganz oben stehen. Für die meisten Fachgebiete handelt es sich um eine Kombination aus den vier allgemeinen Zeitschriften mit der größten Auflage und einer geringen Anzahl von Fachzeitschriften. Während Sie dann die Ausgaben dieser Zeitschriften durchblättern, wenden Sie zur Auswahl der zu lesenden Arbeiten letztlich die Kriterien für wissenschaftliche Beweiskraft an.

Sie sollten auch bedenken, daß Sie mehr lernen, wenn Sie nach Evidenz zur Lösung spezifischer klinischer Probleme suchen, als wenn Sie auf der Jagd nach neuer Evidenz, von der Sie glauben, daß Sie sie später vielleicht einmal gebrauchen könnten, in Zeitschriften herumblättern. Ein Gleichgewicht ist erstrebenswert: Mindestens die Hälfte der Zeit, die Sie erübrigen können, um sich auf dem laufenden zu halten, sollten Sie der Lösung klinischer Probleme widmen statt dem andächtigen Lesen klinischer Zeitschriften.

---

15 Die deutsche Übersetzung erscheint im Zuckschwerdt-Verlag.

Tabelle 2.3: Welche klinischen Zeitschriften haben die größte Bedeutung? Die Rangliste der 20 Zeitschriften, aus denen 1992 die meisten Beiträge zum ACP Journal Club (allgemeine innere Medizin) stammten [22][a]

| Zeitschrift | Anzahl der Artikel mit Abstracts | Anzahl (%) der die Kriterien erfüllenden Artikel | Anzahl (%) der Artikel mit Abstract im ACPJC |
|---|---|---|---|
| N Engl J Med | 254 | 43 (16,9) | 34 (13,4) |
| JAMA | 303 | 37 (12,2) | 20 (6,6) |
| Ann Intern Med | 246 | 33 (13,4) | 18 (7,3) |
| Lancet | 410 | 30 (7,3) | 16 (3,9) |
| Arch Intern Med | 262 | 27 (10,3) | 13 (5,0) |
| BMJ | 283 | 24 (8,5) | 17 (6,0) |
| J Intern Med | 157 | 17 (10,8) | 3 (1,9) |
| Diabetes Care | 232 | 17 (7,3) | 3 (1,3) |
| Circulation | 541 | 15 (2,8) | 4 (0,7) |
| Am J Cardiol | 649 | 15 (2,3) | 4 (0,6) |
| Chest | 780 | 13 (1,7) | 2 (0,3) |
| Am Rev Respir Dis | 520 | 12 (2,3) | 4 (0,8) |
| J Am Coll Cardiol | 407 | 11 (2,7) | 0 (0,0) |
| Am J Med | 298 | 10 (3,4) | 5 (1,7) |
| Gastroenterology | 494 | 9 (1,8) | 3 (0,6) |
| J Clin Epidemiol | 144 | 7 (4,9) | 4 (2,8) |
| J Gen Intern Med | 71 | 6 (8,5) | 3 (4,2) |
| Neurology | 445 | 6 (1,3) | 2 (0,4) |
| Can Med Assoc J | 70 | 5 (7,1) | 3 (4,4) |
| Spine | 271 | 2 (0,7) | 2 (0,7) |

[a] Nachdruck mit Genehmigung des American College of Physicians.

# Abschlußbemerkungen

MEDLINE ist aufgrund seines Umfangs und der stetigen Aktualisierung derzeitig die führende Quelle der gegenwärtig besten Evidenz. Demzufolge ist es für die evidenzbasierte Praxis wichtig, daß die Ärzte ihre Fertigkeiten bei der Suche in MEDLINE entwickeln und verfeinern sowie einen lokalen Zugang erhalten. Alle MEDLINE-Systeme stammen von derselben Datenbank ab, die von der US-amerikanischen National Library of Medicine zusammengestellt wird, aber die Vertreiber von MEDLINE bieten eine Vielzahl von Untergruppen an, einschließlich solchen, die für bestimmte klinische Praxisgemeinschaften entwickelt wurden. Darüber hinaus stehen bei der Anwender-Software für diese Systeme viele Möglichkeiten zur Auswahl. In einer aktuellen Studie über 27 Systeme [16] ermittelten wir, daß PaperChase als Online-Zugang für Ärzte am besten geeignet war. Aries Knowledge Finder war das beste CD-ROM-System für Ärzte und Dialog's Knowledge Index bot das beste Preis-Leistungs-Verhältnis pro über Online-Suche gefundenem relevantem Literaturhinweis. Da diese Systeme ständig verbessert werden, sind unsere Ergebnisse eventuell bereits veraltet. Aries beispielsweise verfügt jetzt über eine PC-Windows-Version, und mehrere Vertreiber einschließlich der NLM bieten einen Internet-Zugang.

Für die klinische Anwendung hat MEDLINE jedoch erhebliche Nachteile. Wir brauchen Datenbanken mit Artikeln und Zitaten, die für die klinische Praxis ausgewählt sind, um die elektronische Suche nach Evidenz schneller und ertragreicher zu gestalten. Glücklicherweise ist die Technologie für einen praktisch augenblicklichen Zugang allgemein verfügbar, und Datenbanken mit hochwertigem Inhalt tauchen allmählich auf Diskette, CD-ROM und über Online-Zugang auf. Wir haben uns in diesem Kapitel einige Vorreiter angesehen. Neue Dienste werden immer schneller entwickelt. Halten Sie also die Augen offen! Und akzeptieren Sie nichts, was zur Stützung seiner Behauptungen keine Original-Evidenz zitiert (mit anderen Worten, lassen Sie sich nicht übers Ohr hauen).

Sind Lehrbücher veraltet? Sieht man den aufgeblähten Umfang und den raschen Aktualitätsverlust der Lehrbücher, besonders was die Teile über Diagnostik, Prognose und Therapie angeht, scheint es zweifelhaft, daß sie das elektronische Zeitalter besser überleben als die Dinosaurier die Eiszeit. Leider fangen Lehrbücher nicht an zu stinken, nur weil ihr Inhalt verfault, daher müssen die Leser alternative Müll-Detektoren entwickeln, damit sie ihren Verstand nicht vergiften und ihren Patienten nicht die gegenwärtig beste Betreuung vorenthalten. Lesen Sie bitte weiter, denn davon handelt dieses Buch. (Glücklicherweise veralten die wissenschaftlichen Prinzipien selbst nicht so schnell!)

## Suchtechniken vermitteln

Ärzte lernen auf verschiedene Weise, wie sie nach der besten externen Evidenz suchen müssen. Manche haben sich alles selbst beigebracht (und wir alle lernen aus unseren wachsenden Erfahrungen), manche lernen, indem sie Kollegen bei der Suche beobachten, manche, indem sie Bücher wie dieses hier lesen, und eine zunehmende Zahl von Ärzten nimmt an organisierten Seminaren, Workshops sowie Intensivkursen teil, deren Leiter Experten im Suchen sind. Im Schlußteil des Kapitels beschreiben wir nun den letzteren Ansatz, der gegenwärtig Studenten und approbierten Ärzten in unterschiedlichen Bereichen in der Gegend von Oxford angeboten wird. Die Lektionen sind einfach und leicht erlernbar:

1. Welche Datenbanken/Evidenzquellen verfügbar sind (nicht selten denken unsere Trainees, daß MEDLINE die einzig verfügbare Datenbank zum Suchen ist);
2. wie sie aufgebaut sind;
3. welche Suchbegriffe zu benutzen sind (und wie sie in ihren Hauptinteressengebieten durch die Medical Subject Headings (Schlagwörter) und Unterschlagwörter der National Library of Medicine navigieren) und
4. wie die Suchsoftware funktioniert.

Es gibt dabei grundsätzlich zwei Lehr- bzw. Lernsituationen, wobei sich jede durch eine andere Umgebung und charakteristische Strategien auszeichnet. Im ersten Fall lernen kleine Gruppen von Trainees in zweiteiligen Weiterbildungsveranstal-

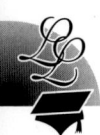

tungen zusammen. Dabei werden in der ersten Sitzung die ersten 3 der oben aufgeführten Lektionen behandelt. Als Fallbeispiele dienen von den Trainees betreute Patienten. Wir bitten die Trainees, die klinischen Fälle vorzustellen, und helfen ihnen, gezielte 4-teilige klinische Fragen (siehe Kapitel 1) zu Problemen der Diagnostik, Prognose bzw. Therapie zu formulieren. Dann werden die Trainees mit ihren Fragen an die Suchsoftware herangeführt, und der Kursleiter führt mit ihnen einige Suchabläufe durch, so daß sie sich durch angeleitete Suchen mit der Software und Datenbank vertraut machen können. Wir verwenden als Datenbank für die Lehre hauptsächlich MEDLINE, da sie sehr komplex ist und uns erlaubt, verschiedene Suchstrategien vorzustellen. Bei entsprechendem Bedarf führen wir zusätzliche Kurse über eine Vielzahl anderer Datenbanken durch, einschließlich EMBASE und die Cochrane Library. Trotzdem bietet MEDLINE eine gute allgemeine Einführung in elektronische Datenbanken.

Nach der Erstellung einer gezielten 4-teiligen Frage zeigen wir die Verwendung von natürlicher Sprache (Textwörter, »twW), Schlagwörtern oder »MeSH headings« (Medical Subject Headings, »sh«) und ihre Identifikation anhand des Thesaurus, die Verwendung von »MeSH subheadings« (Unterbegriffen) und von Einschränkungsfeldern (wie Publikationstyp – »pt« – oder Publikationsjahr – »py«). Schließlich zeigen wir noch, wie Begriffe der natürlichen Sprache (»tw«), MeSH-Begriffe (»shQ) und Einschränkungsfelder (wie »pt«) mittels Boolescher Operatoren (»and«, »or«, »not«) zu »methodologischen Filtern« wie in Tabelle 2.2 kombiniert werden können.

Diese Sitzungen durchlaufen einen logischen Zyklus, der durch ein klinisches Problem in Gang gesetzt wird, anhand dessen Suchsoftware und Datenbank erkundet werden. Ist z.B. einmal das Konzept der MeSH headings eingeführt, ergibt sich der Einsatz des Thesaurus automatisch, und das Ausprobieren unterschiedlicher gängiger Begriffe sorgt immer für Überraschungen (wie bei den Begriffen zum Thema Magengeschwür (gastric ulcer): peptic ulcer und stomach ulcer waren enthalten, aber nicht gastric ulcer!). Die Teilnehmer sehen, wie die Einschränkungsfelder am sinnvollsten eingesetzt werden können (insbesondere »pt«), und schließlich werden ihnen die freien Textbegriffe vorgestellt – die Verwendung von * am Wortende, als Ersatz für Buchstaben innerhalb von Wörtern und von »near2« bzw. »near3«, um Wörter in Satzteilen miteinander zu verbinden, die durch 2 oder 3 andere Wörter voneinander getrennt sind. Bei entsprechender Gelegenheit kann jeder lernen, eine Suche genauso kompetent durchzuführen wie ein Bibliothekar (jedenfalls was Sensitivität angeht, wenn auch nicht unbedingt Spezifität), egal, ob er eine reguläre Ausbildung von Bibliothekaren erhalten hat oder nicht (in einer randomisierten kontrollierten Studie über Training und Feedback versus einem nur 1- bis 2-stündigen Einführungskurs holte die Kontrollgruppe die Bibliothekare nach ca. 8 Literatursuchen ein. Alle 8 Literatursuchen fanden in klinischen Bereichen als Teil der Behandlung ihrer Patienten und des normalen Lernprozesses statt) [23].

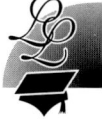

Die Beherrschung dieser 4 Bereiche (MeSH-Begriffe, Thesaurus, Einschränkungsfelder und freier Text sowie ihre Kombination zu »methodologischen Filtern«) gibt den Lernenden ein leistungsfähiges Werkzeug an die Hand, um eine effektive Suche einzuleiten. Bis zur zweiten Sitzung arbeiten sie dann ohne fremde Hilfe und führen eigene Suchen über neue Fragen durch. In der zweiten Sitzung gehen sie die selbst durchgeführten Suchen durch, und der Trainer klärt eventuell aufgetretene Probleme.

Im zweiten Fall, für die Schulung großer Studentenzahlen (Gruppen bis zu 100 Teilnehmer), wird ein alternativer Ansatz verwendet. Vor der ersten Sitzung wird den Teilnehmern ein klinisches Szenario zugeschickt mit der Bitte, eine Suche zur Beantwortung einer bestimmten Frage durchzuführen. Dann nehmen sie in Gruppen von 10 Personen an einer 90-minütigen Sitzung teil, in der die 4 oben aufgeführten Lektionen behandelt werden und etwas Zeit für individuelle praktische Übungen zur Verfügung steht. Im Rahmen einer randomisierten Studie über diese Strategie konnten wir bei den Lernenden, die den 90-minütigen Sitzungen randomisiert zugeteilt waren, nicht nur eine signifikante Verbesserung beim richtigen Gebrauch der Suchsoftware und der Begriffe feststellen, sondern auch bei der Ertragsqualität der Suche. Diese Ergebnisse haben uns ermutigt, diese Maßnahme in unsere reguläre Ausbildung der zukünftigen Medizinstudenten zu integrieren.

Folgende pädagogische Tips haben wir in diesen Sitzungen gesammelt:

1. Die Teilnehmer sollten davor gewarnt werden, mit zu allgemeinen bzw. ungenauen Begriffen zu suchen und dann durch die riesige Datenflut zu schwimmen, um nach einigen Perlen zu suchen. Sicherlich lassen sich viele von uns gern in einer Bibliothek ziellos herumtreiben und schauen müßig auf die Zeitschriften. Dies kann zu einem »lehrreichen Zusammenstoß« führen, wenn wir zufällig auf einen nützlichen Artikel treffen, ist aber kein Ersatz für eine gezielte Suche. Dasselbe gilt für die Suche in einer elektronischen Datenbank, wenn wir einfach eine Suche in natürlicher Sprache eingeben, ohne vorher eine gezielte Frage formuliert zu haben. Herumblättern macht Spaß, ist aber zu unstrukturiert, um den Bedürfnissen eines vielbeschäftigten Klinikers gerecht zu werden.
2. Statt dessen sollten die Teilnehmer ermutigt werden, hochspezifische Suchen zu üben, die nur wenige hochrelevante und hochwertige Zitate ergeben. Eine Erörterung dieser beiden Ansätze macht die Teilnehmer darauf aufmerksam, wie gefährlich es ist, ziellos herumzusurfen, wenn sie wirklich schnell Treffer erzielen müssen.
3. Bei speziellen Fragen liefern bestimmte Begriffe eine höhere Ausbeute als andere. Wenn Sie mit Trainees aus speziellen Gebieten arbeiten, ist es sehr wirksam, wenn Sie die produktivsten Suchbegriffe für ihre häufigsten Fragen in Ruhe gemeinsam identifizieren. Beispiele für wirksame Suchstrategien haben wir in diesem Kapitel aufgeführt.
4. Genauso wie es eine gute Gepflogenheit ist, beim Unterricht auf die Bedürfnisse der Trainees einzugehen, ist es gleichermaßen wichtig, einige grundlegende Suchen und Suchtechniken auf Lager zu haben. Übungssitzungen können daran scheitern, daß Suchen entweder zu einfach oder unergiebig sind. Das passiert zwar auch »im wirklichen Leben« immer wieder, aber Fehlerbeseiti-

gung gehört nicht zu den ersten Gehversuchen bei einer Suche.

5. Ein einzelner PC reicht zwar aus, um die Suchprinzipien zu lehren, aber ein spezieller Unterrichtsraum mit bis zu 8 Computern, jeder mit entsprechender Software und Datenbank-Zugang, stellt ein außergewöhnlich nützliches Lehrmittel dar. Dieser kann sich in einem abgelegenen Bereich einer Bibliothek befinden, so daß er den Bibliotheksbenutzern zur Verfügung steht, wenn er nicht zu Lehrzwecken benötigt wird. Beim Erwerb der Suchfertigkeiten gibt es keinen Ersatz für praktische Übungen, und wir versuchen, den didaktischen Unterricht zu minimieren und das Lernen durch eigene Erfahrung zu maximieren.

6. Obwohl viele verschiedene Personen als Leiter für Kurse in Literatursuchen in Frage kommen, sind Bibliothekare dafür besonders gut geeignet. Da sie für das Auffinden von Informationen ausgebildet sind und auch viel von Indexerstellung, Katalogisierung, dem Aufbau von Datenbanken und der Arbeitsweise von Suchsoftwarepaketen verstehen, bringen sie ein gewisses Maß an Objektivität in die klinischen Probleme mit ein und können mit den Ärzten zusammenarbeiten, indem sie ihnen Fragen stellen, die ihnen bei der Formulierung gezielter klinischer Fragen helfen.

7. Egal, ob man große oder kleine Gruppen, Studenten oder Ärzte in der Weiterbildung unterrichtet, muß man sich vor Augen führen, daß jeder einen anderen Lernstil hat, unterschiedlich schnell lernt, unterschiedliche Bedürfnisse hat und mit unterschiedlich ausgeprägter Technophobie in die Übungssitzungen kommt.

8. Schließlich können wir Ihnen aus Erfahrung sagen, daß Angebote, die Teilnehmer nach dem ersten Trainingsprogramm auch weiterhin begleitend zu unterstützen, zweifellos Anklang finden und genutzt werden.

## Literaturhinweise

1   Shin J H, Haynes R B. The effect of problem-based, self-directed undergraduate education on life-long learning. Can Med Assoc J 1993;148:969-76.
2   ACP Journal Club on Disk. American College of Physicians, Philadelphia. Vol 2, 1995. ACP, Independence Mall West, Sixth Street at Race, Philadelphia, PA, 19106-1572, USA [Hrsg.: jetzt »Best Evidence« – Bestelladresse s. Abschnitt B.3].
3   The IFNB Multiple Sclerosis Study Group and the University of British Columbia MS/MRI Analysis Group. Interferon beta-1b in the treatment of multiple sclerosis: final outcome of the randomized controlled trial. Neurology 1995;45:1277-85.
4   Johnson K P, Brooks B R, Cohen J A et al. And the Copolymer 1 Multiple Sclerosis Study Group. Copolymer 1 reduces relapse rate and improves disability in relapse-remitting multiple sclerosis: results of a phase III multi-center, double-blind, placebo-controlled trial. Neurology 1995;45:1268-76.
5   The Canadian Cooperative Multiple Sclerosis Study Group. The Canadian cooperative trial of cyclophosphamide and plasma exchange in progressive multiple sclerosis. Lancet 1991; 337:441-6.
6   Kumar P, Clark M. Clinical medicine. Baillière Tindall, London,1994.
7   UpToDate in Medicine. Vol. 3, No. 3, 1995. UpToDate, PO Box 812098, Wellesley, MA

02181-0013, USA [H].

8   Cochrane Collaboration. Cochrane Database of Systematic Reviews, 2nd issue, 1995. BMJ Publishing Group, BMA House, Tavistock Square, London WC1H 9JR, UK [Hrsg.: Neueste Ausgabe und Bestelladresse s. Abschnitt B.3].

9   Stroke Unit Trialists' Collaboration. A systematic review of specialist multidisciplinary team (stroke unit) care for stroke inpatients (revised 27 February 1995). In: Warlow C, Van Gijn J, Sandercock P (eds) Stroke module. The Cochrane Database of Systematic Reviews, Issue 2, 1995. Available from BMJ Publishing Group, London.

10  Cutler A F, Havstad S, Ma C K et al. Accuracy of invasive and noninvasive tests to diagnose Helicobacter pylori infection. Gastroenterology 1995;109:136-41.

11  Taha A S, Reid J, Boothmann P et al. Serological diagnosis of Helicobacter pylori – evaluation of four tests in the presence or absence of non-steroidal anti-inflammatory drugs. Gut 1993;34:461-5.

12  Fallone C A, Mitchell A, Paterson W G. Determination of the test performance of less costly methods of Helicobacter pylori detection. Clin Invest Med 1995;18:177-85.

13  Bytzer P, Hansen J M, Schaffalitzky de Muckadell O B. Empirical H2-blocker therapy or prompt endoscopy in management of dyspepsia. Lancet 1994;343:811-16.

14  Haynes R B, Wilczynski N L, McKibbon K A, Walker C J, Sinclair J C. Developing optimal search strategies for detecting clinically sound studies in MEDLINE. J Am Med Inform Assoc 1994;1:447-58.

15  Barrett B J, Carlisle E J. Meta-analysis of the relative nephrotoxicity of high- and low-osmolality iodinated contrast media. Radiology 1993;188:171-8.

16  Haynes R B, Walker C J, McKibbon K A, Johnston M E, Willan A R. Performance of 27 MEDLINE systems tested by searches on clinical questions. J Am Med Inform Assoc 1994;1:285-95.

17  Lennard-Jones J E, Melville D M, Morson B C et al. Precancer and cancer in extensive ulcerative colitis: findings among 401 patients over 22 years. Gut 1990;31:800-6.

18  Lynch D A, Lobo A J, Sobala G M, Dixon M F, Axon A T. Failure of colonoscopic surveillance in ulcerative colitis. Gut 1993;34:1075-80.

19  Stewenius J et al. Incidence of colorectal cancer and all cause mortality in non-selected patients with ulcerative colitis and indeterminate colitis in Malmo, Sweden. Int J Colerectal Dis 1995;10:117-22.

20  Mellemkjaer L, Olsen J H, Frisch M, Johansen C, Gridley G, McLaughlin J K. Cancer in patients with ulcerative colitis. Int J Cancer 1995;60:330-3.

21  Langholz E, Munkholm P, Davidsen M, Binder V. Colorectal cancer risk and mortality in patients with ulcerative colitis. Gastroenterology 1992;103:1444-51.

22  Haynes R B. Where's the meat in clinical journals? ACP Journal Club 1993;119:A22-3.

23  Haynes R B, Johnston M E, McKibbin K A, Walker C J, Willan A R. A randomised controlled trial of a program to enhance clinical use of MEDLINE. Online J Current Clin Trials (Serial Online) 1993 (Doc no. 56).

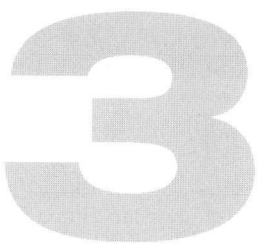

# Kritische Bewertung der Evidenz

Die kritische Bewertung der externen Evidenz erfolgt in zwei Schritten: Zuerst ist zu entscheiden, ob die Evidenz valide ist (der Wahrheit möglichst nahe kommt), und als zweites, ob sie wichtig ist (und Ihnen als Kliniker so bei Ihrer Arbeit behilflich sein kann). Diese beiden Schritte können zwar in beliebiger Reihenfolge durchgeführt werden, zahlreiche Kliniker aber (u.a. auch manche Autoren dieses Buches!) treffen die zweite Entscheidung lieber zuerst. Denn sollte sich herausstellen, daß die Evidenz nicht wichtig ist (der diagnostische Test nicht sonderlich präzise ist oder die Behandlung eine vernachlässigbare Wirkung auf den Patienten hat usw.), dann würden wir an diesem Punkt sofort abbrechen. Andernfalls hätten wir uns geärgert, wenn wir unsere kostbare Zeit mit der Entscheidung über die Validität dieser Evidenz vergeudet hätten. Diese etwas vorschnelle Schlußfolgerung dürfen wir selbstverständlich ziehen, solange wir den ersten Schritt nicht vergessen und nachträglich die Validität der Evidenz beurteilen, die diese vielversprechende Schlußfolgerung überhaupt erst ermöglicht hat.

In diesem Kapitel wollen wir uns den Strategien zuwenden, die uns helfen, die Validität und Bedeutung von Evidenz zu diagnostischen Tests, prognostische Marker, Behandlungen (oder präventive oder rehabilitative Maßnahmen) oder Leitlinien oder andere Strategien zur Qualitätsverbesserung der Patientenversorgung zu bewerten. Das Ende des Kapitels beschreibt in Form einer Lehr- und Lernstrategie, wie Sie Ergebnisse Ihrer kritischen Bewertung auf einer Seite knapp zusammenfassen, präsentieren und speichern können. Eine solche Zusammenfassung wurde von einigen unserer Schüler als CAT (critically appraised topic, kritisch bewertetes Thema) bezeichnet.

Beginnen wir mit der Evidenz zu diagnostischen Tests.

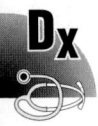

# Abschnitt 3a1
## Ist die Evidenz zu einem diagnostischen Test valide?

Wie läßt sich, wenn man eine möglicherweise nützliche Studie über einen diagnostischen Test gefunden hat, ihre Glaubwürdigkeit schnell und zuverlässig kritisch bewerten? Dies kann mit Hilfe einiger einfacher Fragen geschehen, die sich häufig schon aus dem Abstract der Veröffentlichung beantworten lassen. Tabelle 3a1.1 stellt diese Fragen für Einzelstudien zusammen; sie lassen sich jedoch auch anwenden, um systematische Übersichtsarbeiten (Reviews) zu mehreren verschiedenen Studien über denselben diagnostischen Test für dieselbe gesuchte Erkrankung zu interpretieren[1].

Die erste Leitfrage lautet: »Gab es in der Studie einen unabhängigen Blindvergleich mit einem diagnostischen Vergleichsstandard (»Goldstandard«)?« Diese Frage ist vielleicht etwas umständlich, bedeutet aber nichts anderes, als daß zwei Kriterien erfüllt sein müssen. Erstens sollte bei den Patienten der Studie sowohl der fragliche diagnostische Test (z.B. ein Aspekt der Anamnese oder der körperlichen Untersuchung, ein Bluttest usw.) durchgeführt worden sein als auch der Vergleichs- oder »Goldstandard« (darunter versteht man Untersuchungen, die die gesuchte Erkrankung oder ihre Abwesenheit zuverlässig nachweisen, also z.B. eine Autopsie oder eine Biopsie). Und zweitens sollten die Ergebnisse des ersten Tests denjenigen, die den zweiten Test durchführen und auswerten, nicht bekannt sein. So sollte also beispielsweise der Pathologe, der die Biopsie, d.h. den Vergleichsstandard für die gesuchte Erkrankung, auswertet, verblindet sein für die Ergebnisse des Bluttests. Auf diese Weise vermeiden die Untersucher eine bewußte oder unbewußte Verzerrung, die unter Umständen zu einer »Überinterpretation« des Vergleichsstandards führt, wenn der diagnostische Test positiv ausfällt, bzw. zu einer »Unterinterpretation« bei negativem Ergebnis. Gelegentlich haben Untersucher Schwierigkeiten bei der Suche nach einem eindeutigen Vergleichsstandard (z.B. bei psychischen Erkrankungen), und Sie sind in solchen Fällen gut beraten, die Argumente, mit denen die Auswahl des Vergleichsstandards gerechtfertigt wird, sorgfältig zu prüfen.

Auf die eine oder andere Weise wird die Studie unweigerlich manche Ergebnisse als »normal« und andere als »pathologisch« bezeichnen. In Abschnitt 3b1 werden wir Ihnen zeigen, wie solche Ergebnisse zu interpretieren sind. Bis dahin genügt es zu wissen, daß es im Sprachgebrauch sechs Definitionen des Begriffs »normal« gibt (siehe Tabelle 3a1.2). Wir werden uns auf Definition 5 (»normal« im diagnostischen Sinne) beziehen. Die Hälfte der übrigen Definitionen ist für unsere Zwecke

---

1 An dieser Stelle sei hervorgehoben, daß Ihnen systematische Übersichtsarbeiten für nahezu alle möglichen klinischen Fragestellungen externe Evidenz von höchster Validität und größtem Nutzen liefern. Da diese Reviews für diagnostische Tests derzeit noch eher selten sind, beschreiben wir sie in Abschnitt 3a3 in ihrem üblichen therapeutischen Kontext. Ersetzen Sie den Begriff »Behandlung« einfach durch »diagnostischer Test«, um Tabelle 3a3.2 auf diagnostische Tests anzuwenden.

Tabelle 3a1.1: Sind die Ergebnisse dieser diagnostischen Studie valide?

| |
|---|
| 1. Wurde ein unabhängiger Blindvergleich mit einem diagnostischen Vergleichsstandard (»Goldstandard«) durchgeführt? |
| 2. Wurde der diagnostische Test an einem geeigneten Spektrum von Krankheitsbildern überprüft (d.h. ähnlich denen, die er später in der Praxis voneinander abgrenzen soll)? |
| 3. Wurde der Vergleichsstandard unabhängig von den Ergebnissen des diagnostischen Tests angewandt? |

Tabelle 3a1.2: Sechs Definitionen für den Begriff »normal«

| |
|---|
| 1. Gaußsche Definition: der Mittelwert ± 2 Standardabweichungen. Geht von einer Normalverteilung aus und besagt, daß sämtliche »Abnormalitäten« mit derselben Häufigkeit auftreten. |
| 2. Perzentilen-Definition: liegt innerhalb eines Bereichs von z.B. 5-95%. Hat dieselben grundlegenden Mängel wie die Gaußsche Definition. |
| 3. Kulturell wünschenswert: wird von der Gesellschaft bevorzugt. Verwischt die Rolle der Medizin. |
| 4. Risikofaktor: ohne zusätzliches Krankheitsrisiko. Stempelt die ab, die außerhalb des »Normalen« liegen und denen möglicherweise nicht geholfen werden kann. |
| 5. Diagnostische Definition: Bereich von Ergebnissen, außerhalb dessen das Vorliegen der gesuchten Erkrankung sehr wahrscheinlich wird – der Schwerpunkt unserer Diskussion. |
| 6. Therapeutische Definition: Bereich von Ergebnissen, außerhalb dessen eine Behandlung mehr nützt als schadet. Bedeutet, daß Sie auf dem neuesten Stand der therapeutischen Fortschritte sein müssen! |

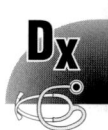

nutzlos: Die beiden ersten (die Gaußsche und die Perzentilen-Definition) leiten sich einzig aus den Testergebnissen der Studie ab, ohne einen Vergleichsstandard anzuwenden, und definieren den »Normalbereich« der Ergebnisse des diagnostischen Tests auf der Grundlage statistischer Eigenschaften (Standardabweichungen oder Perzentilen). Es geht dabei also lediglich um Eigenschaften des Tests ohne Bezug zur objektiven Realität. Diese Art von Definition erscheint uns wenig sinnvoll, da sie davon ausgeht, daß sämtliche »Abnormalitäten« mit der gleichen Häufigkeit auftreten. Beide Definitionen suggerieren, daß wir irgendwann zwangsläufig auf eine »Abnormalität« stoßen, wenn wir einen Patienten nur genug diagnostischen Tests unterziehen, und verleiten so zu allen möglichen unnötigen Zusatztests.

Die dritte Definition des Begriffs »normal« (als kulturell wünschenswert) entscheidet über kulturelle Werte. Sie ist in der Modewerbung und am Rande der »Lifestyle«-Bewegung anzutreffen, wo die Grenze zwischen Medizin und Moral verschwimmt. Die vierte (Risikofaktor-) Definition hat den Nachteil, daß manche Patienten abgestempelt oder »stigmatisiert« werden. Sie ist klinisch nur dann nützlich, wenn unser klinisches Handeln zur Senkung des Patientenrisikos führt. Die fünfte (diagnostische) Definition ist diejenige, auf die wir uns in diesem Buch konzentrieren wollen. In Abschnitt 3b1 werden wir Ihnen zeigen, wie man diagnostische Normalität herstellt und interpretiert. Die sechste und letzte (therapeutische) Definition ist zum Teil eine natürliche Weiterentwicklung der vierten (Risikofaktor-) Definition und hat den großen klinischen Vorteil, daß sie sich unseren zunehmenden Erkenntnissen über die Wirksamkeit von Verfahren anpaßt. So hat sich zum Beispiel unsere Definition eines »normalen Blutdrucks« in den vergangenen Jahrzehnten radikal geändert, weil wir gelernt haben, daß die Behandlung von zunehmend niedrigeren Blutdruckwerten mehr nützt als schadet.

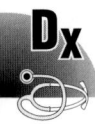

Lassen Sie uns zur zweiten Frage in Tabelle 3a1.1 zurückkehren: Der diagnostische Test sollte an einem geeigneten Spektrum von Krankheitsbildern evaluiert worden sein, ähnlich denen, die er später in der Praxis gegeneinander abgrenzen soll. Bei Patienten in einem späten oder kritischen Krankheitsstadium, bei denen die Diagnose offensichtlich ist, ist ein diagnostischer Test meist überflüssig. Daher sind Studien, die sich auf schwerste Fälle beschränken, nicht sonderlich aussagekräftig. Der Artikel wird dagegen dann informativ sein, wenn der diagnostische Test sowohl auf Patienten mit leichter als auch auf Patienten mit schwerer Erkrankung im Früh- und Spätstadium der gesuchten Erkrankung angewandt wurde und sowohl behandelte als auch nicht behandelte Personen umfaßt. Außerdem wird Ihnen daran gelegen sein, daß der diagnostische Test auch bei Patienten mit solchen Erkrankungen angewandt wurde, die mit der betreffenden Zielerkrankung leicht verwechselt werden können.

Und schließlich stellt sich die Frage, ob der Vergleichsstandard unabhängig von den Ergebnissen des diagnostischen Tests angewandt wurde. Bei Patienten mit negativem Testergebnis sind die Untersucher versucht, auf den Vergleichsstandard zu verzichten. Ist er gar invasiv oder riskant (z.B. eine Angiographie), kann die Durchführung des Vergleichsstandards auch als nicht vertretbar erachtet werden. Aus diesem Grund verwenden viele Untersucher heutzutage Patienten ohne die gesuchte Erkrankung als Vergleichsstandard, wenn sie im Verlauf einer langen Nachbeobachtungsphase ohne definitive Behandlung keine negativen gesundheitlichen Auswirkungen erleiden. Eine überzeugende Evidenz, daß ein Patient mit klinischem Verdacht auf tiefe Venenthrombose diese Erkrankung nicht hat, wären z. B. ausbleibende negative Folgeerscheinungen während einer verlängerten Nachbeobachtungszeit ohne antithrombotische Therapie.

Sollte der betreffende Bericht eines oder gar mehrere dieser drei Kriterien nicht erfüllen, müssen Sie entscheiden, ob hier ein schwerwiegender Mangel vorliegt, durch den die Schlußfolgerungen an Validität verlieren. Ist dies der Fall, beginnt die Suche von vorn (entweder gleich oder später; sollten Sie selbst keine Zeit haben, gelingt es Ihnen vielleicht, einen Kollegen oder Praktikanten dafür zu interessieren). Wenn der Bericht dagegen dieser ersten Überprüfung standhält und Sie die Ergebnisse für glaubwürdig halten, dann müssen Sie als nächstes entscheiden, ob sie auch überzeugend sind. Falls Sie diesen zweiten Schritt der kritischen Bewertung bereits ausgeführt haben, können Sie mit Abschnitt 3b1 auf Seite 94 fortfahren.

## Weiterführende Literatur

Jaeschke R, Guyatt G H, Sackett D L for the Evidence-Based Medicine Working Group. User's Guides to the medical literature. VI. How to use an article about a diagnostic test. A: Are the results of the study valid? JAMA 1994; 271:389-91.

# Abschnitt 3a2
## Ist die Evidenz zu einer Prognose valide?

Kliniker beschäftigen sich laufend mit Fragen der Prognose. Gelegentlich werden diese Fragen von Patienten gestellt und sind ziemlich direkt (Wie lange habe ich noch zu leben?). Ein anderes Mal werden sie indirekt vom Kliniker gestellt, zum Beispiel bei der Entscheidung, ob überhaupt behandelt werden sollte (z.B. im Falle eines älteren Mannes mit chronisch lymphatischer Leukämie bei gutem Befinden: Änderte sich seine Prognose wesentlich, wenn er unbehandelt bliebe, bis er symptomatisch wird?), oder bei der Entscheidung, ob ein Screening durchgeführt werden soll (z.B. auf abdominales Aortenaneurysma : Was geschieht mit einem nicht diagnostizierten 4 cm großen Aneurysma?). Diesen Fragen sind zwei Elemente gemeinsam: ein qualitativer (Welche Folgen könnten auftreten?) und ein temporaler Aspekt (Innerhalb welcher Zeitspanne?). In Kapitel 1 haben wir Ihnen gezeigt, wie man erkennt, daß es bei diesen Fragen um eine Prognose geht, und Kapitel 2 befaßte sich damit, wie man gute Informationen über Prognosen findet. In diesem Teil von Kapitel 3 stellen wir Ihnen ein Schema zur Bewertung der Validität und Bedeutung von Evidenz für Prognosen vor, das Sie in Situationen wie den oben beschriebenen (siehe Tabelle 3a2.1) anwenden können. Wir werden uns diesen Punkten der Reihe nach zuwenden.

Die vier Leitfragen für die Bewertung, ob die Evidenz zu einer Prognose valide ist, sind in Tabelle 3a2.1 zusammengefaßt. Erstens, wurde ein definiertes, repräsentatives Patientenkollektiv zum gleichen (üblicherweise frühen) Zeitpunkt des Krankheitsverlaufs erfaßt? Im Idealfall würde die von Ihnen entdeckte Prognosestudie die gesamte Population von Patienten umfassen, die jemals an dieser Krankheit erkrankt sind und von der ersten Manifestation an untersucht wurden. Da dies unmöglich ist, werden Sie herausfinden wollen, wie weit eine Studie vom Idealzustand abweichen darf, um die nötigen Informationen dennoch zu liefern. Dazu können Sie im Methodenteil (falls dieser nicht vorhanden ist, verschwenden Sie mit dem betreffenden Bericht möglicherweise Ihre Zeit!) nachlesen, wie die an der Studie beteiligten Patientengruppen zusammengestellt wurden. Die Krankheit sollte ausreichend gut definiert sein, damit Sie sich selbst ein Bild davon machen können. Außerdem sollte das gesamte Spektrum von Schweregraden der Krankheit repräsentiert sein, das zu dem gegebenen Zeitpunkt auftreten könnte.

Tabelle 3a2.1: Ist die Evidenz zu einer Prognose valide?

| |
|---|
| 1. Wurde ein definiertes, repräsentatives Patientenkollektiv zum gleichen (üblicherweise frühen) Zeitpunkt des Krankheitsverlaufs erfaßt? |
| 2. War die Nachbeobachtung der Patienten zeitlich ausreichend und vollständig? |
| 3. Wurden objektive Kriterien für die Zielgrößen verblindet angewandt? |
| 4. Falls sich Untergruppen mit verschiedenen Prognosen identifizieren lassen: |
|   – Wurde für wichtige prognostische Faktoren korrigiert? |
|   – Erfolgte eine Validierung anhand eines unabhängigen »Testsatzes« von Patienten? |

Aber ab wann sollte die Zeit laufen? Das heißt, ab welchem Zeitpunkt im Krankheitsverlauf sollten Patienten beob-

achtet werden? Wenn die Untersucher die Suche nach den Endpunkten erst begännen, nachdem der Krankheitsverlauf bei mehreren Patienten bereits abgeschlossen ist, würden die Endpunkte dieser Patienten nie mitgezählt. Einige Patienten hätten sich möglicherweise schnell erholt, andere wären vielleicht schnell verstorben. Um also zu vermeiden, daß solche Endpunkte durch ein zu spätes »Starten der Uhr« nicht einbezogen wurden, sollten Sie darauf achten, daß die Patienten der Studie während einer einheitlich frühen Phase der Krankheit in die Studie einbezogen wurden, im Idealfall natürlich schon, wenn sich die Krankheit zum ersten Mal klinisch manifestiert. Dies entspräche der sogenannten »Inzeptionskohorte«. Wenn Sie ausnahmsweise aber vielleicht etwas über die Prognose in einem späten Stadium der Krankheit erfahren möchten (z.B. bei klinisch manifester koronarer Herzkrankheit), würden Sie nach einem repräsentativen und gut definierten Patientenkollektiv suchen, das sich in einem ähnlich fortgeschrittenen Krankheitsstadium befindet (z.B. nach dem ersten klinischen Koronarereignis und nicht schon beim ersten Auftreten erhöhter koronarer Risikofaktoren).

Zweitens: War die Nachbeobachtung der Patienten zeitlich ausreichend und vollständig? Im Idealfall würden alle Patienten der Inzeptionskohorte so lange in der Nachbeobachtung bleiben, bis sie vollständig gesund sind oder es zu einem der möglichen Krankheitsendpunkte gekommen ist. Zeigen bei einer kurzen Nachbeobachtung nur wenige Patienten ein für Sie interessantes Therapieergebnis, hilft Ihnen die Studie bei der Beratung Ihrer Patienten kaum weiter. Sollten dagegen nach jahrzehntelanger Nachbeobachtung nur wenige ungünstige Nebenwirkungen aufgetreten sein, dann ist dieses gute Prognoseergebnis sehr nützlich, um Ihre Patienten über ihre Zukunft zu beruhigen. Wenn Sie der Meinung sind, daß die Nachbeobachtungsphase zu kurz war, um den betreffenden Endpunkt valide zu beschreiben, sollten Sie lieber nach anderer Evidenz suchen. Bei einer ausreichend langen Nachbeobachtungsphase müssen Sie berücksichtigen, daß Patienten zwar in die Studie einbezogen wurden, aber der weiteren Beobachtung irgendwie verlorengegangen sein können. Es kommt fast immer vor, daß Patienten der Nachbeobachtung verlorengehen und ihre Endpunkte in den prognostischen Schlußfolgerungen der Studie unberücksichtigt bleiben. Ein Teil dieser Verluste ist unvermeidlich und ohne Zusammenhang mit der Prognose (z.B. Umzug wegen Arbeitsplatzwechsel); diese Fälle sind auch kein Grund zur Beunruhigung. Andere Verluste könnten hingegen darauf zurückzuführen sein, daß die Patienten verstorben oder zu krank sind, um weiterhin an der Nachbeobachtung teilzunehmen (oder ihre Selbständigkeit aufgegeben haben und zu ihren Familien gezogen sind). Werden die Endpunkte dieser Patienten aber nicht dokumentiert und berichtet, kann das die Validität des Berichts beeinträchtigen. Wie läßt sich nun in Ermangelung eines Berichts, in dem sich die Spur jedes einzelnen Patienten zurückverfolgen läßt, beurteilen, ob die Nachbeobachtung »ausreichend vollständig« war? Darauf gibt es keine auf alle Studien zutreffende Antwort. Stattdessen haben wir zwei Vorschläge anzubieten, die Ihnen bei Ihrer Entscheidung behilflich sein können. Zum einen gibt es die einfache Faustregel von »5 und 20«: Verluste unterhalb von 5% führen wahrscheinlich nur zu einer geringfügigen Verzerrung, während Verluste über 20% die Validität ernsthaft gefährden. Die dazwischen liegenden Werte verursachen entsprechend mittelschwere Probleme. Aber während diese Regel leicht zu merken ist, stellt sie für klinische Situationen mit spärlichen Endpunkten möglicherweise eine zu starke Vereinfachung dar.

Der zweite Ansatz geht von dem schlimmsten Szenario (»Worst Case«) aus. Stellen Sie sich eine Prognosestudie vor, bei der 100 Patienten in die Studie aufgenommen werden, von denen 4 sterben und 16 der Nachbeobachtung verlorengehen. Bei der unkorrigierten Überlebensrate werden die vier Todesfälle bei den 84 Patienten mit vollständiger Nachbeobachtung mitgerechnet; damit ergibt sich eine Mortalitätsrate von 4,8% sowie eine Überlebensrate von 100% − 4,8% = 95,2%. Wo bleiben in dieser Rechnung jedoch die verlorengegangenen 16 Patienten? Einige oder vielleicht sogar alle 16 könnten ebenfalls verstorben sein. Im letzteren, dem »schlimmsten« Fall, würde dies einer Letalität von (4 bekannten + 16 verlorengegangenen) oder 20 von (84 in der Nachbeobachtung + 16 verlorengegangenen) oder 20/100, d.h. 20%, entsprechen (also dem Vierfachen der berichteten Sterberate!). Denken Sie bei der Bestimmung des »Worst Case«-Szenarios daran, die verlorengegangenen Patienten sowohl im Zähler als auch im Nenner der jeweiligen Rate zu berücksichtigen. Andererseits wäre im »Best-Case«-Szenario keiner der 16 verlorengegangenen Patienten verstorben, und wir hätten eine Letalität von 4 von (84 + 16) oder 4/100, d.h. 4%, erhalten. Beim »Best-Case«-Szenario werden die fehlenden Fälle lediglich im Nenner hinzugezählt. Während der »beste Fall« mit 4% in der Größenordnung des berichteten Wertes von 4,8% liegt, weichen die 20% des »schlimmsten Falles« doch signifikant davon ab. Sie würden wahrscheinlich zu der Schlußfolgerung gelangen, daß die Nachbeobachtung dieser Studie nicht hinreichend vollständig war. Indem Sie den Einfluß der verlorengegangenen Fälle auf die Ergebnisse berücksichtigen, können Sie entscheiden, ob ein »Worst-Case«-Szenario Ihre Schlußfolgerung über die Prognose ändern würde. Sollte diese einfache Form der »Sensitivitätsanalyse« darauf hinweisen, daß die verlorengegangenen Fälle das Ergebnis nur geringfügig beeinflussen, können Sie die Nachbeobachtung als ausreichend vollständig betrachten.

Mit Hilfe dieser beiden Leitfragen lassen sich Artikel über Prognosen durchsuchen, um die wenigen Arbeiten zu finden, die Ihre knappe Zeit wert sind. Sollten Sie beide Fragen mit »Nein« beantwortet haben, können Sie ziemlich sicher sein, daß die betreffende Studie keine glaubwürdigen Prognoseschätzungen enthält, und Sie sind gut beraten, nach besserer Evidenz Ausschau zu halten. Sollten Sie dagegen beide Fragen mit »Ja« beantwortet haben, können Sie einigermaßen sicher sein, daß die betreffende Studie präzise Informationen über die Prognose bietet. Um noch sicherer zu gehen, sollten Sie auch noch die zwei Fragen zur Validität in Tabelle 3a2.1 stellen.

Wurden objektive Zielgrößen verblindet angewandt? Die Patienten können auf vielerlei bedeutsame Weise von Krankheiten betroffen sein: Manche sind leicht zu erkennen, andere dagegen nur schwer nachweisbar. Im allgemeinen sind die beiden extremen Zielgrößen, Tod und vollständige Genesung, relativ leicht und sicher zu bestimmen. Zwischen diesen beiden Extremen gibt es jedoch eine Vielzahl von Zielgrößen, deren Nachweis oder Bestätigung sich schwieriger gestaltet und bei

denen das Urteilsvermögen des Untersuchers gefragt ist, wenn es darum geht, diese zu bewerten. Beispiele für solche Fälle sind unter anderem Grad der Krankheitsaktivität bzw. Krankheitsstillstand, Bereitschaft zur Rückkehr an den Arbeitsplatz und Intensität der verbleibenden Schmerzen. Um die Auswirkungen von Bias zu minimieren, kann der Untersucher spezifische Kriterien für alle möglichen Krankheitszielgrößen definieren und diese dann bei der Nachbeobachtung des Patienten abfragen. Normalerweise findet man solche Kriterien für Zielgrößen im Text, in den Tabellen, im Anhang oder Literaturverzeichnis der Studie. Sie sollten sich davon überzeugen, daß diese Kriterien ausreichend objektiv sind, um die betreffenden Zielgrößen zu bestätigen. Ein Todesfall ist so ziemlich der objektivste Fall, der Ihnen begegnen kann, doch schon die Bewertung der Todesursache ist äußerst fehleranfällig (insbesondere, wenn sie auf der Grundlage von Totenscheinen erfolgt) und möglicherweise durch Bias verzerrt, es sei denn, auf qualitativ hochwertige klinische Evidenz wurden objektive Kriterien angewandt.

Aber selbst bei Anwendung objektiver Kriterien können sich Verzerrungen einschleichen, wenn die Untersucher bei ihrer Beurteilung der Zielgrößen auch die Patientenmerkmale kennen. Um Bias zu minimieren, sollten die Verfasser der Studie Vorsichtsmaßnahmen getroffen haben, so daß die Untersucher bei der Beurteilung der klinischen Zielgrößen gegenüber diesen klinischen Patientenmerkmalen und prognostischen Faktoren verblindet sind. Je subjektiver die Zielgröße, desto wichtiger wird diese Verblindung. Wenn eine Verblindung bei den Zielgrößen, auf die es Ihnen ankommt, wichtig gewesen wäre, sollten Sie prüfen, ob diese auch durchgeführt wurde.

Die letzten beiden Leitfragen beziehen sich auf Studien, in denen für eine Untergruppe von Patienten eine andere Prognose behauptet wird als für die übrigen Patienten. Solchen Berichten begegnet man nicht selten, und dies aus gutem klinischen Grund. Häufig werden Sie wissen wollen, ob bei Untergruppen von Patienten unterschiedliche Prognosen vorliegen (Haben z.B. in der Patientengruppe mit nicht-valvulärem Vorhofflimmern Patienten mit vergrößertem linkem Vorhof ein höheres Schlaganfallrisiko als solche mit normalem Vorhof?). Die erste Leitfrage fordert Sie auf zu prüfen, ob für andere wichtige prognostische Faktoren korrigiert wurde. Das bedeutet, Studien zu dieser Art von Fragestellung sollten untersucht haben, ob die Vorhersage für Untergruppen nicht durch das ungleichmäßige Auftreten eines anderen einflußreichen prognostischen Faktors verzerrt wurde (was etwa zuträfe, wenn bei Patienten mit großem Vorhof die Wahrscheinlichkeit einer vorausgehenden Hirnembolie größer wäre als bei Patienten mit normalem Vorhof). Für eine Korrektur bezüglich weiterer wichtiger prognostischer Faktoren stehen sowohl einfache Methoden (z.B. stratifizierte Analysen, die die Prognosen von Patienten mit großem Vorhof mit bzw. ohne frühere Hirnembolie getrennt aufzeigen) als auch ausgeklügelte Verfahren (z.B. multiple Regressionsanalysen, die nicht nur eine frühere Hirnembolie, sondern auch Hypertonie, linksventrikuläre Funktion u.ä. berücksichtigen können) zur Verfügung. Bevor Sie versuchsweise akzeptieren, daß es für die fragliche Untergruppe eine unterschiedliche Prognose gibt, sollten Sie sich davon überzeugen, daß eine dieser Methoden angewandt wurde.
Wir sagen versuchsweise, da es noch eine letzte Leitfrage für die endgültige Ent-

scheidung darüber gibt, ob die Behauptung glaubwürdig ist, daß eine Untergruppe von Patienten eine unterschiedliche Prognose hat. Es geht darum, daß es bei der Statistik zur Bestimmung von Untergruppen-Prognosen einzig und allein um Vorhersagen geht. Sie liefert keine Erklärungen. Die Statistik kümmert sich nicht darum, ob der prognostische Faktor vom physiologischen Standpunkt aus gesehen logisch ist (in unserem Beispiel die Größe des linken Vorhofs) oder biologisch überhaupt keinen Sinn macht (z.b. ob der Nabel des betreffenden Patienten konkav oder konvex ist). Diese prognostischen Faktoren können demographisch (wie z.b. Alter, Geschlecht, sozioökonomischer Status) oder krankheitsspezifisch sein (Ausmaß der Erkrankung, Grad der Testabnormalität) oder sich auf Begleiterkrankungen beziehen (Vorhandensein oder Fehlen zahlreicher anderer Krankheitsbilder). Vergessen Sie nicht, daß die prognostischen Faktoren die Zielgröße nicht notwendigerweise verursachen müssen; sie brauchen lediglich stark genug mit ihrer Entwicklung assoziiert zu sein, um eine Vorhersage möglich zu machen.

Aus diesem Grund gibt es keine Garantie dafür, daß ein erstmals identifizierter prognostischer Faktor nicht das Ergebnis einer zufälligen, nicht-ursächlichen Laune der Natur bei Patienten mit unterschiedlicher Prognose ist. Daher bezeichnet man die ursprüngliche Patientengruppe, in der dieser Faktor identifiziert wurde, als »Trainingssatz«. Wenn in einer solchen Anfangsstudie auf der Suche nach potentiellen prognostischen Faktoren eine Multivarianzanalyse durchgeführt würde, könnten, wie Sie sich vielleicht vorstellen können, mit großer Wahrscheinlichkeit schon rein zufällig zumindest ein paar solcher Faktoren ausfindig gemacht werden (und die meisten Untersucher hätten auch genügend Vorstellungskraft, um dafür logische Erklärungen zu finden). Um dieses Risiko einer zufälligen Identifizierung von prognostischen Faktoren auszuschließen, sollten Sie nach einem Bericht über eine zweite, unabhängige Patientengruppe (den sogenannten »Testsatz«) suchen, der die im ersten Bericht gezogene Schlußfolgerung bestätigt. Die beste Evidenz dafür wäre eine Erklärung (im Methodenteil) über die vor Studienbeginn festgelegte Absicht, diesen besonderen, potentiell prognostischen Faktor zu untersuchen (da er in einem »Trainingssatz« aufgetreten ist). Wenn auch die zweite, unabhängige Studie diesen prognostischen Faktor identifiziert, können Sie weitaus sicherer sein, daß die Evidenz hierfür auch valide ist.

Besteht die gefundene Evidenz die Validitätsprüfung jedoch nicht, dann bleibt Ihnen wohl nichts anderes übrig als weiter zu suchen, entweder sofort (falls Sie noch genügend Zeit haben) oder zu einem späteren Zeitpunkt. Sollten Sie jedoch in der glücklichen Lage sein, die Evidenz eines prognostischen Faktors als valide zu akzeptieren, aber noch keine Entscheidung über die klinische Relevanz des Faktors getroffen haben, können Sie diese Überlegungen in Abschnitt 3b2 auf Seite 102 wieder aufnehmen.

## Weiterführende Literatur

Laupacis A, Wells G, Richardson W S, Tugwell P for the Evidence-Based Medicine Working Group. User's Guides to the medical literature. VI. How to use an article about prognosis. JAMA 1994; 272:234-7.

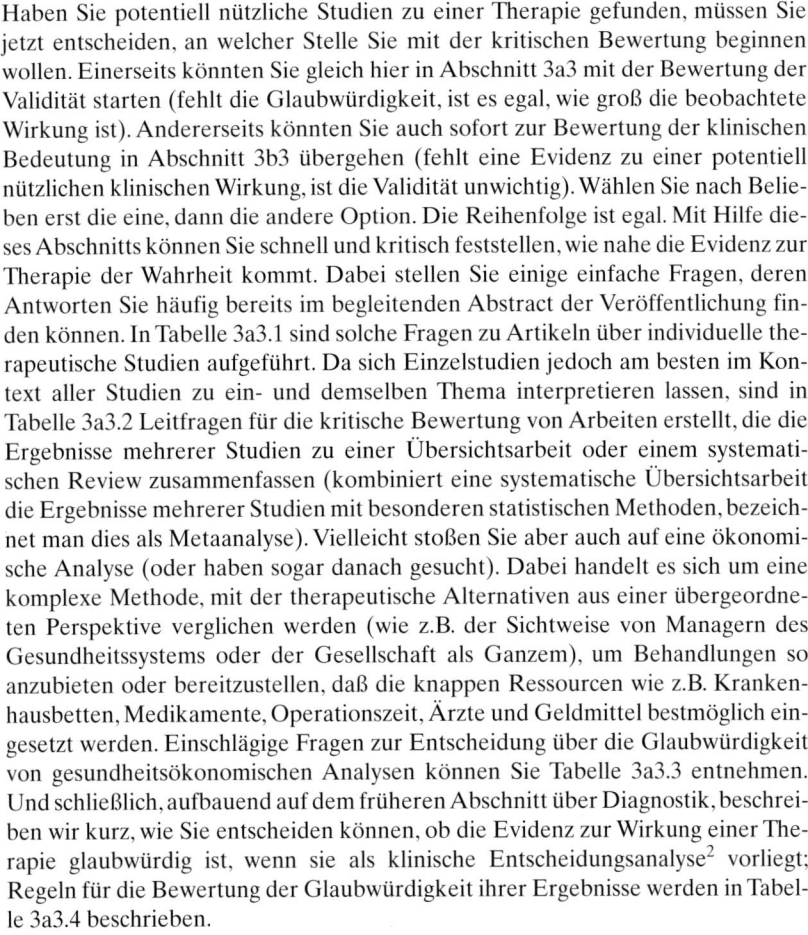

## Abschnitt 3a3
## Ist die Evidenz zu einer Behandlung valide?

Haben Sie potentiell nützliche Studien zu einer Therapie gefunden, müssen Sie jetzt entscheiden, an welcher Stelle Sie mit der kritischen Bewertung beginnen wollen. Einerseits könnten Sie gleich hier in Abschnitt 3a3 mit der Bewertung der Validität starten (fehlt die Glaubwürdigkeit, ist es egal, wie groß die beobachtete Wirkung ist). Andererseits könnten Sie auch sofort zur Bewertung der klinischen Bedeutung in Abschnitt 3b3 übergehen (fehlt eine Evidenz zu einer potentiell nützlichen klinischen Wirkung, ist die Validität unwichtig). Wählen Sie nach Belieben erst die eine, dann die andere Option. Die Reihenfolge ist egal. Mit Hilfe dieses Abschnitts können Sie schnell und kritisch feststellen, wie nahe die Evidenz zur Therapie der Wahrheit kommt. Dabei stellen Sie einige einfache Fragen, deren Antworten Sie häufig bereits im begleitenden Abstract der Veröffentlichung finden können. In Tabelle 3a3.1 sind solche Fragen zu Artikeln über individuelle therapeutische Studien aufgeführt. Da sich Einzelstudien jedoch am besten im Kontext aller Studien zu ein- und demselben Thema interpretieren lassen, sind in Tabelle 3a3.2 Leitfragen für die kritische Bewertung von Arbeiten erstellt, die die Ergebnisse mehrerer Studien zu einer Übersichtsarbeit oder einem systematischen Review zusammenfassen (kombiniert eine systematische Übersichtsarbeit die Ergebnisse mehrerer Studien mit besonderen statistischen Methoden, bezeichnet man dies als Metaanalyse). Vielleicht stoßen Sie aber auch auf eine ökonomische Analyse (oder haben sogar danach gesucht). Dabei handelt es sich um eine komplexe Methode, mit der therapeutische Alternativen aus einer übergeordneten Perspektive verglichen werden (wie z.B. der Sichtweise von Managern des Gesundheitssystems oder der Gesellschaft als Ganzem), um Behandlungen so anzubieten oder bereitzustellen, daß die knappen Ressourcen wie z.B. Krankenhausbetten, Medikamente, Operationszeit, Ärzte und Geldmittel bestmöglich eingesetzt werden. Einschlägige Fragen zur Entscheidung über die Glaubwürdigkeit von gesundheitsökonomischen Analysen können Sie Tabelle 3a3.3 entnehmen. Und schließlich, aufbauend auf dem früheren Abschnitt über Diagnostik, beschreiben wir kurz, wie Sie entscheiden können, ob die Evidenz zur Wirkung einer Therapie glaubwürdig ist, wenn sie als klinische Entscheidungsanalyse[2] vorliegt; Regeln für die Bewertung der Glaubwürdigkeit ihrer Ergebnisse werden in Tabelle 3a3.4 beschrieben.

Wurden mehrere randomisierte Studien mit derselben Behandlung für dasselbe Krankheitsbild durchgeführt, dann liefert ein Übersichtsartikel, der alle diese Studien systematisch beurteilt und kombiniert – da werden Sie uns sicherlich zustimmen – eine zuverlässigere Antwort als die kritische Bewertung einer einzelnen Studie. Aus diesem Grund haben wir oben in Kapitel 2 angeregt, daß Ihre Suche nach nützlichen klinischen Veröffentlichungen zu fast allen Themenbereichen immer

---

2 Anm. d. dtsch. Herausgeber

Tabelle 3a3.1. Sind die Ergebnisse dieser Einzelstudie valide?

**Folgende Leitfragen sind zu beantworten:**

1. Erfolgte die Zuordnung von Patienten zu Behandlungen randomisiert, und wurde die Randomisierungsliste geheimgehalten?
2. Wurden bei der Gesamtbeurteilung der Studie alle darin aufgenommenen Patienten berücksichtigt, und wurden die Patienten in den Gruppen analysiert, denen sie randomisiert zugeordnet worden waren?

Und noch einige detailliertere Fragen:

1. Waren Patienten und Ärzte gegenüber der durchgeführten Behandlung verblindet?
2. Wurden die Gruppen, abgesehen von der experimentellen Behandlung, gleich behandelt?
3. Waren die Gruppen zu Beginn der Studie einander ähnlich?

mit der Suche nach systematischen Reviews beginnen sollte. Da in solchen systematischen Reviews die Einzelstudien jedoch individuell beurteilt werden (und Sie, wie aus Tabelle 3a3.2 ersichtlich, sicher gehen wollen, daß dies auf glaubwürdige Weise geschehen ist) und derzeit eher noch Einzelstudien als systematische Reviews zu finden sind, wollen wir mit der Betrachtung von Einzelstudien beginnen.

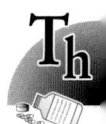

## Ist die Evidenz aus dieser randomisierten Studie valide?

Wir möchten mit zwei wichtigen Fragen beginnen:

**1. Wurden die Patienten den Behandlungen randomisiert zugeordnet, und wurde die Randomisierungsliste geheimgehalten?**

Bei der Entscheidung über die Validität der Evidenz aus einer randomisierten Studie lautet die wichtigste (und oft auch am schnellsten zu beantwortende) Frage: Wurden die Patienten den Behandlungen randomisiert zugeordnet? Mit anderen Worten: Wurde bei der Zuordnung der Patienten zu den Behandlungen eine Methode verwendet, die dem Werfen einer Münze[3] entspricht (bei »Zahl« wird die betreffende Behandlung erteilt, bei »Kopf« dagegen eine konventionelle, »Kontroll-« oder Placebo[4]-Behandlung)? Wir bestehen auf einer randomisierten Zuordnung zu den Behandlungen, da mit diesem Studiendesign am ehesten Gruppen von Patienten zusammengestellt werden, die zu Beginn der Studie ein identisches Risiko für die Ereignisse (die man verhindern möchte) aufweisen. Dies geschieht auf zwei voneinander abhängigen Wegen. Mit dem Münzwurfverfahren werden die Gruppen einander zunächst hinsichtlich der prognostischen Faktoren angeglichen (z.B. Schwere der Krankheit oder sonstige Vorhersagefaktoren oder Prädikatoren für besonders gute oder schlechte Prognosen), denn wenn diese nicht einheitlich in den Behandlungsgruppen verteilt wären, könnten sie die Wirkungen

---

3 In der Praxis wird dieses Münzenwerfen von einem speziellen Computerprogramm vorgenommen, es handelt sich jedoch um das gleiche Prinzip.
4 Ein Placebo ist eine Behandlung, die in Geschmack, Aussehen usw. der aktiven Behandlung so ähnlich ist, daß entweder der Patient oder der Kliniker (»einfach blind«) oder aber beide, Patient und Kliniker (»doppelt-blind«), sie von der aktiven Behandlung nicht unterscheiden können.

---

der Therapie übertreiben, aufheben oder ihr sogar entgegenwirken[5]. Wenn die scheinbare Wirkung einer ansonsten unwirksamen Behandlung dadurch übertrieben würde, könnte die ungleichmäßige Verteilung dieser Faktoren zu der falsch positiven Schlußfolgerung führen, daß die Behandlung nützlich war, obwohl das Gegenteil der Fall ist. Und wenn diese Faktoren die Wirkung einer tatsächlich wirksamen Behandlung aufheben oder ihr entgegenwirken würden, könnte die falsch negative Schlußfolgerung gezogen werden, daß eine eigentlich wirksame Behandlung nutzlos oder gar schädlich sei. Die randomisierte Zuordnung sorgt bei den Behandlungsgruppen für einen Ausgleich dieser und anderer prognostischer Faktoren, selbst wenn wir die Erkrankung noch nicht gut genug kennen, um zu wissen, um welche Faktoren es sich handelt!

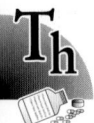

Die randomisierte Zuordnung hat noch einen zweiten, damit zusammenhängenden Vorteil: Wenn diese Zuordnung den Ärzten, die die Patienten in die Studie aufnehmen, unbekannt ist, wissen sie nicht, welche Behandlung der nächste Patient erhalten wird, und können so weder bewußt noch unbewußt das Gleichgewicht in den zu vergleichenden Gruppen stören. Sie wollen auf alle Fälle sicherstellen, daß beide Kriterien erfüllt sind. Normalerweise läßt sich leicht feststellen, ob eine Studie randomisiert wurde, denn die Verfasser können darauf stolz sein, und deshalb tritt der Begriff häufig schon in der Überschrift und fast immer im Abstract auf. Andererseits wird häufig nicht angegeben, ob die Randomisierungsliste geheimgehalten wurde. Erfolgte die Randomisierung jedoch telefonisch oder zumindest nicht vor Ort, wo die Patienten in die Studie eingeschlossen wurden, können Sie sich diesbezüglich relativ sicher sein. Wurde die Randomisierung nicht geheimgehalten, besteht die Tendenz, die experimentelle Behandlung eher Patienten mit günstigeren Prognosen zukommen zu lassen, was wiederum dazu führt, daß die angeblichen Vorteile der Therapie übertrieben werden und möglicherweise sogar die falsch positive Schlußfolgerung gezogen wird, daß die Behandlung wirksam ist, obwohl das nicht zutrifft.

Wenn Ihnen eine nicht-randomisierte Studie in die Hände fällt, wäre es ratsam, sie zur Seite zu legen und sich dem nächsten Artikel zuzuwenden. Nur wenn Sie gar keine randomisierten Studien finden können, sollten Sie der Studie erneut Ihre Aufmerksamkeit schenken. Steht Ihnen ausschließlich Evidenz aus nicht-randomisierten Studien zur Verfügung, befinden Sie sich in einer Sackgasse, aus der es allerdings fünf Auswege gibt:

1. Sie kehren zu Kapitel 2 zurück oder lassen sich bei einer erneuten Literaturrecherche helfen, um zu prüfen, ob Ihnen irgendwelche randomisierten Studien über die Therapie Ihrer Wahl entgangen sind.

---

5   Confounder oder Störgröße ist der Fachausdruck für diese Art von Patientenmerkmalen. Störgrößen haben keinen Bezug zur gestellten Frage, führen unter Umständen jedoch zu den klinischen Ereignissen, die wir durch die Behandlung zu verhindern suchen und sind möglicherweise auf die Behandlungsgruppen ungleichmäßig verteilt. Zwar gibt es auch andere Methoden, um solche Störgrößen zu vermeiden (Ausschluß aus der Studie, stratifizierte Stichprobennahme, Matching/Paarbildung, stratifizierte Analyse, Standardisierung und multivariate Analysen), sie setzen aber alle voraus, daß der Störfaktor bereits bekannt ist.

2. Sie prüfen, ob die Behandlungswirkung so überwältigend ist, daß es sich einfach nicht um ein falsch positives Ergebnis handeln kann (dies trifft üblicherweise nur dann zu, wenn die Prognose einheitlich sehr schlecht ist, und kommt sehr selten vor). Fragen Sie sicherheitshalber mehrere Kollegen, ob sie die betreffende Therapie für so wirksam halten, daß es ethisch nicht vertretbar wäre, Patienten, wie Sie sie behandeln, in eine randomisierte Studie mit einer behandlungsfreien oder einer Placebogruppe einzuschließen[6].

3. Sollte im umgekehrten Fall die nicht-randomisierte Studie zu dem Schluß gelangt sein, daß die Behandlung nutzlos oder sogar schädlich war, dann sind Sie in der Regel auf der sicheren Seite, wenn Sie diese Schlußfolgerung akzeptieren (da falsch negative Schlußfolgerungen aus nicht-randomisierten Studien, wie oben beschrieben, weniger wahrscheinlich sind als falsch positive).

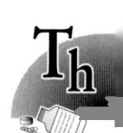

4. Sie überlegen sich, ob Ihnen und Ihrem Patienten eine »N von 1«-Studie sinnvoll erscheint (vgl. dazu Seite 134).

5. Sie probieren eine andere Therapie aus oder leisten einfach eine unterstützende Behandlung.

## 2. Wurden bei der Gesamtbeurteilung der Studie alle in die Studie aufgenommenen Patienten berücksichtigt, und wurden die Patienten in den Gruppen analysiert, denen sie randomisiert zugeordnet worden waren?

Wenn Sie sich davon überzeugt haben, daß es sich um eine randomisierte Studie handelt, können Sie vergleichen, wie viele Patienten in die Studie aufgenommen und wie viele bei der Auswertung berücksichtigt wurden. Im Idealfall sind diese Zahlen identisch. Bei verlorengegangenen Patienten könnten jedoch Ereignisse eingetreten sein, die die Schlußfolgerung beeinflussen würden. Würden zum Beispiel Patienten aus der experimentellen Gruppe mit negativen Endpunkten die Therapie abbrechen und unberücksichtigt bleiben, dann würde die Wirksamkeit der Behandlung in der Analyse überschätzt werden. Welcher Verlust ist noch akzeptabel? Um sich der Schlußfolgerungen einer Studie sicher zu sein, sollte es den Autoren möglich sein, bei sämtlichen verlorengegangenen Patienten den schlimmstmöglichen Fall (»Worst-Case«-Szenario) anzunehmen (d.h. hatten die verbliebenen Patienten der jeweiligen Gruppe ein positives Ergebnis, so sollte man für den verlorengegangenen Patienten einen negativen Endpunkt annehmen bzw. umgekehrt; hatten die verbliebenen Patienten der jeweiligen Gruppe ein negatives Ergebnis, sollte man bei den verlorengegangenen Patienten einen positiven Endpunkt annehmen), ohne die ursprüngliche Schlußfolgerung dadurch zu beeinflussen. Normalerweise hält eine Studie einer solchen Worst Case-Analyse nur dann stand, wenn weniger als 20% der Patienten verlorengegangen sind. Zeitschriften wie Evidence-Based Medicine würden Studien mit einer Nachbeobachtungsrate von weniger als 80% nicht veröffentlichen.

Da alles, was nach der Randomisierung passiert, einen Einfluß haben kann auf die

---

6   Hierbei handelt es sich um die Kategorie der »überzeugenden nicht-experimentellen Evidenz«, die in den Audits der klinisch-medizinischen Versorgung von S. 3 verwendet wird (die A-Team-Studie).

Chance, daß bei dem Patienten der Studienendpunkt eintritt, ist es wichtig, daß sämtliche Patienten (auch diejenigen, die ihre Medizin nicht einnehmen oder zufällig bzw. absichtlich die falsche Behandlung erhalten) in derjenigen Gruppe analysiert werden, denen sie randomisiert zugeordnet wurden. Dies ist eine wesentliche Voraussetzung für valide Evidenz zu Therapieeffekten. Es konnte zum Beispiel wiederholt nachgewiesen werden, daß Patienten, die ihre Medizin einnehmen bzw. nicht einnehmen, zu sehr unterschiedlichen Ergebnissen kommen, auch wenn es sich bei der Studienmedikation, die ihnen verordnet wurde, um ein Placebo handelt! Die korrekte Form der Analyse, bei der die Patienten in der Gruppe analysiert werden, der sie zugeordnet wurden, wird als »Intention-to-Treat«-Analyse bezeichnet.

Auch die drei folgenden, weniger wichtigen Fragen sollten gestellt werden, wenn Sie zu entscheiden versuchen, ob eine randomisierte Studie zu valider Evidenz geführt hat:

1. Waren Patienten und Ärzte gegenüber der durchgeführten Behandlung verblindet?
2. Wurden die Gruppen, abgesehen von der experimentellen Behandlung, gleich behandelt?
3. Waren die Gruppen zu Beginn der Studie einander ähnlich?

Falls Sie zu der Entscheidung gelangt sind, daß die Studie tatsächlich randomisiert und die Nachbeobachtung praktisch vollständig war und die Patienten in der Gruppe analysiert wurden, der sie randomisiert zugeordnet wurden, können Sie nach weiteren Indizien für die Glaubwürdigkeit der Ergebnisse suchen. Handelte es sich zum Beispiel um eine pharmakologische Studie, bei der die Patienten entweder eine Tablette mit dem aktiven Wirkstoff erhielten oder eine (in Größe, Form, Farbe, Geschmack usw.) gleich aussehende Tablette mit pharmakologisch unwirksamen Inhaltsstoffen (ein Placebo), dann wäre es ohne weiteres möglich, sowohl Patienten als auch Ärzte über die Behandlungsform verblindet zu lassen, so daß durch ihre Mutmaßungen über die Wirksamkeit der Behandlung weder die Berichte der Patienten über Symptome noch deren Interpretation durch den Arzt beeinflußt sein können. Ein weiterer Vorteil der »doppelblinden« Methode besteht darin, daß sie Patienten und Ärzte von zusätzlichen Behandlungen (sogenannten Ko-Interventionen) in nur einer der Gruppen abhält. Ist die Verblindung von Patient und Arzt dagegen nicht möglich (wie bei chirurgischen Studien), könnte man aus den klinischen Unterlagen alle Hinweise auf die Behandlung entfernen und sie von anderen, verblindeten Ärzten bewerten lassen oder spezielle Endpunktmessungen vornehmen. Und schließlich können Sie die Wirksamkeit der Randomisierung daran ablesen, ob die Patienten zu Beginn der Studie ähnlich waren (bei den meisten Studien wird dies in der ersten Ergebnistabelle dargestellt).

Ob die Ergebnisse einer Einzelstudie auch bedeutsam sind, wird in Abschnitt 3b3 (Seite 105) untersucht.

## Ist die Evidenz aus dieser systematischen Übersichtsarbeit valide?

Nachdem wir Ihnen gezeigt haben, wie man entscheidet, ob die Ergebnisse einer Einzelstudie valide sind, wollen wir uns jetzt der Frage zuwenden, wie man entscheidet, ob die Ergebnisse einer Übersicht über mehrere Studien valide sind. Die Schlüsselfragen dazu sind in Tabelle 3a3.2 zusammengefaßt.

Tabelle 3a3.2. Sind die Ergebnisse dieser systematischen Übersicht valide?

---

1. Handelt es sich um eine Übersicht randomisierter Studien zu einer Behandlung, für die Sie sich interessieren?
2. Enthält die Übersichtsarbeit einen Methodenteil, in dem beschrieben wird:
    a. wie die relevanten Studien gefunden und eingeschlossen wurden?
    b. wie die Validität der Einzelstudien beurteilt wurde?
3. Waren die Ergebnisse von Studie zu Studie gleichbleibend?

---

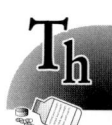

1. Handelt es sich um eine Übersicht randomisierter Studien zu einer Behandlung, für die Sie sich interessieren?

Das bezieht sich auf die Frage, ob Sie sich sicher sind, daß es um dieselbe Behandlung geht, die Sie im Sinn haben, und ob in dieser Übersicht Studien kombiniert werden, die alle mit derselben äußerst zuverlässigen Evidenzqualität durchgeführt wurden, nämlich als randomisierte Studie. Systematische Übersichten nicht-randomisierter Therapiestudien vereinigen lediglich die Probleme der irreführenden Einzelstudien in sich, so daß auch hiervor gewarnt werden muß. Darüber hinaus gibt es Übersichtsarbeiten, die randomisierte und nicht-randomisierte Studien kombinieren. Auch in diesem Fall sollten Sie sich nicht auf deren Ergebnisse verlassen, es sei denn, die Verfasser machen zu den randomisierten Studien getrennte Angaben.

2. Enthält die Übersichtsarbeit einen Methodenteil, in dem beschrieben wird: (a) wie die relevanten Studien gefunden und eingeschlossen wurden und (b) wie die Validität der Einzelstudien beurteilt wurde?

Sie sollten prüfen, ob die Übersicht einen Methodenteil enthält, in dem angegeben wird, wie die relevanten Studien gefunden und ihre jeweilige Validität beurteilt wurden. Wir wollen diese drei Elemente der Reihe nach betrachten. Erstens: Eine Übersichtsarbeit zu erstellen ist eine Forschungstätigkeit (es muß eine Frage gestellt, eine Population identifiziert und daraus eine Stichprobe entnommen werden, Messungen müssen vorgenommen und analysiert und Schlußfolgerungen daraus gezogen werden), und sie sollte auch als solche durchgeführt und dokumentiert werden. Falls kein Methodenteil vorhanden ist, sollten Sie die Ergebnisse mit Vorsicht genießen; möglicherweise ist der einzige nützliche Teil das Literaturverzeichnis mit den Einzelstudien, in denen Sie, wie oben beschrieben, weitersuchen können. Zweitens: Enthält die Übersicht einen Methodenteil, sollte darin beschrieben sein, wie die Verfasser alle relevanten Studien zu der betreffenden Behandlung gefunden und in die Übersicht einbezogen haben. Das ist keine leich-

Tabelle 3a3.3. Sind die Ergebnisse dieser gesundheitsökonomischen Analyse valide?

| |
|---|
| 1. Stellt diese Studie wirklich eine gesundheitsökonomische Frage?<br>  – Werden gut definierte alternative Vorgehensweisen verglichen?<br>  – Wird angegeben, aus welcher Sicht (Krankenhaus, Gesundheitsministerium oder vorzugsweise die Gesellschaft als Ganzes) Kosten und Wirkung betrachtet werden?<br>2. Wird für die Wirksamkeit der Alternativen auf gute Evidenz verwiesen (die den Kriterien der Tabellen 3a3.1 und 3a3.2 genügen würde)?<br>3. Werden sämtliche Kosten und Wirkungen aufgeführt, die Ihrer Meinung nach wichtig sind, und wurden für diese Kosten und Wirkungen glaubwürdige Meßgrößen ausgewählt? |

te Aufgabe. So gut die gängigen bibliographischen Datenbanken, die wir in Kapitel 2 beschrieben haben, auch sein mögen, so enthalten sie doch nur etwa die Hälfte der veröffentlichten Studien mit der richtigen Kennzeichnung.

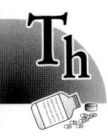

Zudem besteht bei »negativen« Studien (mit der Schlußfolgerung, die Behandlung sei unwirksam) eine größere Wahrscheinlichkeit, daß sie gar nicht erst zur Veröffentlichung eingereicht werden, was dazu führt, daß eine Übersicht von Studien, die zur Veröffentlichung gelangt sind, die Wirksamkeit einer Behandlung überschätzt. Es ist ein gutes Zeichen für die Gründlichkeit der Autoren einer Übersicht, wenn sie zumindest die wichtigsten Fachzeitschriften per Hand (nach falsch gekennzeichneten Studien) durchsucht haben und wenn sie insbesondere eine Kontaktaufnahme zu den Verfassern veröffentlichter Studien angeben, die ihrerseits oft von unveröffentlichten Studien Kenntnis haben. Drittens: Sie sollten überprüfen, wie beurteilt wurde, ob die Einzelstudien wissenschaftlich fundiert sind, möglichst nach Kriterien wie in Tabelle 3a3.1. Da schließlich diese beiden letzten Schritte bei der Entscheidung, welche Studien in die Übersicht aufzunehmen sind, eine ganze Reihe von persönlichen Einschätzungen erfordern, sollte es Sie besonders beruhigen, wenn zwei oder mehr Forscher diese Aufgabe unabhängig voneinander ausgeführt und dabei eine gute Übereinstimmung ihrer Beurteilungen erzielt haben.

3.  Waren die Ergebnisse von Studie zu Studie gleichbleibend?

Wahrscheinlich werden wir eine Übersicht dann glaubwürdiger finden, wenn die Ergebnisse aller einbezogenen Studien einen Behandlungseffekt zeigen, der in dieselbe Richtung weist. Zwar sollten wir nicht erwarten, daß sämtliche Studien exakt die gleiche Wirksamkeit aufzeigen (d.h. gewisse quantitative Unterschiede in den Studienergebnissen sollten zulässig sein), doch sollte es beunruhigen, wenn einige Studien in der Übersicht zuversichtlich auf einen positiven Behandlungseffekt schließen, während andere Studien zum gegenteiligen Resultat (keine oder schädliche Wirkung) kommen. Läßt sich ein solch qualitativer Unterschied bezüglich der einzelnen Behandlungswirkungen (auch als Heterogenität bezeichnet) nicht zufriedenstellend erklären (z.B. durch Unterschiede bei den Patienten, der Dosierung oder Behandlungsdauer), sollte die Gesamtaussage über die Wirksamkeit bei allen Patienten mit Vorsicht betrachtet werden. Diese vorsichtige Haltung sollte dann auch in den Schlußfolgerungen der Übersicht zum Ausdruck kommen.

Ob die Ergebnisse einer Übersicht bedeutsam sind, soll in Abschnitt 3b3 auf Seite 105 geprüft werden.

## Ist die Evidenz aus dieser gesundheitsökonomischen Analyse valide?

Möglicherweise stützt sich die gefundene Evidenz auf eine gesundheitsökonomische Analyse, bei der die Kosten und Folgen unterschiedlicher Behandlungen bei Patienten wie Ihren verglichen werden. Dieser Abschnitt soll Ihnen helfen zu entscheiden, ob eine solche Analyse glaubwürdig ist. Schon zu Beginn möchten wir Sie warnen, daß die Interpretation von gesundheitsökonomischen Analysen schwierig ist und kontrovers diskutiert wird[7] und wir in diesem Buch nicht all ihren Aspekten nachgehen können. Falls Ihnen an einem besseren Verständnis von gesundheitsökonomischen Analysen liegt, empfehlen wir die am Ende dieses Abschnitts zitierte Literatur.

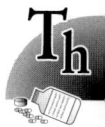

Darüber hinaus wollen wir Ihnen beim Einstieg in diese Diskussion eine andere (und für Sie vielleicht neuartige), für den Arzt aber häufig nützliche Auffassung von Kosten vorstellen. Wir denken uns dabei die Kosten einer bestimmten Behandlung nicht als Geldbeträge in Mark und Pfennig, sondern als all die anderen Behandlungen, die Sie sich nicht leisten können, wenn Sie Ihre knappen Ressourcen auf diese eine Alternative verwenden. Diese Kosten im Sinne eines »Opfers«, besser bekannt als »Opportunitätskosten«, stellen im Praxisalltag eine recht nützliche Denkweise dar. Wenn sich zum Beispiel Internisten von Kollegen in der Chirurgie heute wegen einer Notfallaufnahme ein Krankenhausbett »ausleihen«, dann enthalten die »Opportunitätskosten« auch den chirurgischen Eingriff, der für den folgenden Tag abgesagt werden muß.

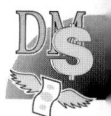

1.  Stellt diese Studie wirklich eine gesundheitsökonomische Frage?

    – Werden gut definierte alternative Vorgehensweisen verglichen?
    – Wird angegeben, aus welcher Sicht (Krankenhaus, Gesundheitsministerium oder vorzugsweise die Gesellschaft als Ganzes) Kosten und Wirkung betrachtet werden?

Ob Sie den Ergebnissen einer gesundheitsökonomischen Analyse Glauben schenken, können Sie mit Hilfe der Fragen aus Tabelle 3a3.3 entscheiden. Derartige Veröffentlichungen sind ziemlich anspruchsvoll, und vielleicht benötigen Sie dabei Hilfe oder lesen Zeitschriften, die zum besseren Verständnis Begleitkommentare anbieten.[8] Als erstes sollten Sie sich vergewissern, daß die Studie wirklich gut definierte alternative Vorgehensweisen miteinander vergleicht (zum Beispiel die Kosten pro Lebensjahr, das durch unterschiedliche Herzinsuffizienz-Behandlungen gewonnen wird) und nicht einfach nur die Kosten für eine Behandlungsmöglichkeit berechnet. Außerdem sollte angegeben sein, aus wessen Sicht Kosten und Wirkung betrachtet werden.

---

7  Als Beispiel dafür, daß selbst Experten unterschiedlicher Ansicht sein können, siehe in: Udvarhelyi I S, Colditz G A, Rai A, Epstein M A. Cost-effectiveness and cost-benefit analysis in the medical literature: are the methods being used correctly? Ann Intern Med 1992; 116: 238-44.
8  Zum Beispiel der ACP Journal Club, Evidence-Based Medicine oder eine der anderen neuen Zeitschriften für evidenzbasierte Praxis.

2.  Wird über die Wirksamkeit der Alternativen auf gute Evidenz verwiesen?

Da zweitens gesundheitsökonomische Analysen eher annehmen (als nachweisen), daß die alternativen Behandlungswege präzise vorhersagbare Wirkungen haben, sollten Sie fragen, ob sie für die Wirksamkeit der Alternativen fundierte Evidenz zitieren und zusammengefaßt wiedergeben, die die Kriterien der Tabellen 3a3.1 und 3a3.2 erfüllt. Falls dies nicht der Fall ist, sollten Sie Ihre Zeit vielleicht besser mit anderen Veröffentlichungen verbringen.

3.  Werden sämtliche Kosten und Wirkungen aufgeführt, die Ihrer Meinung nach wichtig sind, und wurden für diese Kosten und Wirkungen glaubwürdige Meßgrößen ausgewählt?

Schließlich sollten Sie alle Kosten und Wirkungen der Behandlung identifizieren und fragen, ob die Studie sämtliche Faktoren berücksichtigt und für die Berechnung glaubwürdige Meßgrößen ausgewählt hat. Die Kostenseite kann sich als problematisch erweisen, aber möglicherweise entscheiden Sie, daß sämtliche Kosten für Ausbildung, Unterbringung und Gehalt des Personals sowie für das, was mit den Patienten geschieht, ausgewiesen sein sollten, einschließlich aller Folgekosten und Konsequenzen aus diesen anfänglichen Maßnahmen. Zudem müssen Sie herausfinden, ob sämtliche Endpunkte und Konsequenzen berücksichtigt wurden, die Sie für relevant halten, um Ihre Entscheidung in Kenntnis wirklich aller Informationen treffen zu können.

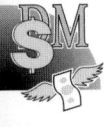

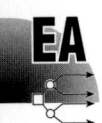

Sollte die von Ihnen geprüfte Evidenz zu gesundheitsökonomischen Fragen diesen Kriterien nicht entsprechen, dann wird Ihnen leider nichts anderes übrig bleiben, als Ihre Suche fortzusetzen oder sich nach Hilfe umzusehen, um Informationen mit größerer Validität zu finden. Wenn wir die Sache optimistischer angehen und Sie entscheiden, daß die von Ihnen entdeckte Evidenz valide ist, müssen Sie als nächstes herausfinden, ob die Evidenz auch bedeutsam ist (siehe Abschnitt 3b3 auf Seite 105).

## Ist die Evidenz aus dieser klinischen Entscheidungsanalyse valide?

Bei Ihren Bemühungen zur Lösung eines therapeutischen Problems stoßen Sie vielleicht auf Evidenz in Form einer klinischen Entscheidungsanalyse. Dabei handelt es sich um die Anwendung expliziter quantitativer Methoden, um eine Entscheidung zu analysieren. Diese Methoden erlauben es Ihnen, jedes beliebige Element der Entscheidungsanalyse zu diskutieren und zu modifizieren. Dadurch können Sie feststellen, wie sich diese Modifikationen auf die quantitativen Ergebnisse auswirken, durch die sich eine von mehreren Handlungsweisen den anderen als überlegen erweist. Im Prinzip sind diese Analysen sehr attraktiv, da sie es zulassen, die beste externe Evidenz explizit mit der individuellen klinischen Erfahrung und den Patientenwünschen zu vereinbaren. Wir gehen davon aus, daß diese Analysen in der EBM-Praxis zukünftig noch weitaus gebräuchlicher werden. Derzeit sind sie jedoch noch schwer zu handhaben (da verläßliche Evidenz zu den dabei verwendeten Wahrscheinlichkeiten fehlt), und es kostet Zeit (für die Suche nach der besten Evidenz und für die quantitative Beschreibung des Nutzens für den einzelnen Patienten), sie im rauhen klinischen Praxisalltag durchzuführen. In Dave Sacketts allgemeininternistischer Klinik braucht man für jede einzelne Analyse 3 Tage, doch ließen sie sich in Zentren mit größerer Expertise wahrscheinlich schneller durchführen. Da wir solche Analysen nicht routinemäßig erstellen, fehlt uns für eine detaillierte Beschreibung an dieser Stelle die Sachkenntnis. Für interessierte Leser sind aber am Ende dieses Abschnitts einige nützliche Literaturstellen aufgelistet.

Am Anfang einer klinischen Entscheidungsanalyse steht ein Diagramm (ein sogenannter »Entscheidungsbaum«), in dem die Handlungsalternativen und deren mögliche Endpunkte aufgeführt sind. Ein Beispiel für einen solchen Baum ist Abbildung 3a3.1, die aus einer der erwähnten Literaturstellen stammt. Hier soll entschieden werden, ob ein Patient mit dilatativer Kardiomyopathie eine Antikoagulationstherapie erhalten soll. Die Entscheidung (für oder gegen eine Antikoagulationstherapie) ist im Diagramm durch ein Quadrat markiert, die möglichen Endpunkte sind durch Kreise verbunden (sogenannte »Chance Nodes« oder Wahrscheinlichkeitsknoten; die Kreise bedeuten, daß sich die Wahrscheinlichkeit der Endpunkte aus der Literatur sowie der eigenen klinischen Erfahrung ermitteln läßt). Jeder Endpunkt mündet in ein Dreieck, in das wir die Präferenzen der Patienten bezüglich dieser Endpunkte (sogenannte Patientennutzwerte) relativ zueinander und normalerweise als Dezimalbruch eintragen (vollständige Gesundheit erhält den Wert 1,0; Tod etwa den Wert 0,0; alle anderen Endpunkte liegen irgendwo dazwischen). Wenn Sie die einzelnen Patientennutzwerte (»utilities«) mit der Wahrscheinlichkeit ihres Auftretens multiplizieren und für jeden Wahrscheinlichkeitsknoten (die Kreise in der Abbildung) aufsummieren, erhalten Sie für den betreffenden Zweig des Entscheidungsbaums

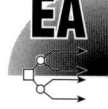

einen »durchschnittlichen Patientennutzwert« Anschließend können Sie durch Vergleich der durchschnittlichen Patientennutzwerte an den runden Wahrscheinlichkeitsknoten, die dem quadratischen Entscheidungsknoten am nächsten liegen, die Entscheidung identifizieren, die den Patientennutzwert mit Wahrscheinlichkeit maximiert.

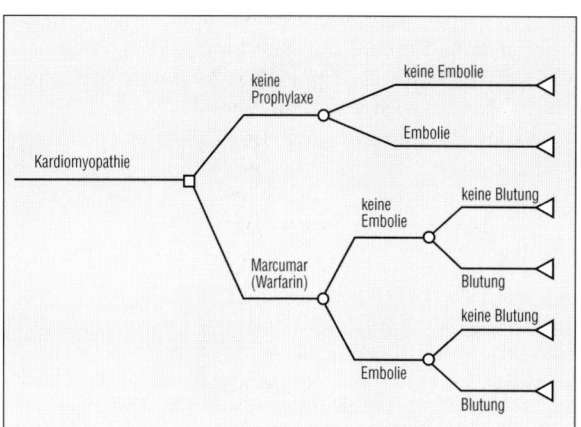

Abbildung 3a3.1. Entscheidungsbaum. Aus JAMA 1995, 26. April, 23(16): 1292-1295. Copyright 1995, American Medical Association.

Tabelle 3a3.4. Sind die Ergebnisse dieser klinischen Entscheidungsanalyse valide?

| |
|---|
| 1. Sind alle wichtigen klinischen Strategien und Endpunkte enthalten? |
| 2. Sind die Wahrscheinlichkeiten glaubwürdig? (Wurde eine explizite und sinnvolle Methode eingesetzt, um die beste externe Evidenz zu identifizieren, auszuwählen und in Wahrscheinlichkeiten umzusetzen?) |
| 3. Sind die Nutzwerte glaubwürdig? (Wurden sie in expliziter und sinnvoller Form glaubwürdigen Quellen entnommen?) |
| 4. Wurde getestet, wie robust die Schlußfolgerung ist? (Wurde untersucht, wie sich klinisch sinnvolle Veränderungen von Wahrscheinlichkeiten und Nutzwerten auswirken?) |

Nach dieser kurzen Einführung, die Sie anhand der Literaturhinweise vertiefen können, wollen wir uns mit Hilfe von Tabelle 3a3.4 der Frage zuwenden, ob Sie einer klinischen Entscheidungsanalyse glauben sollten. Vier Überlegungen sind in diesem Zusammenhang wichtig. Erstens: Wurden alle wichtigen klinischen Strategien (die therapeutischen Alternativen) und alle Endpunkte dieser Strategien (gute wie schlechte) berücksichtigt? Zweitens: Sind die Wahrscheinlichkeiten glaubwürdig? (Wurde ein expliziter und sinnvoller Weg beschritten, um die beste externe Evidenz zu identifizieren, auszuwählen und in Wahrscheinlichkeiten umzusetzen?) Drittens: Sind die Patientennutzwerte glaubwürdig? (Wurden sie auf explizite und sinnvolle Weise aus glaubwürdigen Quellen gewonnen, z.B. von Patienten, die diese Endpunkte tatsächlich erfahren haben?) Und als letztes: Wurde getestet, wie robust die Schlußfolgerung ist? (Wurde untersucht, wie sich klinisch sinnvolle Veränderungen von Wahrscheinlichkeiten und Nutzwerten auswirken?) Wenn die klinische Entscheidungsanalyse alle vier Kriterien erfüllt, ist es sinnvoll, mit dem nächsten Entscheidungsschritt fortzufahren, ob nämlich die Ergebnisse für Ihren Patienten möglicherweise nützlich sein könnten (das kann in Abschnitt 3b3 ab Seite 105 geschehen). Wenn nicht, sollten Sie nach besserer Evidenz suchen!

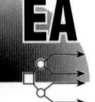

## Was folgt als nächstes?

Wenn Sie entschieden haben, daß die Ergebnisse einer Studie über die Wirksamkeit einer Behandlung (aus einer Einzelstudie, Übersicht, ökonomischen Analyse oder klinischen Entscheidungsanalyse) glaubwürdig sind, können Sie diese Ergebnisse im Hinblick auf ihre Nützlichkeit für Ihre(n) Patienten bewerten (siehe dazu Abschnitt 3b3 ab Seite 105).

## Weiterführende Literatur

Sackett D L, Haynes R B, Guyatt G H, Tugwell P. Clinical epidemiology: a basic science for clinical medicine. 2. Auflage. Little, Brown, Boston, 1991. Kapitel 7 (für die Bewertung klinischer Studien und klinischer Entscheidungsanalysen).

Oxman A D, Cook D J, Guyatt G H for the Evidence-Based Medicine Working Group. User's guide to the medical literature. VI. How to use an overview. JAMA 1994; 272: 1367-71.

Drummond M F, Richardson W F, O'Brien B, Levine M, Heyland D for the Evidence-Based Medicine Working Group. User's guide to the medical literature. How to use an economic analysis. JAMA, 1997; 277: 1552-1557.

Drummond M F, Stoddart G L, Torrance G W. Methods for the economic evaluation of health care programmes. Oxford University Press, Oxford, 1987.

Richardson W S, Detsky A S for the Evidence-Based Medicine Working Group. User's guide to the medical literature. VII. How to use a clinical decision analysis. JAMA 1995; 273: 1292-5 & 1610-13.

Sox H C, Blatt M A, Higgins M C, Marton K I. Medical decision making. Butterworth, Boston, 1988.

# Abschnitt 3a4
## Ist die Evidenz zu Nebenwirkungen valide?

Häufig werden Sie entscheiden müssen, ob eine Behandlung Ihrem Patienten schadet oder bereits geschadet hat. Zahlreiche Einweisungen in Akutkrankenhäuser sind die Folge unerwünschter Arzneimittelwirkungen, und schätzungsweise ein Fünftel bis ein Drittel der Patienten zeigen nach ihrer Einweisung unerwünschte Reaktionen auf diagnostische und therapeutische Maßnahmen. Andererseits sind sich selbst klinische Pharmakologen nicht darüber einig, ob bei einem bestimmten Patienten wirklich eine unerwünschte Arzneimittelreaktion vorliegt. Und die Tatsache, daß eine unerwünschte Reaktion während einer Behandlung erfolgt, ist kein ausreichender Beweis dafür, daß das aufgrund dieser Behandlung geschehen ist.

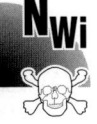

Da dieses Problem weitverbreitet und zugleich debattierbar ist, müssen die Ärzte auf die Beantwortung der beiden folgenden, aufeinander bezogenen Fragen vorbereitet sein:

1. Ruft dieses Arzneimittel (oder die Operation oder anderweitige Behandlung) die unerwünschte Wirkung bei einigen Patienten hervor? Wenn ja:
2. Hat dieses Arzneimittel (oder die Operation oder anderweitige Behandlung) die unerwünschte Wirkung bei einem bestimmten Patienten verursacht?

In diesem Abschnitt beschäftigen wir uns mit der ersten Frage, während die zweite in Abschnitt 4.4 behandelt wird.

Da man diese Bewertung allgemein als eine Frage nach Kausalität betrachtet, profitiert sie von den Erfahrungen, die man in der klassischen Epidemiologie mit dem Formulieren und Beantworten solcher Fragen gemacht hat. Die vier Leitfragen, die Ihnen bei der Entscheidung helfen sollen, ob eine Behandlung manchen Patienten schadet, sind in Tabelle 3a4.1 aufgeführt. Wir werden sie der Reihe nach betrachten.

1. Waren die Patientengruppen klar definiert und einander in allen wichtigen Aspekten (abgesehen von der Behandlung) ähnlich?

Da die Validität bei verschiedenen Arten von Studien durch unterschiedliche Faktoren »bedroht« ist, müssen Sie etwas Zeit investieren, um diese auszutüfteln. Nehmen wir einmal an, Sie wollten entscheiden, ob Fenoterol (ein Beta-Sympathomimetikum zur Behandlung von Asthma) gelegentlich (wenn auch selten) den Tod des damit behandelten Patienten verursacht. Zu diesem Zweck könnten Sie vier verschiedene Arten von Studien suchen und finden, die sich alle unter Bezug auf Tabelle 3a4.2 beschreiben lassen. Als erstes könnten Sie nach einer randomisierten Studie suchen, in der Asthmatiker nach einem dem Münzenwerfen ähnlichen System entweder einer Behandlung mit Fenoterol (obere Reihe in Tabelle 3a4.2 mit der Summe a+b) oder einer Vergleichs- oder Placebobehandlung zugeordnet wurden (untere Reihe mit der Summe c+d). Da alle möglichen Todesursachen

Tabelle 3a4.1: Sind die Ergebnisse dieser Studie über Nebenwirkungen valide?

1. Waren die Patientengruppen klar definiert und einander in allen wichtigen Aspekten (abgesehen von der Behandlung) ähnlich?
2. Wurde in beiden Gruppen das gleiche Verfahren angewandt, um Exposition und klinische Endpunkte zu messen?
3. War die Nachbeobachtung der untersuchten Patienten vollständig und zeitlich ausreichend?
4. Halten die Ergebnisse einem »diagnostischen Kausalitätstest« stand?
   – Ist es sicher, daß die Behandlung dem Auftreten des Endpunkts voranging?
   Gibt es eine Beziehung zwischen Dosis und Wirkung?
   Gibt es positive Daten aus einer De-Expositions-Re-Expositions-Studie?
   – Besteht die Assoziation gleichbleibend von Studie zu Studie?
   – Macht die Assoziation biologisch gesehen Sinn?

Tabelle 3a4.2: Verschiedene Wege, um herauszufinden, ob eine bestimmte Behandlung gelegentlich unerwünschte Reaktionen hervorruft

|  |  | Unerwünschtes Ergebnis | | Gesamt |
|---|---|---|---|---|
|  |  | ja (Fall) | nein (Kontrolle) |  |
| Exposition | Ja (Kohorte) | a | b | a + b |
|  | Nein (Kohorte) | c | d | c + d |
|  | Gesamt | a + c | b + d | a + b + c + d |

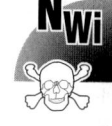

durch die Randomisierung ausgeglichen wären, könnten Sie sich einigermaßen sicher sein, daß ein statistisch signifikanter Mortalitätsanstieg bei den Fenoterol-Patienten (Zelle a) valide wäre. Problematisch ist der Fall, wenn Fenoterol nur einen zusätzlichen Todesfall pro 1000 Anwender verursacht. Dann müßten Sie schon eine riesige Studie finden, um einen deutlichen Mortalitätsanstieg bei Asthmatikern unter Fenoterol-Behandlung nachzuweisen. Angenommen, ein Arzneimittel verursacht einmal pro x Patienten eine unerwünschte Reaktion (zum Beispiel einmal pro 1000). Dann müßten Sie dreimal x Patienten (in unserem Beispiel 3000) nachverfolgen, um mit 95%iger Sicherheit wenigstens eine unerwünschte Reaktion zu sehen. Aus diesem Grund stammen die glaubwürdigsten Daten über Nebenwirkungen auch nicht aus einzelnen randomisierten Studien. Sollte es Ihnen nicht gelingen, eine systematische Übersichtsarbeit mit hinreichend großer Patientenzahl zu finden, werden Sie auf nichtexperimentelle Evidenz zurückgreifen müssen.

Das zweitwirkungsvollste Studiendesign ergibt sich ebenfalls aus den Reihen von Tabelle 3a4.2, doch werden hierbei die Patientengruppen (»Kohorten«), die die Behandlung erhalten (a+b) bzw. nicht erhalten (c+d), nicht randomisiert zugeordnet, sondern von Ärzten und Patienten wird entschieden, welche Gruppen die Behandlung erhalten (Exposition) bzw. nicht erhalten (keine Exposition). Bei diesen Kohorten erfolgt dann eine Verlaufsbeobachtung, um festzustellen, bei welcher Art und bei wie vielen Patienten das negative Ergebnis (a oder c) auftritt. Wie

Sie sehen, gibt es keinen Grund, warum diese Kohorten vollkommen identisch sein sollten, während es jede Menge Gründe für Unterschiede zwischen den Gruppen gibt (z.B. schwerkranke Patienten, bei denen ein unerwünschtes Ergebnis mit einer größeren Wahrscheinlichkeit auftritt und denen eine »Notbehandlung« vielleicht eher angeboten wird als anderen). Da möglicherweise ein enger Zusammenhang zwischen der Prognose von Patienten und der Wahrscheinlichkeit besteht, daß eine (aktive) Behandlung angeboten und von ihnen akzeptiert wird (was gelegentlich als »Confounding« oder Störgrößeneinfluß bezeichnet wird), ist die Analyse dieser analytischen Kohortenstudien schwierig. Häufig bemüht man sich, für bestimmte bekannte Störgrößen (wie z.B. Schwere der Erkrankung) von vornherein durch statistische Verfahren zu korrigieren (angefangen beim einfachen Vergleich von Ergebnissen einzelner Patienten mit unterschiedlichem Schweregrad bis hin zu ausgefallenen multivarianten Analysen). Was wir aber über die Determinanten von Krankheitsergebnissen nicht wissen, können wir vorab auch nicht korrigieren. Daher ist bei der Interpretation von Kohortenstudien Vorsicht geboten.

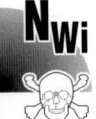

Bei späten oder selten auftretenden Behandlungskomplikationen sind selbst Kohortenstudien nicht umfangreich genug, und Sie werden sich häufig auf Studien verlassen müssen, die in Tabelle 3a4.2 als vertikaler Verlauf abgebildet sind, indem nämlich Fälle zusammengestellt werden (a+c), die bereits ein negatives Ergebnis aufweisen, sowie eine zweite Gruppe als Kontrolle (b+d) ohne dieses negative Ergebnis. Anschließend werden Anamnese oder Krankenakten überprüft, um den Anteil der Patienten in jeder von beiden Gruppen zu bestimmen, die die verdächtige Behandlung (a oder b) erhalten hatten: eine Fall-Kontroll-Studie. Genau dies geschah zur Lösung des Fenoterol-Problems: Die verstorbenen Asthmapatienten (die Fälle) wurden mit lebenden Asthmapatienten (die Kontrollen) hinsichtlich ihrer Fenoterol-Anwendung verglichen, und diese Vergleiche wurden dem Schweregrad des Asthmas »angepaßt«. Die Rolle von Störgrößen (der Vermischung von Prognose und Exposition) ist bei Fall-Kontroll-Studien noch problematischer als bei Kohortenstudien, da es oftmals unmöglich ist, die Störgrößen bei den Fällen zu messen, auch wenn sie bekannt sind.[9] Aus diesem Grund ist bei Fall-Kontroll-Studien noch größere Vorsicht geboten als bei Kohortenstudien. Zu guter Letzt stoßen Sie vielleicht auf Studien über einen oder wenige Patienten, die während der Behandlung einen negativen Ausgang entwickelten (nur Zelle a). Bei außergewöhnlichem Ausgang mit dramatischen Folgen (Phokomelie bei Kindern, deren Mütter Contergan eingenommen hatten) können auch Fallberichte und Fallserien als ausreichend betrachtet werden. In den meisten Fällen weisen sie jedoch darauf hin, daß es einen Bedarf an Studien mit anderen Designs gibt.

Wie auch bei anderen Problemen bei der klinischen und medizinischen Versorgung stammt die beste Evidenz zu unerwünschten Ereignissen aus einer systematischen Übersicht über alle relevanten Studien. Darauf sollten Sie die Suche nach der besten externen Evidenz in erster Linie konzentrieren. Systematische Über-

---

9  Verstorbene Patienten sind schweigsam und nehmen die Informationen über ihre Exposition von Behandlungen mit tödlichem Ausgang unter Umständen mit ins Grab.

sichten zu randomisierten Studien oder Kohortenstudien umfassen möglicherweise sogar eine ausreichend große Anzahl von Patienten, um sogar seltene unerwünschte Ereignisse erkennen zu können. Unabhängig davon, ob Sie eine systematische Übersicht oder eine Einzelstudie bewerten, müssen Sie berücksichtigen, wie die Teilnehmer ausgewählt und bewertet wurden. Da Sie inzwischen wissen, wie man erkennt, welche Art von Studie man gerade liest, können Sie die Leitfragen aus Tabelle 3a4.1 zum Einsatz bringen:

1. Aus der bisherigen Diskussion ist deutlich geworden, warum die Studie klar definierte Patientengruppen beschreiben sollte, die einander, abgesehen von der Exposition, in den wichtigsten Punkten ähnlich sind (um Störgrößen zu eliminieren).
2. Außerdem ist es sinnvoll, sich stärker auf Studienberichte zu verlassen, bei denen Exposition und klinische Endpunkte in beiden Gruppen auf die gleiche Weise gemessen wurden (damit nicht eine Gruppe umfangreicher untersucht wird als die andere, denn dies könnte dazu führen, daß in einer intensiver untersuchten Gruppe die Exposition oder die Endpunkte häufiger festgestellt werden).

3. Außerdem sollte bei einer Studie, die darauf schließt, daß die Behandlung keine schädlichen Wirkungen hat, die Nachbeobachtung der Patienten vollständig und zeitlich ausreichend gewesen sein, damit negative Wirkungen auch wirklich zur Geltung kommen können.
4. Und schließlich werden Sie feststellen wollen, ob die beobachtete Assoziation wenigstens einige allgemein plausible diagnostische Kausalitätskriterien erfüllt:
   – Die Exposition (z.B. Anwendung eines psychotropen Arzneimittels) sollte dem Auftreten von negativen Ergebnissen (z.B. Verhalten mit Suizidfolge) vorausgehen und nicht nur »Marker« (z.B. einer Depression) für ein sich entwickelndes negatives Ergebnis sein.
   – Die Glaubwürdigkeit einer Behauptung, daß eine Behandlung ein unerwünschtes Ergebnis verursacht, wird stark gestützt, wenn die Steigerung der Behandlungsdosis oder -dauer die Häufigkeit oder den Schweregrad des unerwünschten Ergebnisses erhöht: eine »Dosis- Wirkung«-Beziehung.
   – Die Validität einer Behauptung wird auch durch den Nachweis gestützt, daß sich die unerwünschte Wirkung bei Abbruch der Behandlung abschwächte oder verschwand (»De-Exposition«) und sich bei Wiederaufnahme der Behandlung verstärkte oder erneut auftrat (»Re-Exposition«).
   – Sollten Sie in der glücklichen Lage sein, eine systematische Übersicht zur betreffenden Fragestellung gefunden zu haben, können Sie bestimmen, ob die Assoziation zwischen fraglicher Exposition und unerwünschtem Ergebnis von Studie zu Studie einheitlich ist. Falls ja, darf Ihr Vertrauen in die Validität dieser Assoziation steigen.
   – Und schließlich ist Ihr Vertrauen besonders gerechtfertigt, wenn die Assoziation unter biologischen Gesichtspunkten schlüssig ist.

Sollte die Studie diesen drei Mindestkriterien jedoch nicht genügen, legen Sie sie besser beiseite und setzen Ihre Suche fort. Entspricht die Studie Ihrer Meinung nach jedoch diesen minimalen Anforderungen, können Sie entscheiden, ob die

Assoziation zwischen Exposition und Ergebnis eng und überzeugend genug ist, um Sie zum nächsten Schritt zu veranlassen, der in Abschnitt 3b5 beschrieben wird.

## Weiterführende Literatur

Levine M, Walter S D, Lee H, Haines T, Holbrook A, Moyer V for the Evidence-Based Medicine Working Group. User's guides to the medical literature: IV. How to use an article about harm. JAMA 1994; 271: 1615-19.

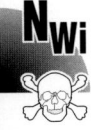

# Abschnitt 3a5
## Ist die Evidenz zu einer Leitlinie oder einer sonstigen qualitätsverbessernden Strategie valide?

Wenn Sie vorhaben, Ihre knapp bemessene Lese- und Fortbildungszeit als nächstes darauf zu verwenden, die Qualität Ihrer Patientenbetreuung zu verbessern, stehen Ihnen dafür verschiedene Möglichkeiten zur Verfügung. Drei davon wollen wir in diesem Buch behandeln:

1. Teilnahme an ärztlicher Fortbildung (Continuing Medical Education, CME);
2. allgemeine Strategien zur Organisation Ihrer Praxis oder
3. praktische Umsetzung von Leitlinien zur Beantwortung einer bestimmten klinischen Fragestellung.

Bevor Sie Ihre wertvolle Zeit auf eine dieser Handlungsalternativen verwenden, wäre es sicherlich klug, zunächst einmal nach vorhandener externer Evidenz zu suchen und diese hinsichtlich folgender Fragen kritisch zu bewerten:
1. Verbessert die ärztliche Fortbildung (CME) die klinische Leistung?
2. Können allgemeine Strategien die Qualität der Patientenbetreuung verbessern? Oder:
3. Ist eine bestimmte Leitlinie eher nützlich oder schadet sie mehr?

Betrachten Sie die beiden ersten Möglichkeiten getrost als Interventionen, deren Potential zu helfen, zu schaden oder einfach nur Ihre Ressourcen (in diesem Fall Ihre wertvolle Zeit!) zu verschwenden, genau so groß ist wie bei allen anderen präventiven oder therapeutischen Maßnahmen. Sollten Sie sich dieser Ansicht anschließen, können Sie die Leitfragen aus den Abschnitten 3a3 und 3b3 benutzen, um die Behauptung, daß eine Fortbildung oder eine andere allgemeine Strategie mehr nutzt als schadet, zu beurteilen. Auch in diesem Fall stammen die nützlichsten Informationen aus systematischen Übersichtsarbeiten randomisierter Studien über die ärztliche Fortbildung und Interventionen in der allgemeinen Praxis. Die zum Zeitpunkt dieser Publikation aktuellen systematischen Übersichtsarbeiten sind in den Tabellen 3a5.1 und 3a5.2 zusammengefaßt. Wir hoffen, daß die stetig steigende Menge an Evidenz zur Nutzlosigkeit traditioneller, frontaler Fortbildungsveranstaltungen in der Medizin Ihrer Aufmerksamkeit nicht entgehen wird, und wünschen uns darüber hinaus, daß Sie aus der zunehmenden Menge an Evidenz zu wirksamen verhaltensorientierten Strategien auch Nutzen ziehen können.

Die dritte Alternative, und das ist die der klinischen Leitlinien, befindet sich in rasanter Entwicklung und verdient, ausführlich betrachtet zu werden. Das soll hiermit geschehen. Wir definieren klinische Praxisleitlinien als benutzerfreundliche Leitlinien für klinisches Handeln, die die beste Evidenz mit anderen Kenntnissen kombinieren, die für die Entscheidungsfindung hinsichtlich eines bestimmten Gesundheitsproblems erforderlich sind. Gute klinische Leitlinien zeichnen

sich durch drei Eigenschaften aus. Erstens: Wie auch die klinische Entscheidungsanalyse definieren sie Fragen der Praxis und identifizieren explizit sämtliche Entscheidungsoptionen und Endpunkte. Zweitens: Durch diese Leitlinien wird die
beste Evidenz zu Prävention, Diagnostik, Prognose, Therapie, Nebenwirkungen
und Kostenwirksamkeit explizit identifiziert, bewertet und zusammengefaßt, und
zwar auf eine Weise (z.B. mittels NNTs), die für die Entscheidungsträger wichtig
ist. Drittens: Sie identifizieren explizit die Momente in einem Entscheidungspro-
zeß, an denen valide Evidenz in die individuelle klinische Erfahrung integriert werden muß, um über eine Behandlungsalternative zu entscheiden. Die guten Leitlinien sagen Ihnen also nicht, welche Entscheidung Sie treffen sollen. Vielmehr zeigen sie das Spektrum möglicher Entscheidungen auf und liefern die Evidenz, die
Ihnen in Verbindung mit Ihrem klinischen Urteilsvermögen sowie den Vorstellungen und Erwartungen Ihres Patienten hilft, eine eigene Entscheidung zu treffen,
mit der Ihrem Patienten am meisten gedient ist.

In diesem Abschnitt des Buches zeigen wir Ihnen, wie Sie entscheiden, ob eine
Leitlinie valide ist. Im zweiten Abschnitt sehen Sie, ob die Leitlinie Ihnen möglicherweise bei der Betreuung Ihrer Patienten nützen kann. Im dritten Abschnitt,

Tabelle 3a5.1 Eine systematische Übersicht von 99 randomisierten Studien über die Wirksamkeit von Fortbildungsstrategien[10]

| Wirksam | Weniger wirksam | Unwirksam |
|---|---|---|
| »Memos« an Ärzte | | |
| Patientenorientierte Interventionen (Schulungs-material oder an sie gerichtete »Memos«) | | |
| Besuche (von Apothekern, standardisierten Patienten, externe Beratung [neutrale wissenschaftliche Informationen (»academic detailing«)] | | |
| Meinungsführer | | |
| Mehrschichtige Interventionen | | |
| | Audits mit Feedback (insbesondere aus Überprüfungen von Krankenakten) | |
| | Lehrmaterialien (gelegentlich) | |
| | | Formelle Fortbildungsseminare (eintägige oder kürzere Sitzun-gen hatten häufig negative oder keine eindeutige Wirkung) |

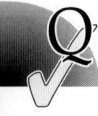

10 Davis D A, Thomson M A, Oxman A D, Haynes R B. Changing physician performance: a systematic
review of the effect of continuing medical education strategies. JAMA 1995; 274: 700-5.

Tabelle 3a5.2: Eine systematische Übersicht von Strategien zum Erreichen von Zielen in der Primärversorgung [11]

| Ziele in der Primärversorgung | Wirksame Strategie |
|---|---|
| Besserer Zugang zur Primärversorgung | Ausgedehnte klinische und telefonische Verfügbarkeit; Vernetzung in schlecht zugänglichen Gebieten |
| Bessere Kontinuität | Keine |
| Erhöhung der Vorsorgemaßnahmen | Computergestützte Terminplanung und Terminaufforderung; monatliches Feedback; kostenlose Nikotin-Kaugummis; interne ärztliche Überprüfungen und Feedback, ambulante Rotation mit didaktischen Seminaren + Leistungsfeedback + Gesundheitschecklisten; vom Pflegepersonal umgesetzte Protokolle mit direkter Überweisungsbefugnis |
| Verbesserung von diagnostischen und therapeutischen Prozessen | Multidisziplinäre geriatrische Beurteilung; Benachrichtigung des Arztes bezüglich Patienten mit ≥ 10 Medikamenten + Warnung + Aufforderung, diese zu verringern |
| Verbesserung des Arzt-Patienten-Verhältnisses | Keine |
| Verbesserung von Management und Koordination | Übertragung von Koordinationsaufgaben an und Fertigstellung von Screening-Protokollen durch Krankenschwestern; interdisziplinäre geriatrische Beurteilung |
| Verringerung der Mortalität und Morbidität | Keine |
| Verbesserung der Patienten-funktionsfähigkeit | Mehrfache Nachbeobachtung per Telefon statt Praxisbesuche – bei älteren Menschen |
| Verbesserung der Patientenzufriedenheit | Zuschüsse aus hochrangigen Quellen und allgemeine Zielsetzungen |
| Verringerung der ärztlich verordneten Leistungen | Computergestütztes Feedback über frühere Ergebnisse + Verordnungsmuster; computergestützter Hinweis auf die Wahrscheinlichkeit eines pathologischen Befundes; Computerdarstellung für Einzel- und Gesamtkosten von Tests; persönliche Besuche von klinisch tätigen Pharmazeuten oder speziell ausgebildeten Ärzteberatern [neutrale wissenschaftliche Informationen (»academic detailing«)]; Mitteilungen über Patienten mit ≥ 10 Medikamenten + Warnung + Aufforderung, diese zu verringern; zusammenfassendes Feedback über durchschnittliche Rezeptkosten pro Patient und insgesamt + Kosten vergleichbarer Medikamente + Kosten im Vormonat; Feedback über Rangfolge + Anzahl + Kosten der von den Kollegen verordneten Tests |
| Steigerung der angemessenen Inanspruchnahme von medizinischen Leistungen | Telefonische Nachbeobachtung nach Krankenhausentlassung durch das Pflegepersonal + Erinnerungen an Arzttermine + Bedarfseinschätzung + Frühwarnzeichen für bestimmte Probleme; Vernetzung von Praxen der Primärversorgung; Patientenaufklärung über angemessene Inanspruchnahme der ambulanten Versorgung; mehrfache telefonische Patientenkontakte anstelle routinemäßiger klinischer Nachbeobachtungen |
| Verlagerung der Versorgung in den ambulanten Bereich | Telefonische Nachbeobachtung nach Krankenhausentlassung durch das Pflegepersonal + Erinnerungen an Arzttermine + Bedarfseinschätzung + Frühwarnzeichen für bestimmte Probleme |
| Senkung von Kosten und Gebühren | Kombinierte stationäre und ambulante Betreuung derselben Patienten durch dasselbe Team; mehrfache telefonische Patientenkontakte anstelle routinemäßiger klinischer Nachbeobachtungen |
| Verbesserung der Effizienz | Dezentralisierung der Patientenerfassung mit einer Sprechstundenhilfe am Empfang pro Praxis und mehr als ein gleichzeitig verfügbarer Untersuchungsraum für die Rotationsärzte; Teamtreffen zur Koordination der Patienten zwischen den stationären und ambulanten Bereichen |

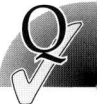

11 Yano E M, Fink A, Hirsch S H, Robbins A S, Rubenstein L V. Helping practices reach primary care goals: lessons from the literature. Arch Intern Med 1995; 155: 1146-56.

KRITISCHE BEWERTUNG DER EVIDENZ

Tabelle 3a5.3: Sind die Empfehlungen in dieser Leitlinie valide?

| |
|---|
| 1. Waren sämtliche wichtigen Entscheidungsoptionen und Endpunkte klar definiert? |
| 2. Wurde die für jede Entscheidungsoption relevante Evidenz identifiziert, validiert und auf sinnvolle und explizite Weise kombiniert? |
| 3. Wurden die relativen Präferenzen der Betroffenen bezüglich der Entscheidungskonsequenzen (einschließlich Nutzen, Risiken und Kosten) bestimmt und ausdrücklich berücksichtigt? |
| 4. Behält die Leitlinie auch bei sinnvoller Variation der klinischen Vorgaben in der Praxis ihre Gültigkeit? |

der sich mit der möglichen Integration der Leitlinie in die Betreuung Ihrer Patienten beschäftigt, führen wir Sie jedoch noch einmal zum Anfang dieses Abschnitts zurück, denn die Umsetzung dieser Leitlinie erfordert Ihrerseits Verhaltensänderungen, die Sie am besten mit Hilfe der Tabellen 3a5.1 und 3a5.2 bewältigen. Und damit schließt sich der Kreis.

Wenn Sie erst einmal entschieden haben, daß es sich lohnt, eine Leitlinie näher zu untersuchen (d. h. wenn ihre Zielsetzungen klar definiert und die betreffende Patientengruppe sowie ddie Versorgungsebene bezüglich Primär- oder fachärztlicher Bereich festgelegt sind), können Sie anhand der Leitfragen in Tabelle 3a5.3 entscheiden, ob die Empfehlungen der Leitlinie valide sind. Erstens sollten Sie sich vergewissern, daß die Leitlinie sämtliche Entscheidungsoptionen und Endpunkte, die Ihnen für die Betreuung der betreffenden Patienten wichtig sind, enthält und deutlich benennt. Wenn eine Krankheit sich durch Medikation, Operation, Patientengespräch oder sonstige Maßnahmen behandeln läßt, muß eine valide Leitlinie auf diese vier Faktoren sowie deren klinisch wichtige Endpunkte Bezug nehmen. Zweitens: Genau wie bei einer guten systematischen Übersichtsarbeit sollten die Verfasser von Leitlinien die Methoden, die sie bei der Suche, Aktualisierung, kritischen Bewertung, Zusammenstellung und Kombination der relevanten Evidenz zu Behandlungsoptionen und ihren Folgen angewendet haben, zusammenfassend darstellen. Aus einer solchen Zusammenfassung können Sie ersehen, ob die Leitlinie aktuell ist, ob ausschließlich Angaben aus randomisierten Studien berücksichtigt wurden oder ob andere Arten von Evidenz, darunter vielleicht sogar persönliche Expertenmeinungen, in die Formulierung der Leitlinie eingeflossen sind. Sollten Sie glauben, daß unsere geringschätzige Meinung zum Fachkonsens als Grundlage für Leitlinien unfair ist, dann führen Sie doch ein kurzes gedankliches Experiment durch und begeben sich in eine Gruppe von Experten im vorrevolutionären Paris (Bichat, Louis und Magendie und ihre Forderung nach externer Evidenz sind noch nicht auf der Bildfläche erschienen!), um Leitlinien dafür festzulegen, wieviel Blut man Cholerapatienten durch Aderlaß entnehmen sollte.[12]

Als nächstes werden Sie die relativen Präferenzen aller von der Leitlinie Betroffenen bestimmen, validieren und sinnvoll kombinieren. Da es um unsere Patienten geht, die den Nutzen oder den Schaden oder der von uns angebotenen Behandlungen davontragen, wäre es wichtig zu wissen, ob und wie ihre Befunde festge-

---

12 Zur damaligen Zeit verlangte der Konsens nach großen Mengen.

stellt und in die Empfehlungen der Leitlinie einbezogen wurden. Zum Schluß werden Sie wissen wollen, ob die Empfehlungen der Leitlinie auch dann zutreffen, wenn bei den klinischen Endpunkten oder Wertvorstellungen klinisch sinnvolle Abweichungen auftreten; denn wenn die Leitlinie bei Patienten mit geringfügigen Abweichungen von den Durchschnittsrisiken für bestimmte klinische Endpunkte oder den Reaktionen darauf nicht valide ist, dann sollten Sie die Leitlinie schnellstens verwerfen.

Sie können sich sicher vorstellen, daß nur wenige Leitlinien sämtlichen Kriterien in Tabelle 3a5.3 entsprechen. Sollten Sie jedoch eine Leitlinie entdecken, die diesen Anforderungen genügt, dann können Sie im nächsten Schritt entscheiden, ob ihre Wirkung groß genug ist, um ihre Umsetzung in die Praxis zu rechtfertigen. Dieses Thema wird in Abschnitt 3b5 auf Seite 118 zur Sprache kommen.

## Weiterführende Literatur

Hayward R S A, Wilson M C, Tunis S R, Bass E B, Guyatt G. User's guides to the medical literature. VIII. How to use clinical practice guidelines. A. Are the recommendations valid? JAMA 1995; 274: 570-4.

Wilson M C, Hayward R S A, Tunis S R, Bass E B, Guyatt G. User's guides to the medical literature. VIII. How to use clinical practice guidelines. B. What are the recommendations and will they help you in caring for your patients? JAMA 1995; 274: 1630-2.

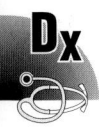

## Abschnitt 3b1
## Ist die Evidenz zu einem diagnostischen Test wichtig?

Bei der Entscheidung darüber, ob die Evidenz zu einem diagnostischen Test wichtig ist, werden wir den Begriff der Diagnose unter einem zeitgemäßen Blickwinkel betrachten, der beide Komponenten der evidenzbasierten Medizin berücksichtigt: und zwar Ihre individuelle klinische Erfahrung und die beste externe Evidenz. Bei der persönlichen klinischen Erfahrung geht es um eine erste Beurteilung der diagnostischen Möglichkeiten, bevor Sie einen Test durchführen (»Vortest-Wahr-

Tabelle 3b1.1: Einige Vortest-Wahrscheinlichkeiten

| Patientenproblem | Behandlungs-umgebung | Zielerkrankung | Vortest-Wahr-scheinlichkeit |
|---|---|---|---|
| Teerstuhl bei einem 50-jährigen Mann, der 25 Einheiten Alkohol pro Woche konsumiert, aber keine Anzeichen einer Lebererkrankung zeigt | Notaufnahme in Nordamerika Gastritis | Varizen Benignes Ulkus 40% | 5% 55% |
| Ohne Symptome Alter 60-69 Jahre | Primärversorgung | Nicht diagnostiziertes Kolonkarzinom: bei sämtlichen Patienten positive Familienanamnese | 0,5% 1,5% |
| Keine Symptome Frauen: 30–39 Jahre 60–69 Jahre Männer: 30–39 Jahre 60–69 Jahre | Primärversorgung | ≥75% Stenose einer oder mehrerer Koronararterien | 0,3% 8% 2% 12% |
| Nicht-pectanginöse Brustschmerzen Frauen: 30–39 Jahre 60–69 Jahre Männer: 30–39 Jahre 60–69 Jahre | | | 1% 19% 5% 28% |
| Atypische Angina pectoris Frauen: 30–39 Jahre 60–69 Jahre Männer: 30–39 Jahre 60–69 Jahre | | | 4% 54% 22% 67% |
| Typische Angina pectoris Frauen: 30–39 Jahre 60–69 Jahre Männer: 30–39 Jahre 60–69 Jahre | | | 26% 91% 70% 94% |
| Ohne Symptome, Alter 50 Jahre, mit einem einzelnen pulmonalen Rundherd | Primärversorgung | Krebs bei allen Rundherden bei 3 cm großen Rundherden | 50% 65% |

Weitere Beispiele für Vortest-Wahrscheinlichkeiten finden Sie auf der Homepage dieses Lehrbuchs unter http://cebm.jr2.ox.ac.uk/ . Hier können Sie auch Ihre eigenen Ergänzungen zu unserer Datenbank eingeben.

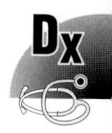

scheinlichkeit«). Bei der besten externen Evidenz geht es darum, zwischen Patienten mit bzw. ohne Zielerkrankung zu unterscheiden (beide beinhalten sowohl die traditionellen Konzepte der Sensitivität und Spezifität als auch die moderneren und wirkungsvolleren Ideen im Zusammenhang mit Wahrscheinlichkeitsverhältnissen). Wir werden Ihnen zeigen, wie man diese beiden Elemente der EBM kombiniert, um Ihre Einschätzung der Zielerkrankung (»Nachtest-Wahrscheinlichkeit«) zu verfeinern und die Diagnose zu stellen. Diagnostische Tests, die große Unterschiede zwischen Vortest- und Nachtest-Wahrscheinlichkeiten ermitteln, sind wichtig und werden sehr wahrscheinlich auch in Ihrer Praxis nützlich sein.

Woher stammen diese Vortest-Wahrscheinlichkeiten? In der Regel leiten sie sich aus Ihrer eigenen, ständig wachsenden klinischen Erfahrung her und sind meist am Umfeld, in dem Sie arbeiten, und der Art von Patienten, die Sie betreuen, orientiert. Aus diesem Grund können diese Vortest-Wahrscheinlichkeiten in einzelnen Ländern und auch innerhalb der medizinischen Primär-, Sekundär- und Tertiärversorgung stark differieren. In Tabelle 3b1.1 sind einige veröffentlichte Vortest-Wahrscheinlichkeiten zusammengestellt; weitere Angaben finden Sie auf unserer Homepage.

Angenommen, Sie untersuchen einen anämischen Patienten und gehen davon aus, daß bei ihm mit 50%iger Wahrscheinlichkeit eine Eisenmangelanämie vorliegt. Die Wahrscheinlichkeit eines Eisenmangels beträgt also 50%. Wenn Sie den Patienten Ihrem Chef vorstellen, bitten Sie ihn um eine pädagogische Verordnung, um zu entscheiden, ob eine Serumferritin-Bestimmung zur Feststellung einer Eisenmangelanämie für Ihren Patienten geeignet ist. Stellen Sie sich weiter vor: Sie stoßen beim Ausfüllen Ihres Formulars auf eine systematische Übersicht über mehrere Studien zu diesem diagnostischen Test (der gegen den Referenzstandard einer eisenspezifischen Knochenmarksanfärbung evaluiert wurde), halten diese (aufgrund der Leitfragen in Tabellen 3a3.2 und 3a1.1) für valide und kommen zu den in Tabelle 3b1.2 aufgeführten Ergebnissen. Bis Sie dies alles jedoch aufgespürt und die externe Evidenz begutachtet haben, ist der Serumferritinspiegel Ihres Patienten mit einem Wert von 60 mmol/l bestimmt worden. Wie ist die Gesamtsituation zu bewerten?

Aus Tabelle 3b1.2 können Sie ablesen, daß Ihr Patient mit seinen Ergebnissen in die obere Zeile der Tabelle fällt, entweder in Zelle a oder b. Daraus können Sie mehrere Schlußfolgerungen ziehen: Erstens stellen Sie fest, daß der Serumferritinwert bei 90% der Patienten mit Eisenmangelanämie in dem Bereich liegt, in dem auch die Werte Ihres Patienten liegen, (a/(a+c)). Den Anteil von Patienten mit einer Erkrankung, bei denen der Test positiv ist, bezeichnet man als Sensitivität.

Vielleicht ist Ihnen auch aufgefallen, daß nur 15% der Patienten mit anderen Anämieursachen Werte im Bereich Ihres Patienten aufweisen[13]: Das bedeutet, daß

---

13 Das Komplement dieses Anteils wird als Spezifität bezeichnet und beschreibt den Anteil der Patienten ohne Zielerkrankung mit negativen oder normalen Testergebnissen: d/(b+d).

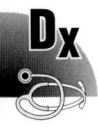

Tabelle 3b1.2: Ergebnisse einer systematischen Übersicht zur Serum-ferritin-Bestimmung als diagnostischer Test auf Eisenmangelanämie

|  |  | Zielerkrankung (Eisenmangelanämie) | | Gesamt |
|---|---|---|---|---|
|  |  | ja | nein |  |
| Diagnostisches Testergebnis (Serumferritin) | positiv (<65 mmol/l) | 731 a | 270 b | 1001 a + b |
|  | negativ (≥65 mmol/l) | c 78 | d 1500 | c + d 1578 |
|  | Gesamt | a + c 809 | b + d 1770 | a + b + c + d 2579 |

| | |
|---|---|
| Sensitivität | = a/(a+c) = 731/809 = 90% |
| Spezifität | = d/(b+d) = 1500/1770 = 85% |
| LR+ (pos. Wahrscheinlichkeitsverhältnis) | = Sens./(1-Spez.) = 90%/15% = 6 |
| LR- (neg. Wahrscheinlichkeitsverhältnis) | = (1-Sens.)/Spez. = 10%/85% = 0,12 |
| Positiver prädiktiver Wert | = a/(a+b) = 731/1001 = 73% |
| Negativer prädiktiver Wert | = d/(c+d) = 1500/1578 = 95% |
| Prävalenz | = (a+c)/(a+b+c+d) = 809/2579 = 32% |
| Vortest-Odds | = Prävalenz/(1-Prävalenz) = 31%/69% = 0,45 |
| Nachtest-Odds | = Vortest-Odds x Wahrscheinlichkeitsverhältnis |
| Nachtest-Wahrscheinlichkeit | = Nachtest-Odds/(Nachtest-Odds +1) |

das Ergebnis Ihres Patienten ungefähr sechsmal so häufig (90%/15%) bei einem Patienten mit Eisenmangelanämie auftritt wie bei Patienten ohne Eisenmangelanämie. Man bezeichnet das auch als Wahrscheinlichkeitsverhältnis für ein positives Testergebnis. Da Sie schon vorher (also noch bevor die Ergebnisse der Serumferritin-Bestimmung vorlagen) davon ausgegangen waren, daß die Chancen für das Vorliegen einer Eisenmangelanämie bei Ihrem Patienten bei 50:50 (als Vortest-Odds von 1 : 1 bezeichnet) lagen, können Sie mit den unter Tabelle 3b1.2 angegebenen Formeln diese Vortest-Odds von 1 mit dem Wahrscheinlichkeitsverhältnis von 6 multiplizieren und erhalten so die Nachtest-Odds für das Vorliegen einer Eisenmangelanämie von: 1 x 6 = 6. Da es Ihnen, wie übrigens den meisten anderen Ärzten auch, möglicherweise leichter fällt, in Wahrscheinlichkeiten als in Chancen (oder Odds) zu denken, können Sie diese Nachtest-Odds von 6:1 (wie unter der Tabelle 3b1.2 angegeben) in eine Nachtest-Wahrscheinlichkeit von 6/(6+1) = 6/7 = 86% umwandeln. Jetzt haben Sie also eine Diagnose gestellt, und der diagnostische Test scheint die Mühe wert zu sein.

(Um Ihre mathematischen Fertigkeiten zu überprüfen, wenden Sie dasselbe Ferritin-Ergebnis bei einem Patienten mit einer Vortest-Odds von 0,47 an[14] (siehe

---

14 Die Nachtest-Odds beträgt: 0,45 × 6 = 2,7 und die Nachtest-Wahrscheinlichkeit ist 2,7/3,7 = 73%. Beachten Sie, daß dieser Wert und der positive prädikative Wert identisch sind.

Tabelle 3b1.3: Einige SpPins und SnNouts

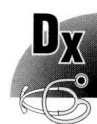

| Zielerkrankung | SpPin (& Spezifität) [Vorhandensein schließt die Zielerkrankung ein] | SnNout (& Sensitivität) [Fehlen schließt die Zielerkrankung aus] |
|---|---|---|
| Aszites (durch bildgebendes Verfahren oder Punktion)[a] | Flüssigkeitswelle (92%) | Anamnese mit Knöchelödemen (93%) |
| Pleuraerguß [b] | Perkutorisch lauter und scharfer Klang (100%) | Perkutorisch weicher und/oder dumpfer Klang (96%) |
| Erhöhter intrakranieller Druck (CT oder direkte Messung)[c] | | Verlust der spontanen retinalen Venenpulsationen (100%) |
| Krebs als Ursache von Schmerzen im unteren Rückenbereich (durch weitere Untersuchung)[d] | | Alter > 50 oder Krebsanamnese oder unerklärlicher Gewichtsverlust oder Versagen einer konservativen Therapie (100%) |
| Sinusitis (durch weitere Untersuchung)[e] | | Maxillärer Zahnschmerz oder eitriges Nasensekret oder schlechtes Ansprechen auf abschwellende Nasentropfen oder pathologische Diaphanoskopie oder Anamnese mit gefärbtem Nasensekret |
| Alkoholmißbrauch oder -abhängigkeit[f] | Ja bei ≥3 der CAGE-Fragen (99,8%) | |
| Splenomegalie (mittels bildgebenden Verfahren)[g] | Positive Ergebnisse bei Perkussion (Nixon-Methode) und Palpation | |
| Keine notfallmäßige Ursache für Schwindelgefühl[h] | Positiver Kopfhängetest und entweder Vertigo oder Brechreiz (94%) | |

Weitere Beispiele finden Sie auf der Homepage dieses Lehrbuchs unter http://cebm.jr2.ox.ac.uk/ (hier können Sie auch Ihre eigenen Ergänzungen zu SpPins und SnNouts in unserer Datenbank vornehmen).

[a] JAMA 1992; 267: 2645-8.    [d] JAMA 1992; 268: 760-5.    [g] JAMA 1993; 270: 2218-21.
[b] J Gen Int Med 1994; 9: 71-4.    [e] JAMA 1993; 270: 1242-6.    [h] JAMA 1994; 271: 385-8.
[c] Arch Neurol 1978; 35: 37-40.    [f] Amer J Med 1987; 82: 231-5.

Tabelle 3b1.2); Sie haben richtig gerechnet, wenn Ihr Ergebnis identisch ist mit einem dazu äquivalenten Ausdruck, dem positiven prädikativen Wert.)

Extrem hohe Werte für Sensitivität und Spezifität sind nützlich, aber nicht aus den Gründen, die Sie vielleicht annehmen.[15] Besitzt ein Test eine sehr hohe Sensitivität (wie z.B. der Verlust der retinalen Venenpulsationen bei erhöhtem intrakraniellen Druck), dann schließt ein negatives Testergebnis (das Vorliegen von Pulsationen) die Diagnose (erhöhter intrakranieller Druck) praktisch aus. Einer unserer klinischen Mitarbeiter hat angeregt, den Begriff »SnNout« als Eselsbrücke[16] für solche

---

15 Beim ersten Kontakt mit solchen Tests meinen die meisten Anwender, daß Tests mit hoher Sensitivität
    für und Tests mit hoher Spezifität gegen eine Diagnose sprechen; das Gegenteil ist jedoch der Fall.
16 »snout« ist der englische Begrif für »Schnauze«.

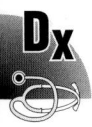

Tabelle 3b1.4: Nützlichkeit einer fünffachen Abstufung diagnostischer Testergebnisse

| Ergebnis des diagnostischen Tests | | Zielerkrankung liegt vor | | Zielerkrankung liegt nicht vor | | Wahrschein-lichkeits-verhältnis | Auswirkung auf die Diagnose |
|---|---|---|---|---|---|---|---|
| Serumferritin (mmol/l) | | Anzahl | % | Anzahl | % | | |
| Stark positiv | < 15 | 474 | 59 % | 20 | 1,1% | 52 | gesichert (SpPin) |
| Mäßig positiv | 15–34 | 175 | 22 % | 79 | 4,5% | 4,8 | mittelmäßig hoch |
| Neutral | 35–64 | 82 | 10 % | 171 | 10 % | 1 | indifferent |
| Mäßig negativ | 65–94 | 30 | 3,7% | 168 | 9,5% | 0,39 | mittelmäßig niedrig |
| Extrem negativ | ≥95 | 48 | 5,9% | 1332 | 75 % | 0,08 | ausgeschlossen (SnNout) |
| | | 809 | 100% | 1770 | 100% | | |

Tabelle 3b1.5: Einige Nachtest-Wahrscheinlichkeiten, berechnet aus den fünf Stufen für die Ergebnisse des diagnostischen Tests

| Wahrscheinlichkeits-verhältnis | Nachtest-Wahrscheinlichkeit für die Zielerkrankung bei unterschiedlichen Vortest-Wahrscheinlichkeiten | | | | | | Diagnostische Auswirkung |
|---|---|---|---|---|---|---|---|
| | Vortest 5% | Vortest 10% | Vortest 20% | Vortest 30% | Vortest 50% | Vortest 70% | |
| Sehr positiv 10 | 34 % | 53 % | 71 % | 81 % | 91 % | 96 % | bestätigend (SpPin) |
| Mäßig positiv 3 | 14 % | 25 % | 43 % | 56 % | 75 % | 88 % | mittelmäßig hoch |
| Neutral 1 | 5 % | 10 % | 20 % | 30 % | 50 % | 70 % | indifferent |
| Mäßig negativ 0,3 | 1,5% | 3,2% | 7 % | 11 % | 23 % | 41 % | mittelmäßig niedrig |
| Extrem negativ 0,1 | 0,5% | 1,0% | 2,5% | 4 % | 9 % | 19 % | ausschließend (SnNout) |

Ergebnisse zu verwenden (Sn = hohe Sensitivität, N = Negatives Ergebnis schließt die Diagnose aus = out). Gleichermaßen ist das Vorliegen (positives Ergebnis) eines Symptoms mit einer hohen Spezifität (z.B. eine Flüssigkeitswelle bei Aszites) praktisch ausschlaggebend für die Diagnose (Aszites). Unser Mitarbeiter nennt diesen Fall »SpPin«(Sp = hohe Spezifität; P = Positives Ergebnis schließt Diagnose ein = in)[17]. In Tabelle 3b1.3 haben wir einige SpPins und SnNouts aufgeführt; eine umfangreichere Liste finden Sie auf unserer Homepage.

Zwar sieht die Serumferritin-Bestimmung im Hinblick auf ihre Sensitivität (90%) und Spezifität (85%) sehr eindrucksvoll aus, doch bringt die neuere Betrachtungsweise in Form von Wahrscheinlichkeitsverhältnissen die Stärke dieses Tests noch deutlicher zum Ausdruck und verdeutlicht an diesem spezifischen Beispiel, wie wir durch die Tatsache in die Irre geführt werden, daß das ältere Verfahren, das mit Sensitivität und Spezifität arbeitet, uns auf nur zwei Testergebnisse festlegt, nämlich positiv und negativ. Die meisten Testergebnisse (wie auch beim Serumferritin) lassen sich aber in mehr als zwei Stufen darstellen. Tabelle 3b1.4 zeigt eine ganz

---

17 »spin« bedeutet »Drall«.

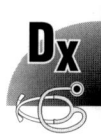

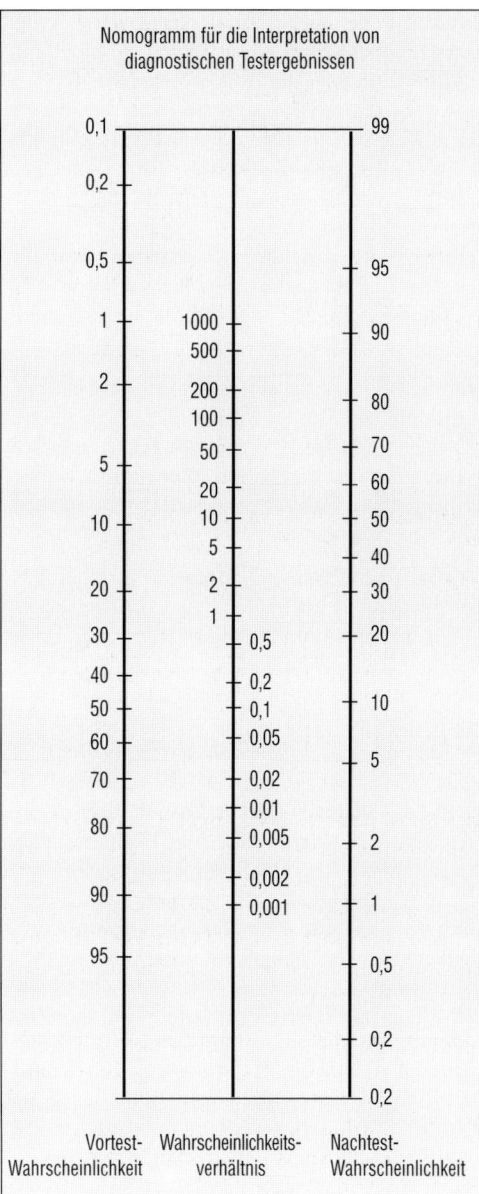

Nomogramm für die Interpretation von
diagnostischen Testergebnissen

| Vortest-Wahrscheinlichkeit | Wahrscheinlichkeits-verhältnis | Nachtest-Wahrscheinlichkeit |

Abbildung 3b1.1: Ein Wahrscheinlichkeitsverhältnis-Nomogramm. Nach: Fagan T J 1975 Nomogram for Bayes's Theorem (c). New England Journal of Medicine 293: 257.

besonders nützliche Methode zur Einteilung von Testergebnissen in fünf verschiedenen Stufen. Bei dieser Vorgehensweise läßt sich zeigen, daß eine extreme Stufe des Testergebnisses die positive Diagnose einschließt: In diesem Fall können Sie bei 59% der Patienten eine Eisenmangelanämie diagnostizieren (SpPin), trotz der wenig beeindruckenden Sensitivität von 59%, die sich ergeben würde, wenn man die Ferritinwerte in nur zwei Ergebnisstufen mit einer Trennlinie in dieser Höhe angeben würde. Wahrscheinlichkeitsverhältnisse von 10 oder höher ergeben bei Vortest-Wahrscheinlichkeiten von 33% oder mehr (0,33/0,67 = Vortest-Odds von 0,5) eine Nachtest-Wahrscheinlichkeit von 5/6 = 83% oder mehr.

Darüber hinaus kann die andere extreme Ergebnisstufe für 75% der Patienten, die tatsächlich keine Eisenmangelanämie haben, zum sicheren Ausschluß der Diagnose genutzt werden (SnNout), auch wenn die Spezifität mit 75% wiederum nicht sonderlich eindrucksvoll ist. Wahrscheinlichkeitsverhältnisse von 0,1 oder weniger ergeben bei Vortest-Wahrscheinlichkeiten von 33% oder weniger (0,33/0,67 = Vortest-Odds von 0,5) eine Nachtest-Wahrscheinlichkeit von 0,05/1,05 = 5% oder weniger. Zwei weitere mittlere Stufen können eine Vortest-Wahrscheinlich-

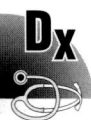

keit von 50% (Vortest-Odds 1:1) in nützliche, aber normalerweise diagnostisch nicht ausreichende Nachtest-Wahrscheinlichkeiten von 4,8/5,8 = 83% und 0,39/1,39 = 28% verwandeln. Die mittlere Ergebnisstufe (zu der ungefähr 10% beider Patientengruppen gehören) kann mit ihrem Wahrscheinlichkeitsverhältnis von 1 als nichtssagend betrachtet werden. Die Auswirkungen dieser Wahrscheinlichkeitsverhältnisse bei bestimmten Vortest-Wahrscheinlichkeiten sind Tabelle 3b1.5 zu entnehmen.

Letztendlich gibt es noch einen einfacheren Weg, diese Umrechnungen von Wahrscheinlichkeiten ↔ Odds vorzunehmen. Ein entsprechendes Nomogramm ist in Abbildung 3b1.1 dargestellt. Überprüfen Sie Ihr Verständnis des Nomogramms, indem Sie die Ergebnisse von Tabelle 3b1.5 nachvollziehen.

Sie werden überrascht sein (nehmen wir an!), daß die Testergebnisse Ihres Patienten nur ein Wahrscheinlichkeitsverhältnis von 1 ergeben. Der Test, den Sie aufgrund seiner Sensitivitäts- und Spezifitätswerte für sehr nützlich gehalten haben, hat Sie bei der Diagnosestellung kaum vorangebracht. Sie müssen also weitere Tests in Erwägung ziehen (vielleicht sogar den Referenzstandard einer Knochenmarksuntersuchung), um zu einer Lösung zu kommen.

Immer mehr Studien über diagnostische Tests geben mehrstufige Wahrscheinlichkeitsverhältnisse als Maß für die Testgenauigkeit an. Sind dagegen nur Sensitivität und Spezifität angegeben, findet man manchmal eine Tabelle mit weiter aufgeschlüsselten Ergebnisstufen, aus der Sie Ihre eigenen Wahrscheinlichkeitsverhältnisse errechnen können. Vielleicht ist aber auch ein Streuungsdiagramm (von Testergebnissen versus Diagnosen) vorhanden, das Sie in verschiedene Stufen unterteilen können. Falls Ihnen nur die Angaben zur Sensitivität und Spezifität zur Verfügung stehen, können Sie daraus anhand der Formeln in Tabelle 3b1.2 Wahrscheinlichkeitsverhältnisse errechnen (das Wahrscheinlichkeitsverhältnis für ein positives Testergebnis ist LR+ = Sensitivität/[1 – Spezifität]), das Wahrscheinlichkeitsverhältnis für ein negatives Testergebnis LR- = [1 – Sensitivität]/Spezifität).

Einige Studien über die Genauigkeit von diagnostischen Tests gehen sogar noch über die Angabe von Wahrscheinlichkeitsverhältnissen hinaus. Eine von ihnen verdient an dieser Stelle besondere Beachtung. Mit einer fortgeschrittenen Methodik werden dort mehrfache diagnostische Tests als Testserie für eine bestimmte Zielerkrankung betrachtet. Diese mehrteiligen Ergebnisse lassen sich auf unterschiedliche Weise darstellen, entweder als Cluster von positiven/negativen Ergebnissen oder als multivariate Scores. In beiden Fällen lassen sie sich in eine Rangordnung bringen und genauso behandeln wie andere mehrstufige Wahrscheinlichkeitsverhältnisse auch.

Hat man also festgestellt, daß ein diagnostischer Test eine erhebliche Verschiebung von Vortest- zu Nachtest-Wahrscheinlichkeiten ergibt, werden Sie sich nun um den letzten Punkt, der in Abschnitt 4.1 beschrieben wird, kümmern wollen: Wie bringt man die Ergebnisse dieser kritischen Bewertung mit der eigenen klinischen Erfahrung zusammen und wie wendet man das Resultat bei den eigenen Patienten an?

(Sollten Sie diesen zweiten Schritt vorgezogen haben ohne zu prüfen, ob die Evidenz zu diesem diagnostischen Test valide war, dann sollten Sie besser noch einmal zu Abschnitt 3a1 zurückkehren!)

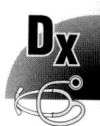

## Weiterführende Literatur

Sackett D L, Haynes R B, Guyatt G H, Tugwell P. Clinical epidemiology: a basic science for clinical medicine. 2. Auflage. Little, Brown, Boston, 1991. Kapitel 4 (für die Interpretation von diagnostischen Tests).

Jaeschke R, Guyatt G H, Sackett D L for the Evidence-Based Medicine Working Group. User's Guides to the medical literature. VI. How to use an article about a diagnostic test. A: Are the results of the study valid? JAMA 1994; 271:389-91. B. What are the results and will they help me in caring for my patients? JAMA 1994; 271: 703-7.

## Abschnitt 3b2
## Ist die Evidenz zu einer Prognose wichtig?

Leitfragen für diese Entscheidung finden Sie in Tabelle 3b2.1. Erstens: Wie wahrscheinlich ist der Ausgang von Krankheiten im Laufe der Zeit? Krankheiten haben meistens mehr als einen interessanten Endpunkt, und Endpunkte können nach Manifestation der Krankheit auch in verschiedenen Kombinationen und zu unterschiedlichen Zeitpunkten auftreten. Für jeden wichtigen Endpunkt sollten Sie nachlesen, mit welcher Wahrscheinlichkeit er im Krankheitsverlauf auftritt. Üblicherweise werden diese Informationen als prozentuale Überlebensrate zu einem bestimmten Zeitpunkt (z.B. als 1-Jahres- oder 5-Jahres-Überlebensrate) angegeben und durch verschiedene Überlebenskurven dargestellt. In Krebs-

Tabelle 3b2.1: Ist die Evidenz zu einer Prognose wichtig?

| |
|---|
| 1. Wie wahrscheinlich sind die Endpunkte im Laufe der Zeit? |
| 2. Wie genau sind die prognostischen Schätzungen? |

studien wird zum Beispiel häufig die mittlere Überlebenszeit (Medianwert) angegeben. Damit wird die Nachbeobachtungsdauer bis zu dem Zeitpunkt bezeichnet, an dem 50% des Patientenkollektivs der Studie verstorben sind. Je zahlreicher die Endpunkte und je unterschiedlicher die Zeitpunkte sind, an denen diese Endpunkte auftreten, desto komplexer können solche Ergebnisse sein.

In Abbildung 3b2.1 werden verschiedene Prognosemuster erläutert, die jeweils zu verschiedenen prognostischen Schlußfolgerungen führen. Sie werden in dem zur Beschreibung der Prognose am häufigsten verwendeten Format präsentiert, und zwar einer Überlebenskurve, die zu verschiedenen Zeitpunkten den Anteil (häufig in % ausgedrückt) der ursprünglichen Studienpopulation angibt, bei dem sich der Endpunkt bisher NICHT ereignet hat[18] Teilbild A zeigt Patienten, bei denen bis zum Ende der Studie so gut wie keine Ereignisse aufgetreten sind. Demnach ist entweder die Prognose sehr gut (in diesem Fall wäre die Studie sehr nützlich für Sie) oder die Studiendauer zu kurz (und die Untersuchung wäre nicht sonderlich nützlich!). Die Teilbilder B, C und D beschreiben eine schwere Erkrankung, bei der nur 20% der Patienten das erste Jahr überleben. Diesen Patienten könnten Sie sagen, daß ihre Wahrscheinlichkeit, länger als ein Jahr zu überleben, bei 20% liegt. Beachten Sie aber, daß die Kurven stark unterschiedliche Verläufe aufweisen, wodurch die mediane Überlebenszeit (bei der die Hälfte der Patienten verstorben sind) bei der Krankheit in Teilbild B 9 Monate beträgt, in Teilbild C jedoch nur 3 Monate. Nur bei D liegt ein gleichmäßiger Kurvenabfall vor, und vielleicht sehen Sie daran, daß die beste Antwort auf die Frage »Doktor, wie lange lebe ich noch?«

---

18 Einzelheiten zur Aufstellung solcher Überlebenskurven werden in diesem Buch nicht beschrieben. Sie brauchen also nicht danach zu suchen! Kurz gesagt werden dabei pfiffige Methoden eingesetzt, um die Ergebnisse von Patienten zusammenzufassen, die nur kurze oder auch längere Zeit an der Studie teilgenommen haben und bei denen die Outcomes früh, spät oder gar nicht eingetreten sind. Die hier benutzte Methodik ist unter dem Stichwort »Sterbetabellen« zu finden.

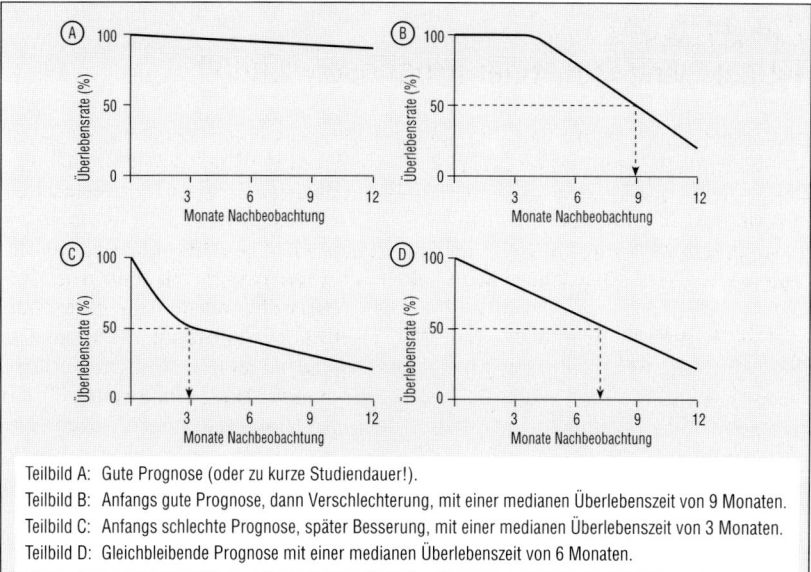

Teilbild A: Gute Prognose (oder zu kurze Studiendauer!).
Teilbild B: Anfangs gute Prognose, dann Verschlechterung, mit einer medianen Überlebenszeit von 9 Monaten.
Teilbild C: Anfangs schlechte Prognose, später Besserung, mit einer medianen Überlebenszeit von 3 Monaten.
Teilbild D: Gleichbleibende Prognose mit einer medianen Überlebenszeit von 6 Monaten.

Abbildung 3b2.1: Darstellung von Prognosen in Form von Überlebenskurven.

häufig der Zeitpunkt ist, zu dem die Hälfte der Studienpatienten verstorben sind (oder bei denen ein anderes relevantes negatives Ereignis eingetreten ist). Er wird als mediane Überlebenszeit bezeichnet.

Bei der zweiten Leitfrage sollten Sie prüfen, wie genau die prognostischen Aussagen sind. Wie bereits in Abschnitt 3a2 erwähnt, werden Prognosen in einer Stichprobe von Patienten untersucht und nicht in der Gesamtpopulation der Personen, bei denen die Krankheit jemals aufgetreten ist. Rein zufallsbedingt würde dieselbe Studie bei hundertfacher Wiederholung an unterschiedlichen Patientenstichproben aus derselben Gesamtpopulation unterschiedliche Ergebnisse liefern. Um zu entscheiden, ob diese prognostischen Ergebnisse wichtig sind, brauchen Sie eine Entscheidungshilfe, damit Sie einschätzen können, inwieweit die Ergebnisse allein zufallsbedingt schwanken, d.h. die Präzision der Ergebnisse. Dazu eignet sich am besten das 95%-Konfidenzintervall[19]: Bei den genannten 100 Wiederholungen derselben Studie an unterschiedlichen Patientenstichproben würden 95 in diesen berechenbaren Bereich der richtigen Prognose fallen (einige würden niedriger,

---

19 Das Konfidenzintervall ist im Anhang genauer beschrieben. Im vorliegenden Fall wird das Konfidenzintervall für eine Prognose (als Dezimalbruch ausgedrückt) errechnet aus dem beobachteten Ergebnis plus oder minus dem 1,96-fachen der Quadratwurzel aus [[(beobachtetes Ergebnis) × (1 – beobachtetes Ergebnis)] / Stichprobengröße]. Bei der Originalstudie entsprechen 20% = 0,2, und das Konfidenzintervall berechnet sich zu 0,2 ± 1,96 × Quadratwurzel aus [[(0,2) × (0,8)]/675] oder 0,2 ± 0,03 oder 17 – 23%. Um zu sehen, ob das Ergebnis für Sie nachvollziehbar ist, können Sie das Konfidenzintervall bei einer Probengröße von 40 Schlaganfallpatienten berechnen.

---

einige höher ausfallen). In einer Studie über die Prognose eines erstmaligen Schlaganfalls beispielsweise wurde bei 675 Patienten eine Letalität von 20% im ersten Monat mit einem 95%-Konfidenzintervall von 17-23% angegeben. Das ist ein sehr enger Bereich, und falls die Studie valide ist, scheint sie auch wichtig zu sein. Sollte dieser Wert von 20% jedoch lediglich auf 20 Patienten zutreffen, läge das 95%-Konfidenzintervall für Todesfälle im ersten Monat zwischen 2% und 38%. Dieser Bereich ist so groß (nahezu das 20-fache), daß diese Ergebnisse nicht als wichtig oder potentiell nützlich betrachtet werden können. Das Konfidenzintervall für die Prognose sollte dem Text, den Tabellen oder Abbildungen zu entnehmen sein; Sie können dann entscheiden, ob es zu groß ist, um auch glaubwürdig zu sein.

Damit ist Ihre kritische Bewertung der Evidenz zu Prognosen abgeschlossen. Wenn Sie zu dem Ergebnis gekommen sind, daß die von Ihnen entdeckte Evidenz sowohl valide als auch wichtig ist, können Sie mit Abschnitt 2 von Kapitel 4 (Seite 128) fortfahren und überlegen, ob und wie diese Evidenz auf Ihren Patienten anzuwenden ist.

## Weiterführende Literatur

Laupacis A, Wells G, Richardson W S, Tugwell P for the Evidence-Based Medicine Working Group. User's Guides to the medical literature. VI. How to use an article about prognosis. JAMA 1994; 272:234-7.

# Abschnitt 3b3
## Ist die Evidenz zu einer Behandlung wichtig?

Dieser Abschnitt soll Ihnen helfen, Ausmaß und möglichen Nutzen von Behandlungswirkungen, wie sie in einer Studie beschrieben werden, zu bewerten, und zwar unabhängig davon, ob Sie bereits (auf der Grundlage des vorangegangenen Abschnitts) eine Entscheidung über ihre Validität getroffen haben oder ob Sie erst an dieser Stelle damit beginnen. Da sich dieses Buch in erster Linie an den einzelnen Arzt wendet, werden wir Ihnen hauptsächlich zeigen, wie man die Zahl der Patienten ermittelt, die ein Arzt behandeln muß, um ein zusätzliches unerwünschtes Ereignis zu verhindern (NNT = number needed to treat), und wie man diese NNT einsetzt. Dabei zeigen wir Ihnen sowohl die absolute Reduktion (ARR) als auch die relative Reduktion des Risikos (RRR) für das Auftreten unerwünschter Ereignisse durch eine aktive Therapie. Weiterhin werden wir Sie mit Grundlagen zur Einschätzung der Ergebnisse einer ökonomischen Analyse vertraut machen. Bei dieser etwas komplexeren Methode zur Entscheidung über Behandlungswirkungen betrachten wir von einem umfassenderen Blickwinkel aus (normalerweise in Zusammenarbeit mit Managern des Gesundheitswesens), in welcher Form einzelnen Patientengruppen oder der Gesellschaft insgesamt Behandlungen zur Verfügung gestellt und angeboten werden sollten, damit knappe Ressourcen wie Krankenhausbetten, Arzneimittel, Operationszeiten, Personal und Geldmittel bestmöglich genutzt werden. Abschließend beschreiben wir kurz, wie Evidenz zu Behandlungswirkungen in eine klinische Entscheidungsanalyse eingebracht werden kann.

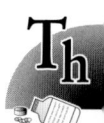

In Abschnitt 3 des 4. Kapitels werden wir Ihnen zeigen, wie die Meßwerte dieser drei Herangehensweisen für einzelne Patienten extrapoliert werden, um die Frage zu beantworten, ob sich diese Ergebnisse auf den eigenen Patienten anwenden lassen.

# Ist die Evidenz aus dieser randomisierten Studie wichtig?

### Einführung einiger Meßgrößen der Therapiewirkung

Zwei Schritte sind erforderlich, um herauszufinden, ob man von den Ergebnissen einer validen Therapiestudie beeindruckt sein sollte: Zum einen muß man die klinisch nützlichste Aussage dieser Ergebnisse finden (oder wie die Daten der Studie in diese Aussage konvertiert werden können); und zweitens muß man diese Ergebnisse mit den Ergebnissen anderer Behandlungen von anderen Erkrankungen vergleichen. Wir machen diese beiden Schritte der Reihe nach.

## Die relative Risikoreduktion (RRR)

Die DCCT-Studie (Diabetes Control and Complications Trial) über die Auswirkungen einer intensivierten Diabetestherapie auf die Entwicklung und Progredienz der Neuropathie, die in Tabelle 3b3.1 zusammengefaßt sind, zeigte das Auftreten einer Neuropathie bei 9,6% der Patienten, die durch Randomisierung eine normale Behandlung (1–2 Insulininjektionen/ Tag zur Vermeidung hyperglykämiebedingter Symptome) erhalten hatten [sogenannte Kontroll-Ereignisrate oder CER (Control Event Rate)], sowie bei 2,8% der Patienten, die einer intensivierten Diabetestherapie (Insulinpumpe oder ≥ 3 Injektionen pro Tag) zugeordnet waren [sogenannte experimentelle Ereignisrate oder EER (Experimental Event Rate)].

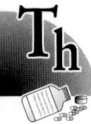

Dieser Unterschied war statistisch hoch signifikant, doch wie läßt sich die klinische Bedeutung dieser Behandlungswirkungen am besten ausdrücken? Als traditionelle Meßgröße dieser Wirkung dient die proportionale oder »relative« Risikoreduktion (in unserer Zeitschrift als RRR abgekürzt), die man folgendermaßen berechnet: RRR = (CER – EER)/CER. In unserem Beispiel beträgt die RRR (9,6% – 2,8%) / 9,6% = 71%, d.h. die intensivierte Therapie verringert das Risiko der Entstehung einer Neuropathie um 71%.

Warum sollten wir unsere Beschreibung der klinischen Signifikanz dieses Ergebnisses aber nicht auf die relative Risikoreduktion beschränken? Weil die RRR nicht zwischen sehr großen absoluten Behandlungswirkungen (in der Größenordnung des Zehnfachen dieser Studie) und unbedeutenden Wirkungen (einem Zehntausendstel des hier beobachteten Effekts) zu unterscheiden vermag. Angenommen, die Neuropathie-Raten wären zehnmal höher als in dieser Studie beobachtet (in Tabelle 3b3.1 der »hohe hypothetische Fall«) und beeindruckende 96% der Kontrollpatienten und 28% der mit intensivierter Diabetestherapie behandelten Patienten würden eine Neuropathie entwickeln, dann bliebe der RRR-Wert trotzdem unverändert: RRR = (96% – 28%) / 96% = 71%. Auch wenn nur bei der vernachlässigbaren Zahl von 0,00096% der Kontrollpatienten und 0,00028% der intensiviert behandelten Patienten eine Neuropathie entstünde (in Tabelle 3b3.1 der »niedrige hypothetische Fall«), kämen wir trotzdem zum gleichen RRR-Wert, und zwar immer noch: (0,00096% – 0,00028%) / 0,00096% = 71%! Das ist darauf zurückzuführen, daß die zugrundeliegende Anfälligkeit (oder das »Ausgangsrisiko«) der in randomisierte Studien aufgenommenen Patienten bei der relativen Risikoreduktion unberücksichtigt bleibt. Infolgedessen vermag die relative Risikoreduktion nicht zwischen sehr großem und sehr kleinem Risiko bzw. Nutzen zu unterscheiden.

## Die absolute Risikoreduktion (ARR)

Im Gegensatz zur relativen Risikoreduktion vermag der absolute Unterschied bei den Neuropathie-Raten zwischen den Patienten der Kontroll- und der experimentellen Gruppe (CER – EER) zwischen solchen Extremen klar zu unterscheiden. Diese Meßgröße wird absolute Risikoreduktion oder ARR genannt. Bei der Studie in Tabelle 3b3.1 beträgt die ARR oder (CER – EER) = 9,6% – 2,8% = 6,8%. In dem hohen hypothetischen Fall, daß 96% der Kontrollpatienten und 28% der

Tabelle 3b3.1: Klinisch sinnvolle Meßgrößen von Behandlungswirkungen

| Auftreten einer Neuropathie | Ereignisraten (diabetische Neuropathie) | | Relative Risikoreduktion | Absolute Risikoreduktion | Anzahl von Patienten, die behandelt werden müssen (um ein Ereignis zu verhindern) |
|---|---|---|---|---|---|
| | Übliche Insulinbehandlung (CER) | Intensivierte Insulinbehandlung (EER) | RRR = (CER-EER) / CER | ARR = (CER-EER) | NNT = 1/ARR |
| In der realen Studie | 9,6% | 2,8% | (9,6% – 2,8%) / 9,6% = 71% | 9,6% – 2,8% = 6,8% | 1 / 6,8% = 14,7 oder 15 |
| Hoher hypothetischer Fall A | 96% | 28% | (96% – 28%) / 96% = 71% | (96 % – 28%) = 68 % | 1 / 68% = 1,47 oder 2 |
| Niedriger hypothetischer Fall B | 0,00096% | 0,00028% | (0,00096% – 0,00028%) / 0,00096% = 71% | (0,00096% – 0,00028%) = 0,00068% | 1/0,00068% = 147000 |

intensiviert behandelten Patienten eine Neuropathie entwickeln, betrüge die ARR = 96% – 28% = 68%. Im niedrigen hypothetischen Fall, bei dem die niedrige Zahl von 0,00096% der Kontrollpatienten und 0,00028% der intensiviert behandelten Patienten eine Neuropathie entwickeln, errechnet sich die ARR aus 0,00096% – 0,00028% = 0,00068%. In die Berechnung der absoluten Risikoreduktion fließt das »Ausgangsrisiko« (die Anfälligkeit) der Patienten ein. Daher machen diese Werte umfassendere Angaben als die relative Risikoreduktion. Wenn die Behandlung das Auftreten eines positiven Ereignisses herbeiführt (anstatt das Auftreten eines negativen Ereignisses nur zu vermindern), können wir die absolute Risikozunahme (absolute risk increase) oder ARI errechnen. Aber im Gegensatz zu relativen Risikoreduktionen (RRRs) kann man sich absolute Risikoreduktionen (ARRs) und -zunahmen (ARIs) nur schwer merken. Sie gehen dem Arzt am Krankenbett auch nicht so leicht von der Zunge, denn viele haben bei Zahlen, die kleiner als 1,0 sind, ein ungutes Gefühl.

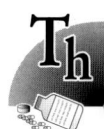

### Die Anzahl von Patienten, die behandelt werden müssen (number needed to be treated, NNT), um ein negatives Ergebnis zu vermeiden

Wenn wir den Kehrwert der absoluten Risikoreduktion nehmen, d.h. 1 durch ARR teilen = 1/ARR, erhalten wir eine sehr nützliche Zahl, welche die Anzahl von Patienten angibt, die mit der experimentellen Therapie behandelt werden müssen (number needed to be treated, NNT), um bei einem dieser Patienten die Entwicklung des negativen Ergebnisses zu

Tabelle 3b3.2: Einige NNT-Werte von unterschiedlichen Behandlungen

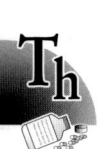

| Krankhafter Zustand oder Erkrankung | Intervention | Verhinderte Ereignisse | Ereignisraten | | Dauer der Nachbeobachtung | NNT zur Verhinderung eines zusätzlichen Ereignisses |
| --- | --- | --- | --- | --- | --- | --- |
| | | | Kontroll-Zielereignisrate CER | Experimentelle Zielereignisrate EER | | |
| Diabetes (IDDM)[a] | Intensivierte Insulinbehandlung | Diabetische Neuropathie | 0,096 | 0,028 | 6,5 Jahre | 15 |
| Diabetes (NIDDM)[b] | Intensivierte + Insulinbehandlung | Verschlechterte diabetische Retinopathie Nephropathie | 0,38 / 0,30 | 0,13 / 0,10 | 6 Jahre | 4 / 5 |
| Akuter Myokardinfarkt[c] | Streptokinase und Aspirin | Tod nach 5 Wochen / Tod nach 2 Jahren | 0,134 / 0,216 | 0,081 / 0,174 | 5 Wo. / 2 Jahre | 19 / 24 |
| Diastolischer Blutdruck 115–129 mmHg[d] | Antihypertonika | Tod, Schlaganfall oder Myokardinfarkt | 0,1286 | 0,0137 | 1,5 Jahre | 9 |
| Diastolischer Blutdruck 90–109 mmHg[e] | Antihypertonika | Tod, Schlaganfall oder Myokardinfarkt | 0,0545 | 0,0467 | 5,5 Jahre | 128 |
| Selbständige ältere Patienten[f] | Umfassende geriatrische Betreuung zu Hause | Einweisung in ein Dauer-Pflegeheim | 0,10 | 0,04 | 3 Jahre | 17 |
| Schwangere mit Eklampsie[g] | i.v. MgSO$_4$ (versus Diazepam) | rezidivierende Krampfzustände | 0,279 | 0,132 | Stunden | 7 |
| Gesunde Frauen Alter 50–69[h] | Brustuntersuchung plus Mammographie | Tod durch Mammakarzinom | 0,00345 | 0,00252 | 9 Jahre | 1075 |
| Hochgradige symptomatische Karotisstenose[i] | Karotisendarteriektomie | Schwerer Schlaganfall oder Tod | 0,181 | 0,08 | 2 Jahre | 10 |
| Frühgeborene[k] | Pränatale Kortikosteroidgabe | Atemnotsyndrom | 0,23 | 0,13 | Tage | 11 |

Weitere Beispiele finden Sie auf der Homepage dieses Lehrbuchs unter http://cebm.jr2.ox.ac.uk/ (hier können Sie auch Ihre eigenen Ergänzungen zu unserer Datenbank eintragen).

a Ann Intern Med 1995; 122: 561-8; EBM 1995; 1: 9.
b Diabetes Res Clin Pract 1995; 28: 103-17.
c Lancet 1988; 2: 349-60.
d JAMA 1967; 202: 116-22.
e BMJ 1985; 291: 97-104.
f N Engl J Med 1995; 333: 1184-9; EBM 1996; 1: 87.
g Lancet 1995; 345: 1455-63; EBM 1996; 1: 44.
h Lancet 1993; 341: 973-8.
i N Engl J Med 1991; 325: 445-53.
k Am J Obstet Gynecol 1995; 173: 322-35; EBM 1996; 1: 92.

vermeiden[20]. In unserem Fallbeispiel würden wir berechnen, wie viele Diabetiker wir mit der intensivierten Therapie behandeln müßten, um bei einem dieser Patienten die Entwicklung einer Neuropathie zu vermeiden. In der Studie beträgt der NNT = 1/ARR = 1/6,8% = 14,7. Ein solcher Wert wird normalerweise auf die nächsthöhere ganze Zahl gerundet (in diesem Fall 15). Jetzt wissen wir, daß einer von 15 Patienten, die eine intensivierte Insulintherapie erhalten, keine diabetische Neuropathie entwickeln wird.

Ist die Anzahl von Patienten, die behandelt werden müssen, um ein negatives Ergebnis zu verhindern, nun groß oder klein? Jetzt können wir den zweiten Schritt in Angriff nehmen und entscheiden, ob wir von den validen Ergebnissen einer therapeutischen Studie beeindruckt sind. Wie viele andere wichtige Themen in der Medizin hat auch diese Entscheidung mit klinischer Relevanz, und nicht mit statistischer Signifikanz zu tun. Der NNT-Wert von 15 Patienten ist weitaus kleiner als die Zahl derer, die wir im Fall unserer extrem niedrigen Hypothese behandeln müßten, wobei 1/ARR= 1/(0,00068%) oder NNT größer als 147 000 ist. Diese Zahl ist so groß, daß es wahrscheinlich kaum jemanden gibt, der meint, es sei der Mühe wert. Wir können uns das besser vorstellen, wenn wir die NNT = 15 Patienten mit der NNT von anderen Interventionen, die uns in der Medizin vertraut sind, vergleichen.

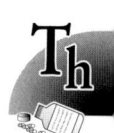

Dabei müssen wir jedoch zusätzlich die Dimension der Therapiedauer berücksichtigen: In der Diabetesstudie erfolgte die Behandlung im Durchschnitt 6,5 Jahre. Das heißt, wir müßten 15 Diabetiker 6,5 Jahre lang mit einer intensivierten Insulintherapie behandeln, um die Entwicklung einer Neuropathie in einem Fall zu vermeiden. Wie sieht der Vergleich mit anderen Behandlungen bei anderer Behandlungsdauer und bei anderen Krankheitszuständen aus? Einige Ereignisraten sind (in Dezimalzahlen, nicht als Prozentsätze) in Tabelle 3b3.2 aufgeführt. Um den Vergleich optimistisch zu beginnen: Wir müssen nur etwa 20 Patienten mit Thoraxschmerzen, bei denen ein Herzinfarkt vorzuliegen scheint, mit Streptokinase und Aspirin behandeln, um in 5 Wochen ein Leben zu retten. Andererseits müssen wir ungefähr 70 ältere Hypertonie-Patienten 5 Jahre lang mit Antihypertonika behandeln, um ein Leben zu retten, oder wir müssen etwa 100 Männer ohne Hinweis auf eine koronare Herzkrankheit 5 Jahre lang mit Aspirin behandeln, um einen Herzinfarkt zu verhindern, und ungefähr 10 Patienten mit symptomatischer mäßiger bis schwerer Karotisstenose durch Endarteriektomie behandeln, um in den nachfolgenden 2 Jahren einen schweren oder tödlichen Schlaganfall zu verhindern.

Unserer Meinung nach ist die Anzahl von Patienten, die behandelt werden müssen, um das Auftreten eines Ereignisses zu verhindern (NNT), die nützlichste Meßgröße für die klinischen Bemühungen, die wir und unsere Patienten aufbringen müssen, um dem negativen Ausgang ihrer Krankheiten vorzubeugen. Denken Sie allerdings daran, daß diese Meßgröße zwar für den Arzt eine reelle Bedeutung

---

20 Entsprechend gibt 1/ARI Auskunft darüber, wie viele Patienten behandelt werden müssen, um ein zusätzliches positives Ereignis herbeizuführen.

Tabelle 3b3.3: Umrechnung von Odds Ratios in NNTs

| | | Odds Ratio | | | | |
|---|---|---|---|---|---|---|
| | | 0,9 | 0,8 | 0,7 | 0,6 | 0,5 |
| Beim Patienten | 0,05 | 209[a] | 104 | 69 | 52 | 41[b] |
| zu erwartende | 0,10 | 110 | 54 | 36 | 27 | 21 |
| Ereignisrate | 0,20 | 61 | 30 | 20 | 14 | 11 |
| (PEER) | 0,30 | 46 | 22 | 14 | 10 | 8 |
| | 0,40 | 40 | 19 | 12 | 9 | 7 |
| | 0,50 | 38 | 18 | 11 | 8 | 6 |
| | 0,70 | 44 | 20 | 13 | 9 | 6 |
| | 0,90 | 101[c] | 46 | 27 | 18 | 12[d] |

Die Zahlen im mittleren Teil der Tabelle stellen die NNTs für die zugehörigen Odds Ratios bei der jeweils zu erwartenden Ereignisrate der Patienten (PEER) dar.

[a] Die relative Risikoreduktion (RRR) beträgt in diesem Fall 10%.
[b] Die RRR beträgt in diesem Fall 49%.
[c] Die RRR beträgt in diesem Fall 1%.
[d] Die RRR beträgt in diesem Fall 9%.

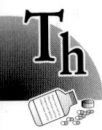

besitzt, nicht aber für den einzelnen Patienten, der sich nur für die Zahl 1 (nämlich sich selbst) interessiert und nicht für NNTs. Außerdem konzentrieren wir uns an dieser Stelle auf den Umfang der Behandlungswirkung, und nicht auf die Wahrscheinlichkeit einer falsch positiven Schlußfolgerung, daß die Behandlung wirksam ist (wenn sie es tatsächlich nicht ist). Und deshalb sollten wir bei der Angabe einer NNT lieber Konfidenzintervalle verwenden, die die »Grenzen« benennen, innerhalb derer die wahre NNT liegt (in 95% der Fälle), und uns nicht nur auf die p-Werte verlassen. Leser, die ihre Kenntnisse über Konfidenzintervalle auffrischen wollen, werden auf den Anhang verwiesen.

Da wir uns sowohl für die Risiken als auch für den Nutzen von Behandlungen interessieren, können wir auf die gleiche Weise parallel dazu die Anzahl von Patienten, die behandelt werden müssen, damit ein schädliches Ereignis eintritt (number needed to harm, NNH), errechnen, womit die Nachteile einer Therapie zum Ausdruck gebracht werden. Eine Antikoagulationstherapie mit einem jährlichen Risiko einer starken Blutung von 2% hätte demnach einen NNH-Wert von 1/2% = 50.

Häufig werden in Übersichten und Metaanalysen die NNTs angegeben, zuweilen aber auch nur Chancenverhältnisse oder Odds Ratios (OR) berichtet. Letztere sind nicht dasselbe wie RRRs. Sie lassen sich aber mit folgender Formel in RRRs umrechnen, wenn die Rate an Ereignissen beim nichtbehandelten Patienten bekannt ist (Patient Expected Event Rate, PEER):

$$\mathrm{NNT} = \frac{1 - [\mathrm{PEER} \times (1 - \mathrm{OR}]}{(1 - \mathrm{PEER}) \times \mathrm{PEER} \times (1 - \mathrm{OR})}$$

Um Ihnen bei der Umsetzung von Odds Ratios in NNTs zu helfen (ohne daß Sie sich durch diese Formel kämpfen müssen), haben wir ein paar NNT-Werte in Tabelle 3b3.3 zusammengefaßt.

In Verbindung mit Ihrer Erfahrung und den Werten aus Tabelle 3b3.2 werden Ihnen die NNT-Werte aus der Publikation eine Vorstellung darüber vermitteln, ob die Behandlung für Ihren Patienten möglicherweise nützlich ist. Im nächsten Kapitel präsentieren wir eine einfache Methode, wie Sie herausfinden, ob diese Behandlung auch wirklich Ihrem Patienten hilft.

## Ist die Evidenz aus einer ökonomischen Analyse wichtig?

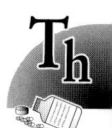

Tabelle 3b3.4: Sind die validen Ergebnisse einer ökonomischen Analyse wichtig?

| |
| --- |
| 1. Sind die resultierenden Kosten oder Kosten pro erreichter Gesundheitseinheit beeindruckend? |
| 2. Werden sich die Schlußfolgerungen wahrscheinlich bei sinnvollen Veränderungen von Kosten und Endpunkten nicht ändern? |

Wiederum handelt es sich um einen Prozeß aus zwei Schritten, der in Tabelle 3b3.4 zusammengefaßt ist. Zunächst sollten Sie nach klinisch nützlichen Darstellungsformen für Kosten und Folgekosten von Behandlungsalternativen suchen. Wenn Sie diese gefunden haben, sollten Sie sie mit den Kosten und Folgekosten für die Nutzung anderer Ressourcen vergleichen, die Ihnen, Ihrem Patienten und der Gesellschaft zur Verfügung stehen.

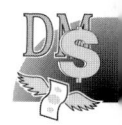

Der Nutzen läßt sich auf folgende Weisen messen:

1. Nutzen kann in gebräuchlichen Gesundheitseinheiten gemessen werden (gerettete Leben und gewonneneLebensjahre, Grad der Funktionstüchtigkeit, Anzahl der Hypertoniker mit dem gewünschten Blutdruck usw.). Wir werden gleich darauf zurückkommen, daß sich solche Meßgrößen gut für »Kosten-Effektivitäts«-Analysen (»cost-effectiveness« analysis) eignen.
2. Der Nutzen kann in unterschiedlichen Gesundheitseinheiten gemessen und anschließend in eine gemeinsame »Währung« umgerechnet werden. Zwar birgt diese Methode große konzeptuelle Schwierigkeiten (Wie ist der Geldwert eines Lebens? Wieviel ist eine gute körperliche Funktion im Vergleich zu einer guten emotionalen Funktion wert?), doch wendet man sie gern für »Kosten-Nutzen«-Analysen (»cost-benefit« analysis) an.
3. Für die Messung des Nutzens werden nicht die Endpunkte selbst berücksichtigt, sondern es wird der entsprechende soziale Wert (oder Nutzwert = Utility) dieser Endpunkte mit denen anderer Behandlungsformen verglichen. Ein Vorteil dieses dritten Ansatzes liegt darin, daß anstelle der Nutzwerte von Leistungsanbietern die »Nutzwerte« der Konsumenten von Leistungen im Gesundheitswesen berücksichtigt und diese in sog. »Kosten-Nutzwert«-Analysen (»cost-utility« analysis) einbezogen werden können.

Die Analyse muß dem Charakter der Auswirkungen der verglichenen Programme angemessen sein. Bei gleichartigen Auswirkungen kann er ignoriert werden, und ein einfacher Kostenvergleich ermittelt das zu bevorzugende Programm; dies wird in der Regel als »Kosten-Minimierungs«-Analyse (»cost-minimization« analysis) bezeichnet. Sind die Auswirkungen zwar nicht gleichartig, aber in derselben Gesundheitseinheit angegeben (z.B. Tage der Arbeitsunfähigkeit eines Patienten), dann sollte eine Kosten-Effektivitäts-Analyse durchgeführt und in der Studie angegeben werden, wieviel mehr wir (wenn das billigere Verfahren durch das teurere ersetzt wird) bezahlen müssen, um einen zusätzlichen Arbeitsunfähigkeitstag zu vermeiden. Und schließlich können die Auswirkungen von Behandlungsalternativen sowohl ungleich sein als auch in verschiedenen Gesundheitseinheiten gemessen worden sein (z.B. hat sich gezeigt, daß die klinische Untersuchung plus Mammographie zur Erkennung und Behandlung eines Mammakarzinoms im Frühstadium jeder dritten betroffenen älteren Frau einen vorzeitigen Tod ersparen kann, doch führt gerade diese Früherkennung und Stigmatisierung sowohl bei dieser Frau als auch bei den beiden anderen, die durch die Früherkennung nicht gerettet werden können, zu einer Verringerung der »Jahre mit uneingeschränktem Wohlbefinden«.

Berücksichtigt man die erheblichen Kosten einer solchen Maßnahme im Gesundheitswesen, dann ist es nötig, Behandlungsalternativen sowohl mit vielfältigen als auch widersprüchlichen Wirkungen zu vergleichen. In der Fachliteratur finden sich dazu zwei Ansätze. Entweder lassen sich beide Gruppen von Wirkungen in Geldeinheiten umwandeln (das ist leichter gesagt als getan!) und kombinieren, wodurch die Bewertung der Effizienz zur Kosten-Nutzen-Analyse wird. Oder aber es werden die persönlichen Präferenzen der betroffenen Frauen bzw. die Patientennutzwerte der jeweiligen Ergebnisse als gemeinsame Einheit für die Wirkungen eingesetzt, wobei die Patientennutzwerte mit der Einheit des »qualitätsangepaßten Lebensjahres« (quality-adjusted life year, QALY) angegeben werden (lebt ein Patient 2 Jahre und weist seinem Gesundheitszustand auf einer Skala den Wert 0,5 zu oder einen Wert von 0,2 für 5 Jahre oder von 1,0 für 1 Jahr, dann ergibt sich daraus 1 QALY). Die daraus resultierende ökonomische Analyse kann dann auch die übliche »Inflationsrate« enthalten (wodurch der Tatsache Rechnung getragen wird, daß das Geld heute etwas mehr wert ist als nächstes Jahr), und es können bei dieser Kosten-Nutzwert-Analyse im zeitlichen Verlauf Geldflüsse verglichen werden, mit denen dieselbe Effektivität erreicht werden kann; das entspricht in einer Kosten-Nutzwert-Analyse den »Kosten pro qualitätsangepaßtem Lebensjahr« für die verschiedenen Behandlungsalternativen.

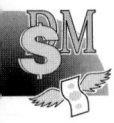

Unabhängig davon, welche Methode bei der Analyse eingesetzt wird, sollten Sie sich nicht mit einer einzigen Antwort zufriedengeben, sondern in der Publikation nach einem Abschnitt suchen, in dem untersucht wird, welchen Einfluß klinisch und finanziell sinnvolle Veränderungen der Kosten und Endpunkte auf die Analyse haben.

Diese »Sensitivitätsanalysen« geben Auskunft darüber, ob die Schlußfolgerung bezüglich der zu bevorzugenden Behandlung stabil ist und sich auch bei sinnvollen Änderungen der Kosten oder Endpunkte nicht ändert oder ob sie instabil ist (in diesem Fall ist eine gesunde Skepsis angebracht!) Sind Sie jedoch der Ansicht, daß die

Tabelle 3b3.5: Beispiele für die Kosten zur Gewinnung eines zusätzlichen »qualitätsangepaßten Lebensjahres« (QALY) anhand ausgewählter Behandlungen

| Behandlung | Kosten / QALY (Brit. Pfund Aug. 1990) |
|---|---|
| Cholesterinspiegelkontrollen und Diättherapie (sämtliche Erwachsene zwischen 40 und 69 Jahren) | 220 |
| Neurochirurgische Behandlung von Kopfverletzungen | 240 |
| Empfehlung der Aufgabe des Rauchens durch den Allgemeinarzt | 270 |
| Neurochirurgische Behandlung bei Subarachnoidalblutung | 490 |
| Antihypertonikabehandlung als Schlaganfallprophylaxe (bei 45 – 64-Jährigen) | 940 |
| Herzschrittmacher-Implantation | 1 100 |
| Hüftgelenkersatz | 1 180 |
| Herzklappenersatz bei Aortenstenose | 1 140 |
| Koronarbypass-Operation (bei Erkrankung der linken Koronararterie, schwerer Angina pectoris) | 2 090 |
| Nierentransplantation | 4 710 |
| Mammakarzinom-Screening | 5 780 |
| Herztransplantation | 7 840 |
| Cholesterinspiegelkontrolle und -behandlung (abgestuft) aller Erwachsenen im Alter zwischen 25 und 39 Jahren | 14 150 |
| Heimdialyse | 17 260 |
| Koronarbypass-Operation (bei Eingefäßerkrankung, mäßig schwerer Angina pectoris) | 18 830 |
| Kontinuierliche ambulante Peritonealdialyse (CAPD) | 19 870 |
| Stationäre Hämodialyse | 21 970 |
| Erythropoetinbehandlung einer Anämie bei Dialysepatienten (10%ige Mortalitätssenkung wird angenommen) | 54 380 |
| Neurochirurgische Intervention bei malignen Hirntumoren | 107 780 |
| Erythropoetinbehandlung einer Anämie bei Dialysepatienten (Anstieg der Überlebensrate wird nicht angenommen) | 126 290 |

Analyse zur Beantwortung Ihrer Frage geeignet ist, können Sie nun überlegen, ob Sie von den Studienergebnissen auch beeindruckt sein sollten. Bei einer Kosten-Minimierungs-Analyse können Sie z.B. entscheiden, ob der Kostenunterschied gravierend genug ist, um den Wechsel zur kostengünstigeren Methode zu rechtfertigen (falls Sie diese nicht bereits anwenden!). Oder Sie können sich überlegen, ob der Effektivitätsunterschied bei einer Kosten-Effektivitäts-Analyse groß genug ist, um die Mehrkosten der teureren Alternative zu rechtfertigen. Immer mehr ökonomische Analysen werden jedoch schon im Kosten/QALY-Format präsentiert, und inzwischen sind mehrere

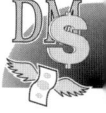

»Liga-Tabellen« erstellt worden, um die entsprechenden Entscheidungsträger über die relativen Vorteile unterschiedlicher Behandlungen bei unterschiedlichen Krankheitsbildern grob zu informieren. Ein Beispiel dafür finden Sie in Tabelle 3b3.5.

## Warnhinweise für die Verwendung von »Liga-Tabellen« bei Kosten/QALY-Analysen

Trotz ihrer augenscheinlichen Attraktivität können Tabellen zu Kosten/QALY-Analysen den unvorsichtigen Anwender ernsthaft in die Irre führen. Falls Sie sich für den Einsatz einer solchen Tabelle entscheiden, wenn auch nur als Ausgangspunkt für eine Diskussion, denken Sie an drei Dinge: Haben sich die Kosten geändert, seit die Tabelle erstellt wurde? Sind die in der Tabelle aufgeführten Kosten auf Ihre eigene Situation anwendbar? Sind die Behandlungen in ihrem Bereich wahrscheinlich genauso wirksam? Diese Tabellen bleiben umstritten, doch denken die meisten Gesundheitsökonomen, mit denen wir zusammenarbeiten, daß sie eine nützliche Information bei der Interpretation von ökonomischen Analysen liefern, ohne eine differenzierte Betrachtung ersetzen zu können.

# Ist die Evidenz aus dieser klinischen Entscheidungsanalyse wichtig?

Die Leitfragen für diese Entscheidung ähneln denen für ökonomische Analysen (siehe Tabelle 3b3.6).

Erstens: Führte eine der Handlungsalternativen zu klinisch relevanten Verbesserungen bei der Lebenserwartung oder einer sonstigen Meßgröße des Patientennutzwertes? Je größer die Verbesserung, um so zuverlässiger die Schlußfolgerung.

Zweitens: Was passiert, wenn klinisch sinnvolle Änderungen der Wahrscheinlichkeiten und Patientennutzwerte von Ergebnissen berücksichtigt werden? Diese Sensitivitätsanalysen geben Auskunft darüber, ob die Schlußfolgerung über eine bevorzugte Behandlung bei realistischen Veränderungen dieser Wahrscheinlichkeiten und Patientennutzwerte Bestand hat oder diesen Einflüssen gegenüber nicht stabil ist.

Tabelle 3b3.6: Sind die validen Ergebnisse einer klinischen Entscheidungsanalyse wichtig?

| |
|---|
| 1. Führte eine Behandlung zu klinisch relevanten Steigerungen der Lebenserwartung oder sonstige Meßgrößen von Patientennutzwerten? |
| 2. Wurde bei klinisch sinnvollen Veränderungen der Wahrscheinlichkeiten und Patientennutzwerte dieselbe Behandlung bevorzugt? |

Folglich gilt bei einem Bereich von Wahrscheinlichkeiten und Patientennutzwerten die eine Schlußfolgerung, während bei einem anderen, gleichermaßen sinnvollen Bereich eine andere, vielleicht sogar gegensätzliche Schlußfolgerung zutrifft. In solchen Fällen sollten Sie natürlich den Empfehlungen der Studie weitaus skeptischer begegnen. Denken Sie bei der Betrachtung von Sensitivitätsanalysen daran, daß nicht der absolute Unterschied der mittleren Gesundheitsnutzwerte zwischen den unterschiedlichen Knotenpunkten ausschlaggebend ist, sondern wie stabil dieser Unterschied (in der gleichen Richtung) bleibt, wenn wir klinisch sinnvolle Veränderungen von Wahrscheinlichkeiten und Patientennutzwerten vornehmen.

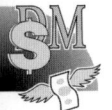

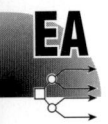

Wenn Sie der Meinung sind, daß die Evidenz zu einer Behandlung, die aus einer Studie, einer Übersicht, einer ökonomischen Analyse oder einer klinischen Entscheidungsanalyse stammen kann, wichtig ist, Sie bislang aber ihre Validität nicht geprüft haben, fahren Sie zu diesem Zweck mit Abschnitt 3a3 fort. Sollten Sie dagegen bereits zu dem Schluß gekommen sein, daß die von Ihnen entdeckte Evidenz sowohl valide als auch wichtig ist, können Sie als nächstes überlegen, wie Sie diese Evidenz auf Ihren Patienten anwenden können. Dieses Thema greifen wir in Kapitel 4 auf.

## Weiterführende Literatur

Drummond M F, Stoddart G L, Torrance G W. Methods for the economic evaluation of health care programmes. Oxford University Press, Oxford, 1987.
Sox H C, Blatt M A, Higgins M C, Marton K I. Medical decision making. Butterworth, Boston, 1988.

# Abschnitt 3b4
## Ist die Evidenz zu den Nebenwirkungen einer Behandlung wichtig?

Die wichtigste Meßgröße für Ihre Entscheidung, ob valide Evidenz zu den Nebenwirkungen einer Behandlung bei einigen Patienten auch beeindruckend ist (wobei die Behandlung möglicherweise klinischen Nutzen besitzt), ist die Stärke des Zusammenhangs zwischen Behandlung und unerwünschter Wirkung. Stärke bedeutet in diesem Fall das Risiko oder die Odds, daß eine unerwünschte Wirkung bei Exposition auftritt, wogegen sie ohne Exposition nicht aufträte: Je höher das Risiko oder die Odds, desto stärker ist der Zusammenhang und hoffentlich auch der Eindruck, den diese Evidenz auf Sie macht.

Tabelle 3b4.1: Unterschiedliche Wege zur Berechnung der Stärke eines Zusammenhangs zwischen Behandlung und nachfolgendem unerwünschten Ergebnis

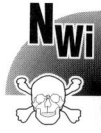

|  |  | Unerwünschtes Ergebnis | | Gesamt |
|---|---|---|---|---|
|  |  | liegt vor (Fall) | liegt nicht vor (Kontrolle) |  |
| Exposition | Ja (Kohorte) | a | b | a + b |
|  | Nein (Kohorte) | c | d | c + d |
|  | Gesamt | a + c | b + d | a + b + c + d |

Bei einer randomisierten Studie oder Kohortenstudie:
$$\text{Relatives Risiko} = RR = [a/(a+b)] / [c/(c+d)]$$
Bei einer Fall-Kontroll-Studie:
$$\text{Relative Odds} = RO = ad / bc$$

Unterschiedliche Studienarten arbeiten mit unterschiedlichen Verfahren für die Einschätzung der Stärke dieses Zusammenhangs (siehe Tabelle 3b4.1). In randomisierten und Kohortenstudien finden sorgfältige Nachbeobachtungen der Patienten mit und ohne Exposition statt, um herauszufinden, ob ein unerwünschtes Ergebnis entsteht. Das Risiko der behandelten Patienten im Vergleich zu den unbehandelten Patienten errechnet sich aus $[a/(a+b)]/[c/(c+d)]$. Das heißt, wenn 1000 Patienten eine Behandlung erhalten und 20 von ihnen ein unerwünschtes Ergebnis haben, dann ist $a = 20$ und $a/(a+b) = 20/1000 = 2\%$; wenn nur 2 von 1 000 Patienten mit demselben Krankheitsbild zwar eine andere Behandlung erhalten, aber dasselbe unerwünschte Ergebnis zeigen, betragen die entsprechenden Werte c = 2 und c/(c+d) = 2/1000 = 0,2 %, und das relative Risiko beträgt 2 %/0,2 % = 10. Das heißt, bei Patienten, die die verdächtige Behandlung erhielten, war das Risiko eines unerwünschten Resultates 10 mal höher als bei anders behandelten Patienten.

In Fall-Kontroll-Studien, in denen Patienten mit und ohne unerwünschtes Ergebnis ausgewählt und ihre früheren Behandlungen ermittelt worden sind, läßt sich die Stärke des Zusammenhangs (hier als Chancenverhältnis oder Odds Ratio bezeichnet) nur indirekt als ad/bc schätzen. Wenn z.b. 100 Fälle mit einem unerwünschten Ergebnis zusammengestellt werden und dabei festgestellt wird, daß 90 dieser Fälle die verdächtige Behandlung erhalten haben, dann gilt a = 90 und c = 10. Werden nun 100 Kontrollpatienten ohne dieses unerwünschte Ergebnis zusammengestellt und wird dabei herausgefunden, daß nur 45 von ihnen die verdächtige Behandlung erhalten haben, gilt b = 45 und d = 55. Daraus errechnet sich die relative Odds = ad/bc = (90 × 55)/(45 × 10) = 11. Bei Patienten, die die verdächtige Behandlung erhielten, ist die Wahrscheinlichkeit eines unerwünschten Ereignisses also 11 mal größer als bei anders behandelten Patienten.

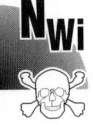

Wie groß müssen relative Risiken (RR) und relative Chancen (relative Odds) sein, um als beeindruckend gelten zu können? Auf diese Frage gibt es zwei Antworten. Zum einen wollen Sie sicher sein, daß das relative Risiko (RR) oder die relativen Odds (RO) tatsächlich größer sind als 1 (denn RR oder RO = 1 bedeutet, daß unerwünschte Ergebnisse bei der verdächtigen Behandlung nicht häufiger auftreten als bei anderweitiger Behandlung). Wie schon zuvor möchten Sie sicherlich, daß das gesamte Konfidenzintervall im klinisch relevanten Bereich von RR- und RO-Werten bleibt. Zweitens ist die Größe eines »beeindruckenden« RR oder RO abhängig von der Art der Studie, aus welcher der Wert stammt. Wegen der schon beschriebenen Verzerrungen (Bias) in Fall-Kontroll-Studien sollte die RO natürlich größer sein als die Werte, die allein aufgrund von möglichen Verzerrungseffekten entstehen könnten. Daher sind RO-Werte wohl erst ab etwa 4 beeindruckend (manche Kollegen würden diesen Richtwert im Falle einer schwerwiegenden unerwünschten Wirkung sicherlich etwas lockern, ihn aber bei einer geringfügigen unerwünschten Wirkung eher noch höher ansetzen). Da Kohortenstudien weniger verzerrungsanfällig sind, könnten Sie bei solchen Studien ein RR von 3 oder höher bereits beeindruckend finden. Bei randomisierten Studien, die für Verzerrungen kaum anfällig sind, gilt ein RR mit einem Konfidenzintervall, das den Wert 1 ausschließt, bereits als beeindruckend und ist einer weiteren Betrachtung wert.

Wenn Sie die Validität und die Stärke des Zusammenhangs zwischen der verdächtigen Behandlung und dem unerwünschten Ergebnis beeindruckend finden, müssen Sie die Schlußfolgerung in ein Maß der Konsequenzen, die sich aus einer Änderung Ihrer Behandlungsstrategie bezüglich des Auftretens des unerwünschten Ergebnisses ergeben, umsetzen. Danach entscheiden Sie, ob die Wirkung den dazu erforderlichen Aufwand auch rechtfertigt. Die von uns bislang verwendeten

Maße RR und OR sind kaum geeignet, uns diesbezüglich weiterzuhelfen. Daher müssen wir noch einmal auf das NNT-Konzept zurückkommen. Wenn Sie, wie in diesem Fall, durch ein negatives Resultat beunruhigt sind, sollten Sie den NNT-Begriff umdefinieren als NNH: »Anzahl von Patienten, die behandelt werden müssen, um einen Schadensfall herbeizuführen« (»number needed to produce one episode of harm«, kurz: number needed to harm«). Wir schlagen dies vor, weil die RR- und OR-Werte uns zwar bei der Feststellung helfen, ob ein ursächlicher Zusammenhang mit einem Schaden tatsächlich vorliegt, uns aber nicht verraten, ob der Zusammenhang klinisch relevant ist. In einer Kohortenstudie wurde z.B. nachgewiesen, daß nichtsteroidale Antiphlogistika gastrointestinale Blutungen verursachen können; das Konfidenzintervall des relativen Risikos, dieses unerwünschte Ergebnis zu erleiden, schloß den Wert 2 ein. In einer randomisierten Studie wurde nachgewiesen, daß die Antiarrhythmika Encainid und Flecainid zum Tode führen können; das Konfidenzintervall des relativen Risikos, dieses unerwünschte Ergebnis zu erleiden, schloß ebenfalls den Wert 2 ein. Der absolute Anstieg des Blutungsrisikos in der ersten Studie war jedoch mit ungefähr 0,05% gering. Das entspricht einem NNH-Wert von 2 000, um eine zusätzliche gastrointestinale Blutung zu verursachen. Dagegen lag der absolute Anstieg des Mortalitätsrisikos in der zweiten Studie bei 4,7% oder einem NNH-Wert von 21, um einen zusätzlichen Todesfall zu verursachen! Es ist also offensichtlich, daß ähnliche RR- oder OR-Werte zu stark unterschiedlichen NNH-Werten führen können. Für die klinische Entscheidung im Falle Ihres Patienten benötigen Sie deshalb beide Werte.

## Weiterführende Literatur

Levine M, Walter S D, Lee H, Haines T, Holbrook A, Moyer V for the Evidence-Based Medicine Working Group. User's guides to the medical literature: IV. How to use an article about harm. JAMA 1994; 271: 1615-19.

## Abschnitt 3b5
## Ist diese validierte Leitlinie oder sonstige qualitäts-verbessernde Strategie möglicherweise nützlich?

Die Botschaft ist in diesem Fall kurz und bündig, und Tabelle 3b5.1 enthält nur einen Eintrag. Wenn Sie eine Leitlinie oder sonstige Strategie zur Qualitätsverbesserung für valide halten, können Sie im nächsten Schritt überlegen, welche Bedeutung sie hat. Bietet sich Ihnen hier die Möglichkeit, die Qualität der Patientenbetreuung entscheidend zu verbessern? In einigen Situationen ist es offensichtlich, daß die Umsetzung einer Leitlinie mit großen Wirkungen einherginge. Gibt es in der gegenwärtigen Praxis große Schwankungen, die dadurch beseitigt werden könnten? Oder enthält die Leitlinie eine neue Evidenz (oder eine bislang nicht umgesetzte alte Evidenz), die einen wichtigen Einfluß auf die medizinische Behandlung haben könnte?

Aber selbst kleine Veränderungen können in der Praxis unter Umständen große und erhebliche Auswirkungen haben, ohne dabei allzu offensichtlich zu sein. Das ist zum Beispiel der Fall, wenn eine Leitlinie eine kleine Veränderung bei der Behandlung einer großen Zahl von Menschen herbeiführt. Oder wenn eine Leitlinie die medizinische Versorgung nur einer sehr kleinen Anzahl von Menschen mit einem besonders hohen Risiko verbessert, dann könnten die gesundheitlichen Folgen beträchtlich sein. Und wenn eine Leitlinie sehr kostenaufwendige Behandlungen betrifft, können auch kleine Veränderungen in der Praxis große Folgen für die Ressourcen haben (einschließlich Opportunitätskosten).

Tabelle 3b5.1:Leitfragen für die potentielle Nützlichkeit einer validen Leitlinie oder anderer qualitätsverbessernder Strategien

| Kann durch diese Leitlinie die Qualität der medizinischen Versorgung signifikant verbessert werden? |
|---|
| 1. Gibt es in der gegenwärtigen Praxis große Schwankungen? |
| 2. Enthält die Leitlinie neue Evidenz (oder alte, bisher nicht umgesetzte Evidenz), die die medizinische Behandlung bedeutend beeinflussen könnte? |
| 3. Hätte diese Leitlinie einen Einfluß auf die Behandlung von so vielen Menschen oder eine Auswirkung auf Menschen mit so hohen Risiken oder geht es um so hohe Kosten, daß selbst kleine Veränderungen der Praxis einen erheblichen Einfluß auf die gesundheitlichen Ergebnisse oder die Ressourcen hätten (einschließlich Opportunitätskosten)? |

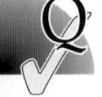

### Weiterführende Literatur

Hayward R S A, Wilson M C, Tunis S R, Bass E B, Guyatt G. User's guides to the medical literature. VIII. How to use clinical practice guidelines. A. Are the recommendations valid? JAMA 1995; 274: 570-4.

Wilson M C, Hayward R S A, Tunis S R, Bass E B, Guyatt G. User's guides to the medical literature. VIII. How to use clinical practice guidelines. B. What are the recommendations and will they help you in caring for your patients? JAMA 1995; 274: 1630-2.

# Abschnitt 3b6
## Wie lehren wir das kritische Bewerten?

Da wir der Ansicht sind, daß die kritische Bewertung dem Lernenden am besten im Zusammenhang mit der individuellen klinischen Erfahrung bei der Patientenbetreuung vermittelt wird, wollen wir mit der Diskussion dieses Punktes bis zum Ende von Kapitel 4 warten. Da pädagogische Verordnungen überaus nützlich sind, um eine kritische Bewertung anzuregen, haben wir sie schon am Ende von Kapitel 1 beschrieben. Und da das CAT, das 1-seitige Resümee einer kritischen Bewertung, sich zur Zusammenfassung, Vermittlung und Archivierung dieser wichtigen Arbeit als ausgesprochen wirksam erwiesen hat, soll es an dieser Stelle beschrieben werden.

### CAT – Speicherung und Teilen der kritischen Bewertungen von Lernenden bei beeindruckenden Ergebnissen

Wenn Sie sich die Mühe gemacht haben, einem Lernenden bei der Entscheidung zu helfen, ob die Ergebnisse einer Veröffentlichung valide und potentiell nützlich sind, wäre es schade, wenn man diese Informationen nicht wiederfinden könnte, da sie doch auch für andere (einschließlich Ihrer selbst!) hilfreich sein könnten. Wenn Sie kein fotografisches Gedächtnis haben und kein narrensicheres Archivierungssystem besitzen, werden Ihnen diese Arbeitsergebnisse nämlich verlorengehen!

Um diesen Verlust zu vermeiden und gleichzeitig die kritische Bewertung noch zu vertiefen, können Sie die Schüler ein 1-seitiges Resümee der Evidenz erstellen und vortragen lassen, das als »critically appraised topic« (kritisch bewertetes Thema) oder CAT bezeichnet wird. In Abbildung 3b6.1 ist ein solches CAT für Therapie abgebildet. Sie können erkennen, daß die Überschrift eines CATs eine aussagekräftige Antwort auf die klinische Frage darstellt, die den Lernprozeß überhaupt ins Rollen gebracht hat. Ein CAT beginnt mit einer Kurzzusammenfassung des klinischen Problems in einem Satz. Anschließend folgt direkt die »Kernaussage«, die die zu ergreifenden klinischen Handlungen beschreibt. In der darauffolgenden Tabelle ist zur Information des Lesers die wesentliche Evidenz klar zusammengefaßt. In den anschließenden Notizen sind bei der kritischen Bewertung der Evidenz relevante Punkte, die betreffenden biologischen Mechanismen oder wesentliche Kostenfaktoren bzw. sonstige Folgen aufgelistet, die aus der praktischen Durchführung der »Kernaussage« entstehen (wie Nebenwirkungen oder Toxizität). Zuletzt wird die Literatur zitiert, auf deren Grundlage das CAT erstellt wurde. Dies erlaubt dem Lernenden, die Originalabhandlung herauszusuchen oder als Ansatzpunkt für die Aktualisierung der Recherche zu verwenden und zu prüfen, ob in der Zwischenzeit bessere Evidenz verfügbar geworden ist. Ihr zukünftiger Zugriff auf die fertigen CATs hängt davon ab, wie gut Sie Ihr Archiv organisieren und auf dem neuesten Stand halten.[21]

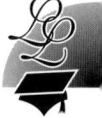

---

21 Da jeder Verfasser dieses Buchs ein anderes Archivierungssystem verwendet, werden wir an dieser Stelle keine bestimmte Empfehlung abgeben.

**Intensivierte Insulinbehandlung senkte bei Diabetikern die Mortalität nach Myokardinfarkt**
Bei dem Patienten handelte es sich um einen 62 Jahre alten Mann mit Hinterwandinfarkt und der Anamnese eines nicht-insulinpflichtigen Diabetes mellitus und einem Blutzucker-spiegel von 12 mmol/l bei Aufnahme.

---

Klinische Grundaussagen

1. Die intensivierte Insulinbehandlung (Insulininfusion gefolgt von vier täglichen Insulingaben über mindestens 3 Monate) kann das relative Risiko, innerhalb des nächsten Jahres zu versterben, um 29% senken (= RRR); die NNT zur Verhütung eines zusätzlichen Todesfalls lag bei 13.

2. Es besteht ein echtes Hypoglykämierisiko (15% in der experimentellen Gruppe; 10% mußten die Behandlung deswegen abbrechen), das jedoch nicht mit Morbidität oder Mortalität in Zusammenhang stand.

---

Dateiname: hiinsmi
CAT: Therapie
Bewerter: D. Sackett
Datum der Bewertung: 22. Sept. 1995

**Die Evidenz:** Nicht verblindetes RCT über 620 Patienten mit Verdacht auf Myokardinfarkt mit Blutzuckerspiegeln > 11 mmol/l bei Aufnahme. Erhielten Standardbehandlung oder Standardbehandlung plus Glukose-Insulin-Infusion für ≥ 24 h gefolgt von vier täglichen Insulingaben über ≥ 3 Monate. [1]

**Anmerkungen**
1. Infusionsprotokoll für das Pflegepersonal auf Intensivstatio-nen (weitergeführt bis zur Normoglykämie über ≥24 Stunden);
   – 500 ml 5% Glukose + 80 Einheiten Insulin, begonnen mit 30 ml/h bei Zielsetzung von 7-10 mmol/l (falls Abfall inner-halb 1 Stunde > 30%, Infusionsrate unverändert lassen, wenn Blutzucker noch > 11, aber um 6 ml/h reduzieren, falls im Zielbereich). Alle 2h kontrollieren, bei Änderung der Infusionsrate stündlich. Falls Blutzucker stabil ist und um 22.00 Uhr < 11 mmol/l liegt, die Infusionsrate über Nacht um 50% verringern.
   – Falls BZ > 15, 8 Einheiten iv-Bolus und Rate um 6 ml/h anheben. Falls 11-14,9, um 3 ml/h steigern. Falls 7-10,9, nicht verändern. Falls 4-6,9, um 6 ml/h verringern. Falls < 4, 15 Min stoppen und Blutzucker alle 15 min erneut prü-fen, bis ≥7, dann erneute Infusion mit um 6 ml/h niedrige-rer Infusionsrate als vorher. 20 ml 30%iger Glukose iv bei symptomatischer Hypoglykämie verabreichen.
2. Schema mit Insulin 4mal/Tag: Altinsulin mit Pen dreimal täglich s.c.plus mittellang wirksames Insulin am Abend mit dem Ziel einer stabilen Normoglykämie; Abbruch bei 10%, wenn trotz Dosisanpassungen wiederholt schwere Hypoglykämie auftrat.
3. Bei zuvor festgelegten Untergruppen schienen die Patien-ten mit niedrigem Risiko, die zuvor kein Insulin erhalten hatten, am besten auf die Behandlung anzusprechen.
4. Mechanismus unbekannt, doch bestand der Trend, daß die CK-geschätzte Infarktgröße bei den behandelten Patienten kleiner war.
5. Keine Unterschiede bei Rate akuter Myokardinfarkte, Ar-rhythmien, stationären Reinfarkten, Herzinsuffizienz (in beiden Gruppen ungefähr 50%) oder Revaskularisierung.

| Ereignisse | Standard-behandlung n = 314 | Standardbehandlung plus intensiviertes Insulin n = 306 | RRR | ARR | NNT (95% CI) |
|---|---|---|---|---|---|
| Gesamtmortalität | 0,261 | 0,186 | 29% | 0,075 | 13 (7-108) |
| Untergruppe bisher ohne Insulintherapie und mit niedrigem Rezidivrisiko | 0,18 | 0,086 | 52% | 0,094 | 11 |
| Krankenhausverweildauer (Mittelwert) | 9,5 Tage | 11,3 Tage | | | |
| Dokumentierte Hypoglykämie | 0 | 15% (10% brachen Therapie ab) | | | NNH: 7 |

**Literaturhinweis:** 1 Malmberg K et al Randomized trial of insulin-glucose infusion followed by subcutaneous insulin treatment in diabetic patients with acute myocardial infarction (DIGA-MI Study): effects on mortality at 1 year. J Am Coll Car-diol 1995; 26: 57-65.

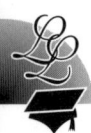

Abbildung 3b6.1: Ein Beispiel für ein CAT (Critically Appraised Topic)

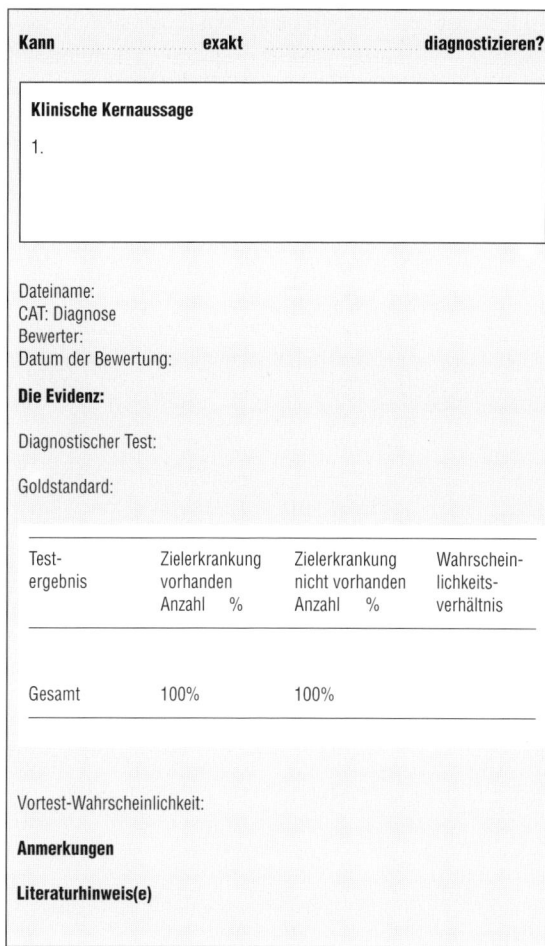

| Kann | exakt | | diagnostizieren? |
|---|---|---|---|

**Klinische Kernaussage**

1.

Dateiname:
CAT: Diagnose
Bewerter:
Datum der Bewertung:

**Die Evidenz:**

Diagnostischer Test:

Goldstandard:

| Test-ergebnis | Zielerkrankung vorhanden Anzahl % | Zielerkrankung nicht vorhanden Anzahl % | Wahrscheinlichkeitsverhältnis |
|---|---|---|---|
| | | | |
| Gesamt | 100% | 100% | |

Vortest-Wahrscheinlichkeit:

**Anmerkungen**

**Literaturhinweis(e)**

Abbildung 3b6.2: Ein CAT-Formular für einen diagnostischen Test

Um dem Arzt bei der Erstellung seiner eigenen CATs zu helfen, hat das NHS R&D Centre for Evidence-Based Medicine in Oxford auf seiner World-Wide-Web-Seite[22] eine Option (CAT-Maker) entwickelt, unter der der Benutzer ein CAT im Dialog erstellen und anschließend gleich fertig ausdrucken kann.[23] Mit dem CAT-Maker können auch einige der klinisch nützlichen Meßgrößen für Therapie (z.B. NNT) oder Diagnose (z.B. Sensitivität, Spezifität, Wahrscheinlichkeitsverhältnisse) berechnet werden, die ansonsten langwierige Rechenakrobatik erfordern (auch nicht ganz ungefährlich für die eingerosteten Mathematiker unter uns). Indem der CAT-Maker die individuellen klinischen Merkmale des betreffenden Patienten genau beschreibt (z.B. die Anfälligkeit für ein negatives Ergebnis oder die Vortest-Wahrscheinlichkeit für eine Zielerkrankung), hilft er dem Arzt außerdem beim Beginn der dritten Stufe der kritischen Bewertung (Sind diese validen, potentiell nützlichen Ergebnisse bei meinen Patienten anwendbar?). Schließlich enthält CAT-Maker eine Option für die Archivierung und den Abruf von CATs, die der Anwender selbst und andere damit einverstandene Ärzte in die CAT-Datenbank eingegeben haben. Dabei können die Verfasser der CATs auch Rückkopplung in Form von Anmerkungen bekommen. Da

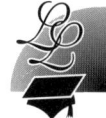

22 URL: http://cebm.jr2.ox.ac.uk/
23 Lesern ohne Zugriff auf das Internet oder Interesse, das Internet zu benutzen, steht mit der Abbildung 3b6.2 ein noch leeres CAT für einen diagnostischen Test zur Verfügung.

CATs jedoch in »Echtzeit«, d.h. in der geschäftigen klinischen Praxis, erstellt werden, sind sie keine erschöpfenden Literaturrecherchen oder -synthesen und mit Übersichtsarbeiten über dieselben Themenpunkte nicht zu vergleichen (allerdings erinnern Sie sich vielleicht noch aus Kapitel 2 daran, daß sich Ihr CAT bei einer guten Recherche häufig auf eine solche Übersicht stützen wird). Von den CATs profitieren hauptsächlich die Patienten, da ihre Betreuung zunehmend auf Evidenz basiert, und die Verfasser von CATs, deren EBM-Fähigkeiten zunehmend wirksamer und effizienter werden.

## Weiterführende Literatur

Sauve S et al. The critically appraised topic: a practical approach to learning critical appraisal. Ann Roy Coll Phys Surg Canada 1995; 28: 396-8.

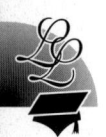

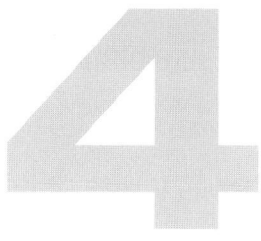

# Ist die valide und wichtige Evidenz auf die medizinische Versorgung Ihres Patienten anwendbar?

Inzwischen haben Sie (in Kapitel 3) festgestellt, daß die von Ihnen aufgefundene Evidenz sowohl valide als auch wichtig ist. Nun stehen Sie vor der zentralen Frage: Können Sie diese Evidenz mit Ihrer eigenen klinischen Erfahrung integrieren und entscheiden, ob und wie diese Evidenz in die medizinische Versorgung Ihres Patienten einfließen kann? Dieses Kapitel hilft Ihnen bei dieser Integration und Umsetzung. Darüber hinaus werden in verschiedenen klinischen und nicht-klinischen Umgebungen einige Strategien und Methoden für das Lernen und Lehren dieser beiden Elemente von EBM, nämlich die kritische Bewertung und die Integration der Evidenz mit der klinischen Erfahrung, vorgestellt.

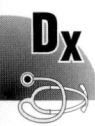

# Abschnitt 4.1
# Ist die valide und wichtige Evidenz zu einem diagnostischen Test auf die medizinische Versorgung Ihres Patienten anwendbar?

Wenn Sie eine valide systematische Übersicht bzw. Einzelstudie über einen diagnostischen Test gefunden und diesen Test aufgrund seiner ausreichenden Genauigkeit für nützlich befunden haben, wie integrieren Sie dann die Evidenz zu dem Test mit Ihrer klinischen Erfahrung und wenden Sie auf Ihren Patienten an?

Es gibt drei Fragen, die für die Lösung dieses Problems ausschlaggebend sind (in Tabelle 4.1.1 zusammengefaßt).

Erstens: Ist der diagnostische Test verfügbar, bezahlbar und unter Ihren Verhältnissen ausreichend genau und präzise? Selbstverständlich können Sie keinen Test anordnen, der nicht zur Verfügung steht; aber auch jeder verfügbare Test sollte daraufhin überprüft werden, ob die Durchführung und die Interpretation kompetent und reproduzierbar erfolgen und die möglichen Folgen (siehe unten) die Kosten rechtfertigen. Außerdem ist zu bedenken, daß diagnostische Tests häufig in verschiedenen Untergruppen unterschiedliche Ergebnisse liefern; z.B. ergeben sich in den Spätstadien von floriden Erkrankungen höhere Wahrscheinlichkeitsverhältnisse als in den weniger ausgeprägten Frühstadien. Dies ist ein weiteres Argument für die Verwendung von mehrstufigen Wahrscheinlichkeitsverhältnissen, weil sie solchen Verzerrungen zumindest theoretisch weniger stark unterliegen. Und es ist schließlich bekannt, daß einige diagnostische Tests, die auf Symptomen und klinischen Zeichen basieren, diagnostische Kraft verlieren, wenn die Patienten von der primären zur sekundären bis hin zur tertiären Versorgungsebene aufsteigen. Ein Blick zurück auf Tabelle 3b1.1 zeigt, warum: Wenn Ärzte auf der Primärversorgungsebene die Patienten zum Teil wegen Symptomen an einen Facharzt überweisen, bezieht sich das sowohl auf Patienten aus Zelle a als auch aus Zelle b; bei anschließender Beurteilung der Genauigkeit der Symptome nimmt die Spezifität aufgrund der Überweisungen von Patienten mit falsch positiven Befunden tendenziell ab. Spielt Ihrer Meinung nach einer dieser Faktoren in Ihrem Fall

Tabelle 4.1.1: Fragen zur Anwendung eines validen diagnostischen Tests auf einen einzelnen Patienten

| |
|---|
| 1. Ist der diagnostische Test verfügbar, bezahlbar und unter Ihren Verhältnissen ausreichend genau und präzise? |
| 2. Läßt sich eine klinisch sinnvolle Schätzung der Vortest-Wahrscheinlichkeit Ihres Patienten vornehmen |
| – anhand von Praxisdaten, |
| – aufgrund persönlicher Erfahrung, |
| – aus dem Bericht selbst, |
| – mit Hilfe klinischer Spekulation? |
| – Haben die daraus resultierenden Nachtest-Wahrscheinlichkeiten einen Einfluß auf Ihre Behandlungsweise und nutzen Ihrem Patienten? |
| – Könnten Sie dadurch eine Test-Behandlungs-Schwelle überschreiten? |
| – Würde Ihr Patient bei der Durchführung mitmachen? |
| – Würden die aus dem Test resultierenden Folgen dazu beitragen, daß der Patient seine Ziele bei alledem erreicht? |

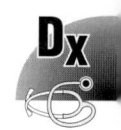

eine Rolle, dann können Sie versuchen, die Wahrscheinlichkeitsverhältnisse für Ihr Testergebnis klinisch sinnvoll zu variieren, um zu prüfen, ob die neuen Ergebnisse die Nachtest-Wahrscheinlichkeiten so beeinflussen, daß sich Ihre Diagnose dadurch ändern würde (ein solches Verfahren wird auch als »Sensitivitätsanalyse« bezeichnet).

Zweitens: Ist es überhaupt möglich, zu einer klinisch sinnvollen Einschätzung der Vortest-Wahrscheinlichkeit für Ihren Patienten zu gelangen? In manchen Fällen stammen die Daten über Vortest-Wahrscheinlichkeiten sogar aus der eigenen Praxis oder Einrichtung. Wenn das so ist, dann ist das wunderbar. Sie sollten sich überlegen, die Vortest-Wahrscheinlichkeiten aller wichtigen Diagnosen zu dokumentieren, die aufgrund bestimmter Beschwerden in Frage kommen, bei denen Sie diesen diagnostischen Test in Erwägung ziehen. Bisweilen verfügen Sie über ausreichende Erfahrung, um auf dieser Grundlage eine solche Einschätzung vorzunehmen, aber auch, um sich zu vergegenwärtigen, daß Ihre Einschätzung durch den letzten Fall dieser Art verzerrt werden kann (je nach dem, ob Sie die Diagnose gestellt oder ausgeschlossen haben), oder durch Ihren dramatischsten bzw. peinlichsten Fall (dieser wird normalerweise Ihre Vortest-Odds entweder nach oben verzerren oder dazu beitragen, daß Sie nicht gerne auf weitere Tests verzichten, bis die Nachtest-Odds verschwindend gering geworden sind). Oder Ihre Einschätzung könnte dadurch verzerrt werden, daß Sie Experte bei der Untersuchung und Versorgung von Patienten mit dieser Diagnose sind (wobei Sie dann nur ungern einen solchen Fall übersehen möchten).

Zu Beginn Ihrer Laufbahn oder wenn eine diagnostische Situation neu für Sie ist, werden Sie bezüglich der Vortest-Wahrscheinlichkeit Ihres Patienten weniger sicher sein. Ist das der Fall, bieten sich eine oder mehrere der folgenden Strategien an. Sind Ihre klinische Umgebung und Ihr Patient denen der Studie sehr ähnlich, können Sie die Vortest-Wahrscheinlichkeit der gefundenen Studie anwenden. Unterscheidet sich Ihr Patient jedoch etwas von den Patienten der Studie, können Sie die Vortest-Wahrscheinlichkeit der Studie als Ausgangspunkt nehmen und sie anhand von klinisch sinnvollen Variationen der Vortest-Wahrscheinlichkeit erneut einer Sensitivitätsanalyse unterziehen, um somit die Auswirkung auf die Nützlichkeit des Tests zu bestimmen. Wie bereits erwähnt, geht es nicht darum, daß Ihr Patient ganz genau den Patienten der Studienpopulation entspricht, sondern es gilt festzustellen, ob der Unterschied so groß ist, daß die Studie Ihnen bei der Diagnosestellung doch nichts nützt. Und zum Schluß können Sie auch gleich zu einer Sensitivitätsanalyse schreiten, bei der Sie die Wahrscheinlichkeitsverhältnisse aus der Studie in einen Bereich von sinnvollen Vortest-Wahrscheinlichkeiten einsetzen und beobachten, wie der wahrscheinliche Bereich von Nachtest-Wahrscheinlichkeiten aussieht (vielleicht mit Hilfe der Einträge in Tabelle 3b1.4 auf Seite 98).

Die letzte Frage, die Sie beantworten müssen, lautet: Werden die daraus resultierenden Nachtest-Wahrscheinlichkeiten einen Einfluß auf Ihre Behandlungsweise haben und somit Ihrem Patienten nützen? Die Antwort auf diese Frage besteht aus 3 Elementen. Erstens: Könnten Sie aufgrund dieser Ergebnisse eine Schwelle

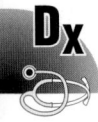

überschreiten, nach der Sie sämtliche weiteren Tests einstellen würden? Sie sollten dabei zwei Schwellen beachten. War der diagnostische Test negativ oder ergab er ein Wahrscheinlichkeitsverhältnis deutlich < 1,0, dann könnte die Nachtest-Wahrscheinlichkeit so gering sein, daß Sie die betreffende Diagnose ganz ausschließen und sich anderen möglichen Diagnosestellungen zuwenden. Um bei dieser Schwellenmetapher zu bleiben: Sie hätten mit einem negativen Testergebnis die »Testschwelle« von oben nach unten unterschritten, und Sie werden keine weiteren Tests hinsichtlich dieser diagnostischen Wahrscheinlichkeit mehr durchführen. Andererseits wäre bei einem positiven Testergebnis oder einem hohen Wahrscheinlichkeitsverhältnis die Nachtest-Wahrscheinlichkeit so hoch, daß Sie ebenfalls auf weitere Tests verzichten würden, da Sie damit die Diagnose bereits gesichert haben. Im weiteren würden Sie sich mit der Auswahl der geeignetsten therapeutischen Alternativen befassen. In diesem Sinne hätten Sie die »Behandlungsschwelle« von unten nach oben überschritten. Nur wenn Ihr diagnostisches Testergebnis Sie irgendwo zwischen Test- und Behandlungsschwelle schweben ließe, würden Sie versuchen, die Initialdiagnose mit Hilfe weiterer Tests zu erleuchten. Zwar gibt es einige sehr ausgefeilte Methoden, die beiden Test- und Behandlungsschwellen mit Hilfe von Testgenauigkeiten sowie den Risiken und Nutzen der korrekten bzw. nicht korrekten diagnostischen Schlußfolgerungen[1] zu berechnen; doch verwenden erfahrene Ärzte meistens intuitive Test-Behandlungsschwellen – ein weiteres Beispiel für die Bedeutung individueller klinischer Erfahrung.

Vielleicht überschreiten Sie eine Test-Behandlungsschwelle erst nach Durchführung mehrerer verschiedener diagnostischer Tests. Hier kommt eine andere nette Eigenschaft des Wahrscheinlichkeitsverhältnisses zum Vorschein. Da die Nachtest-Odds für den ersten diagnostischen Test die Vortest-Odds für den zweiten diagnostischen Test darstellen, brauchen Sie bei den einzelnen Tests nicht ständig zwischen Odds und Wahrscheinlichkeiten zu wechseln, sondern können einfach das jeweilige Zwischenergebnis nach einem oder mehreren Tests mit dem Wahrscheinlichkeitsverhältnis des nächsten Tests multiplizieren.

Nehmen wir an, ein 45-jähriger Mann betritt Ihre Praxis. Er hat von vorne herein eine Vortest-Wahrscheinlichkeit von ungefähr 6% für eine ≥ 75%-ige Stenose einer oder mehrerer Koronararterien. Angenommen, er berichtet von untypischen thorakalen Schmerzen (aber nur von zwei der drei typischen Symptome von retrosternalen Beschwerden, belastungsinduziert und im Ruhezustand innerhalb von <10 Minuten zurückgehend; das ergibt dann ein Wahrscheinlichkeitsverhältnis von ungefähr 13). Sein Belastungs-EKG zeigt eine nicht-deszendierende ST-Streckensenkung von 2,2 mm (ein Wahrscheinlichkeitsverhältnis von ca. 11). Damit entspricht seine Nachtest-Wahrscheinlichkeit für eine Koronarstenose dem Produkt aus der Vortest-Wahrscheinlichkeit [in Odds umgerechnet] multipliziert mit dem Produkt der Wahrscheinlichkeitsverhältnisse aus seiner Anamnese (13) und dem Belastungs-EKG (11). Dann werden die berechneten Nachtest-Odds wieder in Wahrscheinlichkeiten umgerechnet, indem man die Nachtest-Odds durch sich

---

1  Vergleichen Sie auch die Empfehlungen für weiterführende Literatur oder N Engl J Med 1980; 302: 1109.

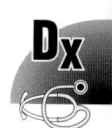

selbst + 1 dividiert: $(0,06 / 0,94) \times 13 \times 11 = 9,13 / 10,13 = 90\%$. Das Endergebnis dieser Berechnungen ist ganz genau, solange die kombinierten diagnostischen Tests voneinander »unabhängig« sind (d.h. solange die Wahrscheinlichkeit eines bestimmten Ergebnisses im zweiten Test für jedes Ergebnis des ersten Tests gleich ist). Rein intuitiv wissen wir, daß die meisten diagnostischen Tests, die wir sukzessive gezielt auf eine Diagnose anwenden, diese Bedingung nicht erfüllen. Dementsprechend möchten wir, daß die berechnete Nachtest-Wahrscheinlichkeit am Ende dieser Serie von diagnostischen Tests deutlich über unserer Behandlungsschwelle liegt, bevor wir aufgrund einer solchen Diagnose handeln. Auch dies ist ein weiteres Beispiel dafür, wie eine ganze Reihe von impliziten diagnostischen Schlußfolgerungen mit Hilfe von Wahrscheinlichkeitsverhältnissen explizit gemacht werden kann, und liefert außerdem noch ein Argument, das für die Verwendung von Gesamt-Wahrscheinlichkeitsverhältnissen bei Serien oder Clustern von diagnostischen Tests spricht (vgl. dazu Abschnitt 3b1).

Hoffentlich haben Sie bei all diesen Überlegungen, die dazu geführt haben, daß Sie den jeweiligen diagnostischen Test als lohnend erachten, Ihren Patienten einbezogen. Wenn nicht, sollten Sie dies schleunigst nachholen. Jeder diagnostische Test ist ein Eindringen in die Privatsphäre des Patienten, manche sind auch peinlich, schmerzhaft oder sogar gefährlich. Sie müssen sicherstellen, daß Ihr Patient bei diesem Unterfangen ein aufgeklärter und aktiver Partner ist.

Die ultimativ zu stellende Frage vor Anwendung eines jeden diagnostischen Tests bezieht sich darauf, ob die Folgen des Tests Ihrem Patienten dazu verhelfen, seine Therapieziele bei alldem zu erreichen. Fällt das Ergebnis negativ aus, ist die Folge Beruhigung des Patienten; ist es positiv, entsteht eine Stigmatisierung, und der Arzt muß seinem Patienten eventuell schlimme diagnostische und prognostische Mitteilungen machen, die unter Umständen weitere Tests, Behandlungen usw. nach sich ziehen. Es muß hier auch überlegt werden, inwieweit die anschließenden Interventionen im Einklang sind mit bestehenden klinischen Leitlinien bzw. Zugangsbeschränkungen für bestimmte therapeutische Maßnahmen, die geschaffen wurden, um die begrenzten Ressourcen für alle Mitglieder der Gesellschaft optimal auszunutzen.

## Weiterführende Literatur

Jaeschke R, Guyatt G H, Sackett D L for the Evidence-Based Medicine Working Group. User's Guides to the medical literature. VI. How to use an article about a diagnostic test. B. What are the results and will they help me in caring for my patients? JAMA 1994; 271: 703-7.

## Abschnitt 4.2
## Ist die valide und wichtige Evidenz zur Prognose auf die medizinische Versorgung Ihres Patienten anwendbar?

Nachdem Sie festgestellt haben, daß die von Ihnen aufgespürte Evidenz zur Prognose sowohl valide als auch wichtig ist, sollten Sie sich nun überlegen, wie sie sich in Ihrem Praxisalltag umsetzen läßt. Folgende zwei Leitfragen helfen Ihnen bei dieser Ermessensfrage. Sie sind in Tabelle 4.2.1 aufgelistet und werden hier besprochen.

Tabelle 4.2.1: Ist die valide und wichtige Evidenz zur Prognose auf die medizinische Versorgung Ihres Patienten anwendbar?

| 1. Waren die Patienten der Studie Ihrem Patienten ähnlich? |
| 2. Wird diese Evidenz klinisch relevanten Einfluß darauf haben, was Sie dem Patienten anbieten oder sagen werden? |

Erstens: Waren die Studienpatienten Ihren eigenen Patienten hinreichend ähnlich? Die erste Leitfrage verlangt einen Vergleich zwischen Ihrem Patienten und den Patienten der Studie, und da Sie Ihre eigenen Patienten vermutlich recht gut kennen, bedeutet dies für Sie, die Patienten aus der Studie ausreichend genau kennenzulernen, um sie zu vergleichen. Suchen Sie dabei nach Beschreibungen der Studienstichprobe, einschließlich demographischer Patientendaten und wichtiger klinischer Charakteristika. Je ähnlicher die Patienten der Studie Ihren Patienten sind, desto leichter können Sie die Ergebnisse auf Ihre eigenen Patienten anwenden. Unterschiede werden zwangsläufig auftreten, also: Wie ähnlich ist ähnlich genug? Als Ermessensgrundlage schlagen wir hier wie schon in anderen Teilen des Buches vor, die Frage umgekehrt zu formulieren: Unterscheiden sich die Patienten der fraglichen Studie so sehr von Ihren Patienten, daß die zu erwartenden Ergebnisse zu unterschiedlich sind, um Ihnen bei prognostischen Vorhersagen für Ihre Patienten weiterzuhelfen?

Zweitens: Wird diese Evidenz klinisch relevante Folgen für Ihre Entscheidung darüber haben, was Sie Ihrem Patienten anbieten oder sagen werden? Legt die Evidenz nahe, daß Patienten (insbesondere in den Frühstadien der Krankheit) auch ohne Therapie eine gute Prognose haben, dann könnte diese Information Ihr Patientengespräch über die Behandlungsoptionen stark beeinflussen. Gibt es aber prognostische Daten aus der Kontrollgruppe einer randomisierten Studie, die beim Ausbleiben einer Behandlung für eine ungünstige Prognose sprechen, dann würden Sie auch diese Information bei Ihrem Gespräch mit dem Patienten einbeziehen. Und selbst wenn die prognostische Evidenz nicht zu einer Entscheidung – d.h. entweder Behandlung oder keine Behandlung – führt, ist valide Evidenz doch immer nützlich, um Ihrem Patienten oder seiner Familie über die mögliche Zukunft und Krankheitsprognose die gewünschte Aufklärung zu geben.

### Weiterführende Literatur

Laupacis A, Wells G, Richardson W S, Tugwell P for the Evidence-Based Medicine Working Group. User's Guides to the medical literature. VI. How to use an article about prognosis. JAMA 1994; 272: 234-7.

## Abschnitt 4.3
## Ist die valide und wichtige Evidenz zur Therapie auf die medizinische Versorgung Ihres Patienten anwendbar?

Um zu prüfen, ob valide und potentiell nützliche Ergebnisse auf Ihren Patienten anwendbar sind, müssen Sie wieder die Evidenz mit Ihrer eigenen klinischen Erfahrung integrieren. Wie Tabelle 4.3.1 zeigt, umfaßt dieser Integrationsvorgang zwei Teile: Erstens werden die Folgen der Behandlung auf Patienten, wie Sie sie behandeln, bestimmt. Zweitens vergleicht man die Wertvorstellungen und Präferenzen Ihres Patienten mit dem Therapieschema und seinen Folgen.

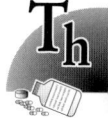

Tabelle 4.3.1: Sind die validen und potentiell nützlichen Ergebnisse auf Ihren Patienten anwendbar?

---

1. Gelten diese Ergebnisse für Ihren Patienten?
   - Unterscheidet sich Ihr Patient so sehr von den Patienten der Studie, daß deren Ergebnisse Ihnen nicht weiterhelfen können?
   - Wie groß wäre der mögliche Nutzen der Therapie tatsächlich für Ihren Patienten?
2. Wird das Therapieschema und seine Folgen den Wertvorstellungen und Präferenzen Ihres Patienten gerecht?
   - Sind Sie und Ihr Patient sich über die Wertvorstellungen und Präferenzen des Patienten im klaren?
   - Entsprechen das Therapieschema und seine Folgen diesen Wertvorstellungen und Präferenzen?

---

## Abschätzung der Auswirkungen eines validen und wichtigen Behandlungsergebnisses auf den einzelnen Patienten

Dieser Teil wirft zwei zusätzliche Fragen auf: Treffen diese Ergebnisse auf Ihren Patienten zu? Wie groß wäre der mögliche Nutzen der Therapie für Ihren konkreten Patienten wirklich?

### Treffen diese Ergebnisse auf Ihren Patienten zu?

Ihr Patient hat an der Studie, mit der die Wirksamkeit der Behandlung nachgewiesen wurde, nicht selbst teilgenommen. Vielleicht wäre er (wegen Alter, Geschlecht, Komorbidität, Schweregrad der Krankheit oder einer Vielzahl anderer soziodemographischer, biologischer oder klinischer Gründe) für die Studie gar nicht geeignet gewesen. Wie läßt sich aus der externen Evidenz auf Ihren individuellen Patienten extrapolieren?[2] Anstatt buchstabengetreu zu fragen: »Würde mein Patient die Einschlußkriterien der Studie erfüllen?« und die Nützlichkeit der Studie abzulehnen, falls Ihr Patient nicht jedes einzelne Kriterium erfüllen sollte, schlagen wir vor, daß Sie Ihre Kenntnisse aus der Humanbiologie und Ihre klinische Erfahrung einsetzen und die Frage umgekehrt formulieren: »Unterscheidet

---

2 Einige Lehrende bezeichnen diesen Vorgang als eine »Verallgemeinerung« der Studie, während es sich tatsächlich eher um eine »Individualisierung« für den einzelnen Patienten handelt und keine Verallgemeinerung auf alle Patienten andernorts. Daher verwenden wir den allgemeineren Begriff der »Extrapolation«

sich mein Patient so sehr von der Studienpopulation, daß die Ergebnisse der Studie mir bei meiner Behandlungsentscheidung nicht helfen können?« Abgesehen von der Pharmakogenetik gibt es nur sehr wenige Gebiete, in denen man erwarten würde, daß ein Medikament, eine Diät oder Operation bei den Patienten der Studie zu qualitativ anderen Ergebnissen führt als bei Patienten, die die Einschlußkriterien nicht in jeder Hinsicht erfüllen. Nur wenn Sie zu dem Schluß kommen, daß sich Ihr Patient so sehr von den Patienten der Studie unterscheidet, daß die Studienergebnisse absolut nicht zu Ihrer Behandlungsentscheidung beitragen können, sollten Sie diese Ergebnisse verwerfen.

### Wie steht es mit Untergruppen?

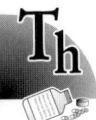

Es kommt vor, daß einige Untergruppen von Patienten von einer Behandlung zu profitieren scheinen, andere dagegen nicht. Zum Beispiel hatten einige frühe Studien über die Gabe von Aspirin bei traumatischen ischämischen Attacken (TIAs) gezeigt, daß dieses Medikament bei Männern wirksam war, bei Frauen dagegen nicht. Wie so oft war auch dieser »qualitative« Unterschied der Therapiewirkungen (in einer Gruppe nützlich, in einer anderen Gruppe allerdings nutzlos oder schädlich) ein Zufallsbefund; in späteren Studien und Übersichtsarbeiten wurde die Wirksamkeit von Aspirin auch bei Frauen nachgewiesen. Die Ergebnisse von Megastudien und Übersichten lassen trotzdem darauf schließen, daß Extrapolationen aus Gesamtergebnissen einzelner Studien in der Regel zu korrekten Ergebnissen führen, wenn man sie auf Untergruppen von Patienten in diesen Studien anwendet. Sollten Sie meinen, Sie haben es in dem vorliegenden Fall mit einer Ausnahme von dieser Regel zu tun und die betrachtete Behandlung wirke bei verschiedenen Patienten tatsächlich qualitativ unterschiedlich, sollten Sie die Leitfragen in Tabelle 4.3.2 anwenden. Nur wenn die unterschiedliche Reaktion auf die Behandlung biologisch sinnvoll ist, vor Beginn der Studie als Hypothese formuliert und in einer zweiten, unabhängigen Studie verifiziert wurde, sollten Sie fest davon ausgehen, daß die gegebene Wirksamkeit der Behandlung insgesamt auch die Wirksamkeit bei Ihren Patienten widerspiegeln wird.

So haben Sie gute Gründe, zumindest die Richtung der Behandlungswirkung auf die Erkrankung Ihres Patienten zu extrapolieren; es sei denn, es bestehen triftige biologische Gründe, die Sie davon überzeugen, daß diese Behandlung (falls Ihr Patient sie akzeptiert) völlig unwirksam wäre oder, verglichen mit den Patienten der Studie, in entgegenge-

Tabelle 4.3.2: Sind scheinbare qualitative Unterschiede in der Wirksamkeit einer Behandlung bei Patientenuntergruppen glaubwürdig?

Nur, wenn Sie alle folgenden Fragen mit »Ja« beantworten können:

1. Ist dieser Unterschied wirklich biologisch und klinisch plausibel?
2. Ist der qualitative Unterschied sowohl klinisch (in einigen Fällen nützlich, in anderen Fällen dagegen nutzlos oder schädlich) als auch statistisch signifikant?
3. Wurde der Unterschied schon vor der Studie als Hypothese formuliert (oder ergibt er sich lediglich aus dem intensiven »Aussaften« der Daten), und wurde er in anderen, unabhängigen Studien bestätigt?
4. Handelt es sich um eine von nur wenigen Untergruppenanalysen, die in dieser Studie durchgeführt wurden?

**EVIDENZBASIERTE MEDIZIN**

setzter Richtung wirken würde. Wenn Sie davon überzeugt sind, daß die Richtung der Behandlungswirkung wahrscheinlich der in der Studie beobachteten Richtung entspricht, können Sie sich nun der Frage zuwenden, ob diese Wirkung wohl eher stark oder schwach ist.

**Wie groß wäre der mögliche Nutzen der Therapie für Ihren Patienten?**

Die Studie informiert über die Behandlungswirkung beim Durchschnittspatienten der Studie. Wie läßt sich diese Information über die mögliche Behandlungswirkung auf den eigenen Patienten übertragen? Wir meinen, daß uns dabei eine Meßgröße hilft, mit der wir festgestellt haben, ob die Behandlung potentiell nützlich war: Die Anzahl von Patienten, die behandelt werden müssen, um ein negatives Therapieergebnis zu verhindern (number-needed-to-treat, NNT). Der Trick besteht darin, den NNT-Wert aus der Studie in einen NNT-Wert für Ihren Patienten umzuwandeln. Dafür stehen uns ein langwierigeres, schwierigeres (vielleicht genaueres[3]) Verfahren oder ein schnelles und leichtes (vielleicht aber auch weniger genaues) Verfahren zur Verfügung.

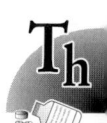

Beim langwierigeren Verfahren bestimmt man die absolute Anfälligkeit des eigenen Patienten für die Entstehung eines negativen Therapieergebnisses in einem Zeitraum, der mit der Studiendauer identisch ist. Falls es sich bei der vorliegenden Studie um eine Placebogruppe, eine Gruppe ohne Behandlung oder eine Untergruppe von Patienten handelt, deren Merkmale mit Ihrem Patienten vergleichbar sind, können Sie für Ihre Zwecke auf deren Anfälligkeit[4] zurückgreifen. Oder Sie machen alternativ dazu eine Literaturrecherche nach einer Veröffentlichung über die Prognose von Patienten, die Ihrem Patienten ähnlich sind, und übernehmen deren Zahlenwert. In beiden Fällen multiplizieren Sie die erhaltene Anfälligkeit (schreiben Sie diese als Dezimalbruch oder Prozentzahl, je nachdem, womit Sie lieber rechnen) mit dem RRR-Wert (relative Risikoreduktion) der Studie. Als Resultat erhält man den ARR-Wert (absolute Risikoreduktion), dessen Kehrwert die NNT ist. Sie finden zum Beispiel eine Prognosestudie, der Sie entnehmen, daß die Anfälligkeit Ihres Patienten für ein negatives Ergebnis ungefähr 0,4 beträgt, und zwar über einen Zeitraum, der der Studiendauer entspricht, die eine RRR von 50% ergab. Diese Anfälligkeit wird mit dem Begriff »patientenspezifisches Ausgangsrisiko« vom Englischen »patient expected event rate« (PEER) beschrieben. Das heißt, die PEER beträgt hier 40%. Nehmen wir weiter an, der Wert für die RRR gilt unabhängig von der Anfälligkeit der Patienten in der betreffenden Studie, dann errechnet sich der ARR-Wert aus PEER x RRR = 40% x 50% = 20%, und der entsprechende Wert für NNT wäre 1/ARR = 1/20% = 5. Das bedeutet, Sie müßten nur fünf Patienten wie den Ihren in diesem Zeitraum behandeln, um ein Ereignis zu verhindern. Statt diese Berechnungen durchzuführen, können Sie auch das Nomogramm in Abbildung 4.3.1 benutzen. Allerdings gibt es ein noch einfacheres Verfahren zur Bestimmung der NNT für Patienten wie Ihre eigenen.

---

3  Auch wir sind Anfänger auf diesem Gebiet und wissen es wirklich nicht!
4  Manchmal, insbesondere bei Verwendung einer Kontrollgruppe zur Schätzung der Anfälligkeit, wird dies auch als »Basisrisiko« (Baseline Risk) bezeichnet.

Wir haben bereits im vorigen Kapitel festgestellt, daß die NNT bei der Interpretation der Ergebnisse aus Therapiestudien vor allem deshalb nützlich ist, weil sie sich leicht auf Ihre eigene Praxis und auf einzelne Patienten außerhalb von Studienkontexten extrapolieren läßt. Das kann mit Hilfe einfachster Arithmetik geschehen. Dazu müssen Sie lediglich die Anfälligkeit Ihres Patienten (wenn er nur die Kontrollbehandlung erhielte) gegenüber dem durchschnittlichen Kontrollpatienten aus der Studie bestimmen und diese Bestimmung in einen Dezimalbruch umwandeln, den wir F nennen (halten Sie Ihren Patienten für doppelt so anfällig wie die Patienten in der Studie, beträgt F = 2; sollte Ihr Patient nur halb so anfällig sein wie der durchschnittliche Kontrollpatient der Studie, gilt F = 0,5; wenn er genauso anfällig ist, ist F = 1). Vorausgesetzt, die Behandlung bewirkt über das gesamte Spektrum verschiedener Anfälligkeiten[5] hinweg eine konstante relative Risikoreduktion, dann entspricht der NNT-Wert Ihres Patienten einfach dem berichteten NNT-Wert geteilt durch F.

Lassen Sie uns auf unser Beispiel der intensivierten Insulintherapie aus Abschnitt 3b3 zurückkommen: In diesem Fall mußte eine Gruppe von klinischen Untersuchern 15 Diabetiker 6,5 Jahre lang mit einer intensivierten Insulintherapie behandeln, um in einem Fall das Auftreten einer diabetischen Neuropathie zu verhindern (NNT = 15). Falls Sie Ihren Patienten für nur halb so anfällig halten wie die Patienten dieser Studie, d. h. F = 0,5, dann wäre NNT/F = 15/0,5 = 30, und es müßten 30 dieser weniger anfälligen Patienten ca. 6,5 Jahre lang mit der intensivierten Insulintherapie behandelt werden, um bei einem dieser Patienten der Entstehung einer diabetischen Neuropathie vorzubeugen.

## Vergleich der Wertvorstellungen und Präferenzen Ihres Patienten mit dem Therapieplan und dessen Folgen

Ein Blick auf Tabelle 4.3.1 zeigt, was diesbezüglich zu geschehen hat. Sie und Ihr Patient müssen zu einer klaren Einschätzung seiner Wertvorstellungen und Präferenzen gelangen und anschließend prüfen, ob die fragliche Behandlung ihnen auch gerecht wird. Gelegentlich liegt die Antwort sofort auf der Hand: Bei einem Herzinfarktpatienten z.B., der großen Wert auf sein Überleben legt und eine einfache, risikoarme Intervention wie die Aspiringabe bevorzugt, ist in Anbetracht der Wirksamkeit dieser Behandlung schnell eine Einigung erzielt und die Behandlung eingeleitet. In anderen Fällen kann es dagegen Wochen und mehrere Arztbesuche dauern, bevor solche Therapieentscheidungen getroffen sind: wie z.B. wenn man sich zwischen Strahlen- oder adjuvanter Chemotherapie bei Mammakarzinom im Stadium II oder für eine transurethrale Prostataresektion bei mäßigen Sympto-

---

5  Das ist eine wichtige Annahme, und wir beginnen erst zu lernen, bei welchen Fällen die Annahme einer konstanten RRR angebracht (bei einer großen Zahl von Arzneimittelbehandlungen, z.B. Antihypertonika) oder unpassend ist (bei manchen operativen Eingriffen wie Karotisendarterektomie, bei der die RRR mit steigender Anfälligkeit ebenfalls ansteigt).

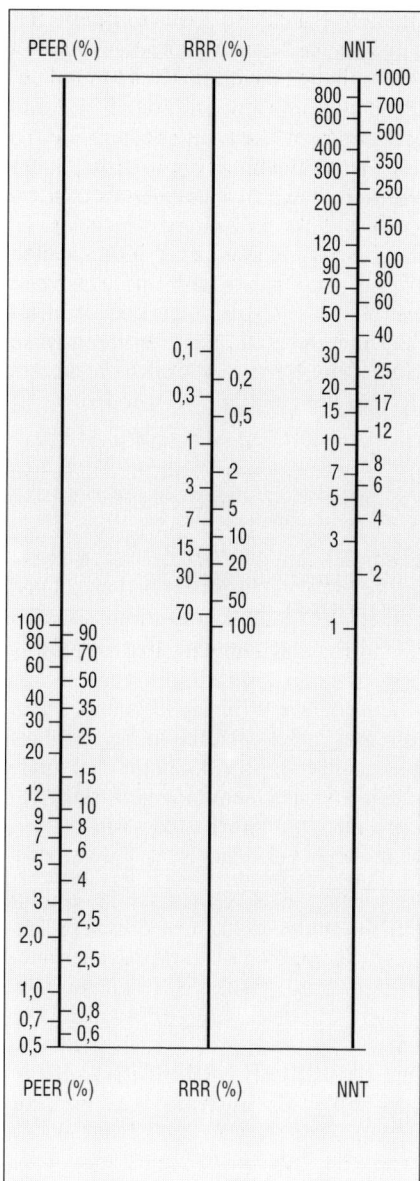

| PEER (%) | RRR (%) | NNT |
|---|---|---|
| | | 1000 |
| | 800 | 700 |
| | 600 | 500 |
| | 400 | 350 |
| | 300 | 250 |
| | 200 | |
| | | 150 |
| | 120 | 100 |
| | 90 | 80 |
| | 70 | 60 |
| | 50 | |
| | | 40 |
| 0,1 | | 30 | 25 |

Abbildung 4.3.1: Nomogramm für die Bestimmung von NNTs. Nachdruck mit Erlaubnis von Chatellier G et al. The number needed to treat: a clinically useful nomogram in its proper context. BMJ 1996; 312: 426-9.

men einer Prostatahyperplasie entscheiden muß.

## Anwendung der Ergebnisse einer klinischen Entscheidungsanalyse

In Fällen, bei denen auch nach mehreren Diskussionen nicht klar geworden ist, ob die Behandlung den Wertvorstellungen und Präferenzen Ihres Patienten gerecht wird, könnte Ihnen eine klinische Entscheidungsanalyse (siehe dazu oben) weiterhelfen. Insbesondere möchten Sie vielleicht die Nutzwerte Ihres Patienten für alternative Gesundheitszustände bestimmen. Die Methode, die wir in diesem Fall anwenden, ist in Abbildung 4.3.2 dargestellt: Auf ein Blatt Papier malen wir ein Thermometer, auf dem wir zwei Fixpunkte eintragen: den einen oben am Thermometer als »perfekte Gesundheit« und einem Score von 1,0, den anderen nahe dem unteren Ende (aber nicht ganz am Ende!) als »Tod« mit einem Score von 0,0.

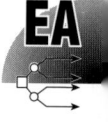

Anschließend geben wir unserem Patienten mehrere bewegliche Gegenstände, z.B. Bleistifte oder Kugelschreiber. Einen davon lassen wir ihn an der Stelle an das Thermometer legen, die seinem derzeitigen Gesundheitszustand entspricht. Andere Gegenstände werden an die Stellen gelegt, die für verschiedene Endpunkte ihres Entscheidungsbaums anderen Gesundheitszuständen entsprechen. Dies sind die

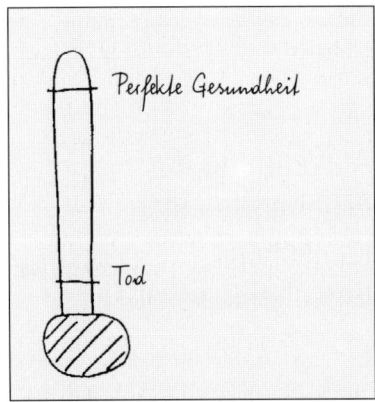

Abbildung 4.3.2: Handgemaltes Thermometer zur Bestimmung der Patientennutzwerte

Tabelle 4.3.3: Sollte diese Entscheidungsanalyse in Ihrer Praxis angewandt werden?

1. Treffen die Wahrscheinlichkeiten auf Ihren Patienten zu? Falls nicht, lassen sie sich entsprechend anpassen?
2. Kann Ihr Patient seine Nutzwerte in benutzbarer und reproduzierbarer Form angeben?

Zustände, die der Patient mit Hilfe der angebotenen Behandlungen erreichen könnte. Anschließend messen wir die vom Patienten angegebenen Stellen aus und weisen Ihnen Werte auf der Skala von 0,0 bis 1,0 zu (es kommt vor, daß ein Patient einen Zustand als schlimmer als den Tod bewertet; diesem Zustand wird dann ein negativer Wert zugeordnet). Die auf diese Weise ermittelten Patientennutzwerte werden anschließend in die klinische Entscheidungsanalyse der veröffentlichten Studie eingesetzt, aus der sich dann unsere Handlung ergibt. Wie schon zuvor ist nicht der absolute Unterschied zwischen den verschiedenen Knotenpunkten entscheidend, sondern es zählt, wie stabil der Unterschied in derselben Richtung bleibt, wenn wir den Patienten am nächsten Tag bitten, seine Nutzwerte noch einmal zu klassifizieren.

Dadurch, daß klinische Entscheidungsanalysen uns zwingen, die wesentlichen Elemente wie Wahlmöglichkeiten, Chancen und Patientenpräferenzen (und gegebenenfalls die Kosten) genau festzulegen, sind sie äußerst wirksam für die Durchführung und das Verständnis der klinischen Entscheidungsfindung. Bislang hat jedoch keiner der Autoren dieses Buches die erforderliche Zeit (ungefähr 2 Arbeitstage pro Analyse) gefunden, diese Strategie bei mehr als 1% unserer Patienten anzuwenden.

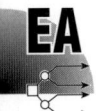

Tabelle 4.3.3 stellt Fragen, mit deren Hilfe Sie prüfen können, ob Sie diese Entscheidungsanalyse verwenden sollten.

# N-gleich-1-Studien: Auswahl der optimalen Behandlung für den einzelnen Patienten mit Hilfe einer randomisierten Studie

Wir alle wissen, daß sich nicht immer eine randomisierte Studie finden läßt, anhand derer wir diejenige Behandlung auswählen können, die einem bestimmten Patienten den größten Nutzen bringt. Eine solche relevante Studie ist vielleicht noch nie durchgeführt worden, oder Ihr Patient ist den Patienten der vorliegenden Studien nicht ausreichend vergleichbar. Und selbst wenn es eine relevante Studie mit Patienten gäbe, die Ihrem Patienten ähnlich sind, werden nicht alle Teilnehmer in gleicher Weise auf die Behandlung angesprochen haben. Auch in einer Studie mit positivem Ergebnis werden nicht alle Patienten von der Behandlung profitiert haben. Andererseits könnte es bei negativem Studienergebnis eine Untergruppe gegeben haben, (die Ihrem Patienten zwar ähnlich, aber zu klein war, um zuverlässig bestimmt zu werden), bei der tatsächlich ein therapeutischer Nutzen auftrat.

Unter diesen Umständen führen Ärzte üblicherweise den altbewährten »Therapieversuch« durch. Beim Patienten wird eine Behandlung eingeleitet und der weitere klinische Verlauf beobachtet, um festzustellen, ob es dem Patienten besser geht oder nicht. Entsprechend wird die Behandlung in der Regel als wirksam bzw. unwirksam beurteilt. Aus fünf Gründen kann diese Vorgehensweise in die Irre führen:

1. Zahlreiche Krankheiten sind von Natur aus zeitlich begrenzt und bessern sich von alleine;

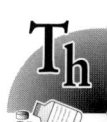

2. pathologische Laborwerte (dies gilt auch für zahlreiche Symptome), die nicht therapiert und nach einiger Zeit erneut gemessen werden, bewegen sich häufig wieder auf den Normalbereich zu oder in den Normalbereich zurück;
3. der Placeboeffekt kann eine deutliche Linderung der Symptome herbeiführen;
4. unsere eigenen Erwartungen und die unseres Patienten können unsere Schlußfolgerungen über den Behandlungserfolg verzerren;
5. und schließlich könnten dankbare (oder bloß höfliche!) Patienten den Therapienutzen übertreiben.

In all diesen Fällen wird jede zwischenzeitlich angewandte Therapie, auch eine völlig nutzlose, den Eindruck erwecken, sie sei wirksam.

Aus diesen Gründen greift die evidenzbasierte Praxis auf die sogenannte N-gleich-1-Studie zurück, mit deren Hilfe ermittelt wird, ob ein Therapieversuch tatsächlich zu positiven oder zu negativen Ergebnissen führt. Es gibt viele Möglichkeiten, randomisierte klinische Studien an einzelnen Patienten durchzuführen. Die Methode, die sich unserer Erfahrung nach in den meisten Fällen als brauchbar erwiesen hat, läßt sich folgendermaßen zusammenfassen:

1. Arzt und Patient einigen sich darauf zu prüfen, inwieweit eine Therapie (im folgenden die »experimentelle Therapie« genannt) die Symptome, Zeichen oder sonstigen Manifestationen der Krankheit beim Patienten (von jetzt ab »Behandlungsziele« genannt) bessern oder unter Kontrolle bringen kann. Obwohl wir uns bei der Diskussion größtenteils auf den Vergleich zwischen experimenteller Therapie und Placebo konzentrieren wollen, ist auch der Vergleich mit einer Alternativtherapie möglich.
2. Der Patient durchläuft nun Paare von Behandlungsphasen, so daß pro Paar in der einen Phase die experimentelle Therapie verabreicht wird, in der anderen Phase die Alternativtherapie oder das Placebo. Die Reihenfolge der beiden Phasen in jedem Paar wird durch Münzenwerfen oder eine andere Methode randomisiert, die sicherstellt, daß in jeder Phase die experimentelle oder Alternativtherapie mit der gleichen Wahrscheinlichkeit durchgeführt wird.
3. Wann immer es möglich ist, sollten sowohl Arzt als auch Patient darüber verblindet sein, um welche Behandlung es sich in der jeweiligen Phase handelt.

4. Die Behandlungsziele werden beobachtet (häufig mit Hilfe eines Patiententagebuchs), um die Wirkung der jeweils aktuellen Behandlung zu dokumentieren.

5. Paare von Behandlungsphasen werden so lange wiederholt, bis Arzt und Patient davon überzeugt sind, daß die beiden Behandlungen eindeutig eine unterschiedliche Wirkung oder eindeutig keine unterschiedliche Wirkung haben.

Tabelle 4.3.4: Leitfragen für randomisierte N-gleich-1-Studien

| 1. Sollte bei diesem Patienten eine randomisierte N-gleich-1-Studie durchgeführt werden? |
|---|
| – Bestehen tatsächlich Zweifel über die Wirksamkeit der Behandlung? |
| – Wird die Behandlung, falls wirksam, langfristig weitergeführt? |
| – Zeigt der Patient Interesse, bei der Gestaltung und Durchführung einer N-gleich-1-RCT mitzuwirken? |
| 2. Ist eine randomisierte N-gleich-1-Studie bei diesem Patienten durchführbar? |
| – Tritt die Behandlungswirkung rasch ein? |
| – Läßt die Behandlungswirkung nach Absetzen schnell nach? |
| – Ist die optimale Behandlungsdauer erreichbar? |
| – Können klinisch relevante Behandlungsziele gemessen werden? |
| – Lassen sich für einen Abbruch der Studie sinnvolle Kriterien erstellen? |
| – Sollte eine nicht verblindete Run-in-Phase (Vorlaufphase) durchgeführt werden? |
| 3. Ist eine N-gleich-1-Studie in Ihrem Praxisalltag durchführbar? |
| – Könnte ein Apotheker Sie unterstützen? |
| – Haben Sie eine Strategie für die Interpretation der Studiendaten? |
| 4. Ist die Studie ethisch vertretbar? |

Zur Durchführung einer N-gleich-1-Studie mit randomisiert-kontrolliertem Design (N-gleich-1-RCT) stellen Sie sich selbst am besten eine Reihe von Fragen (in Tabelle 4.3.4 als Leitfragen zusammengestellt); jede dieser Fragen muß erst beantwortet werden, bevor man sich der nächsten zuwendet. Falls Ihre Antworten zeigen, daß Sie und Ihr Patient bereit sind, eine N-gleich-1-Studie mitzumachen, können Sie in der angegebenen weiterführenden Literatur Hinweise für die Durchführung einer solchen Studie finden.

## Compliance

Die Wertvorstellungen und Präferenzen des Patienten äußern sich u.a. darin, wie gut der Patient Ratschläge zur Gesundheit befolgt, seine Medikamente einnimmt, sich an Diät- und Trainingsprogramm hält, Nachuntersuchungstermine wahrnimmt usw. Dieses Verhalten ist mitunter als »Therapietreue« und sogar als »Therapieallianz« bezeichnet worden; wir haben uns jedoch für den in MEDLINE verwendeten Begriff der »Patienten-Compliance« entschieden.

Es gibt zwei Gründe, dieses Thema hier anzuschneiden. Zum einen ist eine geringe Compliance durchaus häufiger anzutreffen, als die meisten Ärzte glauben. Einen Patienten, der immer seine Medikamente einnimmt, gibt es selten; viele Patienten nehmen ihre Medikamente gar nicht. Aus diesem Grund und um eine beiderseitige Enttäuschung und die Verschwendung von Zeit sowie anderen kostbaren Ressourcen zu vermeiden, sollten Sie, bevor Sie eine Behandlung anbieten, sicherstellen, daß Ihr Patient bei dem betreffenden Therapieplan aktiv mitarbeiten will.

 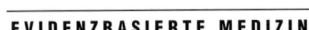

Tabelle 4.3.5: Wie man eine geringe Compliance feststellt

| |
|---|
| 1. Konzentrieren Sie sich auf die Patienten, die auf die Behandlung nicht ansprechen. |
| 2. Fragen Sie diese Patienten, ob es ihnen schwerfällt, sich rechtzeitig an die Einnahme aller Medikamente zu erinnern! (Spezifität beträgt fast 90%) |
| In Anlehnung an: Stephenson B J, Rowe B H, Haynes R B, Macharia W M, Leon G The rational clinical examination: is this patient taking the medicine as prescribed? JAMA 1993; 269: 2779-81. |

Tabelle 4.3.6: Strategien zur Verbesserung der Compliance

| |
|---|
| **Bei Terminen für Sprechstunden, Screenings und Beratungen** Orientierung am Grund für den Arzttermin Telefonische Erinnerung (nach vorheriger Absprache mit dem Patienten) Erinnerungsbrief Verträge und formelle Vereinbarungen Erinnerung an Screening-Termine durch den Arzt Aufforderung durch die Krankenkassen |
| **Bei Medikamenten** Kombination aus Beratung, Anpassung an Tagesablauf und Gewohnheiten, Techniken zur Selbstbeobachtung, vereinfachte Therapieschemata (einmal tägliche vs. zweimal tägliche Einnahme), Belohnungen, Selbsthilfegruppen, themenbezogene Bücher und schriftliche Erinnerungen |
| In Anlehnung an: Macharia W M, Leon G, Rowe B H, Stephenson B J, Haynes R B An overview of interventions to improve compliance with appointment keeping for medical services. JAMA 1992; 267: 1813-17. Haynes R B, McKibbon K A, Kanani R Systematic review of randomized trials of interventions to assist patients to follow prescriptions for medications. Lancet 1996; 348: 383-6. |

Zum zweiten wird die Absicht Ihres Patienten, das Therapieschema nicht einzuhalten, (auch ihm!) vielleicht erst deutlich, wenn die Behandlung längst angelaufen ist. Sie möchten sicherlich lernen, wie man das erkennt: Anzeichen für mangelhafte Compliance sind in Tabelle 4.3.5 zusammengestellt. Achten sie zunächst darauf, ob Patienten ihre Termine verpassen, und behalten Sie besonders diejenigen Patienten im Auge, die bestimmte Behandlungsziele wie normalisierte Blutdruck- oder Blutzuckerwerte, Gewichtsverlust, therapeutische Gerinnungswerte (Quick) usw. nicht erreichen. Fragen Sie den Patienten in solchen Fällen (freundlich!), ob es ihm Probleme bereitet, alle seine Medikamente einzunehmen. Obwohl etwa die Hälfte der Patienten mit mangelnder Compliance solche Schwierigkeiten leugnen wird, geben andererseits nur ca. 10% der Patienten mit Compliance an, die Einnahme ihrer Medikamente ein- oder mehrmals versäumt zu haben. Sie können ein solches Eingeständnis daher als ziemlich zuverlässiges Indiz für eine geringe Compliance werten (die Spezifität dieser Antwort beträgt ca. 90%, und das Wahrscheinlichkeitsverhältnis, das mit dem Eingeständnis einer oder mehrerer versäumter Medikamenteneinnahmen pro Tag einhergeht, beträgt 4,4).

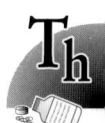

Wenn Sie eine geringe Compliance feststellen, sollte dies Anlaß sein, neu zu bewerten, ob und in welchem Maße das Therapieschema den Wertvorstellungen und Präferenzen Ihres Patienten gerecht wird. Ist dies nicht der Fall, sollten Sie gemeinsam alternative Therapieschemata in Erwägung ziehen (einschließlich des Verzichts auf eine Therapie). Sollten Sie sich jedoch gemeinsam dazu entschließen, dem ursprünglichen Therapieschema eine zweite Chance zu geben, dann können Sie und Ihr Patient sich eine Reihe von Compliance-verbessernden Strategien zunutze machen, die in randomisierten Studien validiert worden sind. Wie Sie sich vorstellen können, sind diese Strategien in erster Linie auf verhaltensbezogene Aspekte der Compliance gerichtet. Einige davon haben wir bereits in Tabelle 4.3.6 vorgestellt.

## Weiterführende Literatur

Sackett D L, Haynes R B, Guyatt G H, Tugwell P. Clinical epidemiology: a basic science for clinical medicine. 2. Auflage. Little, Brown, Boston, 1991. Kapitel 7 (für die Bewertung von klinischen Studien und klinischen Entscheidungsanalysen und die Durchführung von N-gleich-1-Studien) und Kapitel 8 (Compliance).

Richardson W S, Detsky A S for the Evidence-Based Medicine Working Group. User's guides to the medical literature. VII. How to use a clinical decision analysis. JAMA 1995; 273: 1292-5 und 1610-13.

Guyatt G, Sackett D, Adachi J, Roberts R, Chong J, Rosenbloom D, Keller J A. Clinician's guide for conducting randomised trials in individual patients. CMAJ 1988; 139: 497.

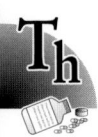

## Abschnitt 4.4
## Ist die valide und wichtige Evidenz zu den Nebenwirkungen einer Behandlung auf die medizinische Versorgung Ihres Patienten anwendbar?

Bei der Entscheidung, ob und wie man die validen und potentiell wichtigen Ergebnisse einer kritischen Bewertung von Evidenz zu einer nebenwirkungsreichen Therapie auf den einzelnen Patienten anwenden kann, sind vier Aspekte der individuellen klinischen Expertise von Bedeutung (siehe Tabelle 4.4.1).

Tabelle 4.4.1: Sollten diese validen und potentiell wichtigen Ergebnisse, die sich aus der kritischen Bewertung eines bedenklichen Medikaments ergeben, zur Änderung der Behandlung eines einzelnen Patienten führen?

1. Lassen sich die Studienergebnisse auf diesen Patienten extrapolieren?
2. Welches Risiko für ein unerwünschtes Ergebnis hat dieser Patient?
3. Welche Präferenzen, Bedenken und Erwartungen äußert Ihr Patient in bezug auf diese Behandlung?
4. Welche Behandlungsalternativen stehen zur Verfügung?

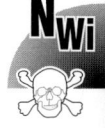

Erstens müssen Sie entscheiden, ob die Ergebnisse Ihrer kritischen Bewertung auf Ihren Patienten extrapoliert werden können. Wie zuvor geht es in diesem Fall nicht darum, ob Ihr Patient sämtliche Einschlußkriterien der systematischen Übersichtsarbeit oder Einzelstudie erfüllt, in der die Nebenwirkungen der Behandlung nachgewiesen wurden, sondern darum, ob Ihr Patient sich so sehr von den Teilnehmern der Studie unterscheidet, daß deren Ergebnisse keine nützliche Orientierungshilfe bieten.

Zweitens müssen Sie abschätzen, wie hoch im Verhältnis zur Studienpopulation das Risiko für das unerwünschtes Ergebnis bei Ihrem Patienten ist. Wie bereits in Abschnitt 4.3 beschrieben, können Sie dieses Risiko als Dezimalbruch angeben, den wir F nennen (ist bei Ihrem Patienten das Risiko doppelt so hoch wie bei den Patienten der Studie, beträgt F = 2; ist es halb so groß, gilt F = 0,5; bei gleichem Risiko ist F = 1). Anschließend teilen Sie einfach die in der Studie angegebene Anzahl von Patienten, die behandelt werden mußten, um einem Patienten zu schaden (NNH), durch F. Sind Sie z.B. der Meinung, daß bei einem Patienten, den Sie mit nicht-steroidalen Antiphlogistika therapieren wollen, das Risiko für eine Blutung im oberen Gastrointestinaltrakt viermal größer ist als bei den Patienten einer Kohortenstudie, deren NNH 2000 betrug, dann ergibt sich für Ihren Patienten ein entsprechender NNH-Wert von 2000/4 = 500.

Drittens: Wie bei allen klinischen Entscheidungen müssen Sie die Präferenzen, Bedenken und Erwartungen Ihres Patienten bestimmen und in Ihrer Therapieempfehlung berücksichtigen. Je nachdem, ob der Patient das Risiko scheut oder aber bereit ist, für den möglichen Behandlungsnutzen auch Nebenwirkungen in Kauf zu nehmen, können die Gespräche über Risiken und Nutzen einer Behandlung, selbst bei Patienten mit identischer NNH, zu völlig unterschiedlichen Therapieschemata führen. An dieser Stelle können Sie zunächst den NNH-Wert (oder den dazugehörenden F-Wert, falls Ihnen dies lieber ist) weiter anpassen. Auf diese Weise können Ihre eigenen Ansätze sowie die Ansichten Ihres Patienten in die Abwägung der gesundheitlichen Bedeutung der unerwünschten Wirkung der Behandlung gegenüber dem klinischen Ereignis, das die Behandlung ja verhindern soll (und das durch den NNT-Wert repräsentiert wird), abgewogen werden. Sollte Ihr Patient eher risikoscheu sein oder einer von Ihnen beiden meinen, daß die unerwünschte Wirkung der Behandlung (z.B. eine intrakranielle Blutung durch Antikoagulantien) 2-3 mal so schwerwiegend ist wie das Ereignis, das sie verhindern soll (rezidivierende tiefe Venenthrombose), dann können Sie den F-Wert für die NNH verdoppeln oder verdreifachen (oder die NNH um 1/2 oder 2/3 reduzieren) und anschließend mit der NNT vergleichen. Ist Ihr Patient dagegen risikofreudig oder betrug die unerwünschte therapeutische Wirkung (z.B. Husten durch ACE-Hemmer) nur 1 % des Schweregrades des Ereignisses, das die Behandlung verhindern soll (Tod durch Herzinsuffizienz), dann könnten Sie den F-Wert für die NNH auf 0,01 verringern oder die NNH mit 100 multiplizieren[6]. In jedem Fall wird ein Vergleich der »korrigierten« NNH der Behandlung mit ihrer NNT sehr aufschlußreich sein. Falls der NNH-Wert einer Behandlung nach all diesen Anpassungen niedriger ist als ihr NNT-Wert, ist es Zeit, sich Gedanken über therapeutische Alternativen zu machen. Wenn Ihre Zeit und Ihre Möglichkeiten es zulassen, dann wäre dies der ideale Ausgangspunkt, um eine klinische Entscheidungsanalyse durchzuführen.

Aber auch wenn der korrigierte NNH-Wert größer ist als der NNT-Wert, sollten Sie trotzdem festlegen, welche Behandlungsalternativen (einschließlich des Verzichts auf eine Therapie!) Sie Ihrem Patienten anstelle der Behandlung, die diese unerwünschte Wirkung hervorruft, anbieten können. Tritt bei einem Hypertonie-Patienten aufgrund der Behandlung mit Beta-Blockern eine obstruktive Ventilationsstörung auf, läßt sich einfach statt dessen ein anderes Antihypertensivum ohne diese Nebenwirkung verordnen. Auf der anderen Seite sind Alternativen zu oralen Kontrazeptiva aber möglicherweise für Ihre Patientin nicht akzeptabel, obwohl die oralen Kontrazeptiva ein zwar geringes, aber durchaus reales Thromboembolierisiko bedeuten.

## Weiterführende Literatur

Levine M, Walter S D, Lee H, Haines T, Holbrook A, Moyer V for the Evidence-Based Medicine Working Group. User's guides to the medical literature: IV. How to use an article about harm. JAMA 1994; 271: 1615-19.

---

6 Falls eine Behandlung (z.B. mit nicht-steroidalen Antirheumatika bei Arthritis) mehrere unerwünschte Wirkungen mit sich bringt, wird bei einer weniger ernsten Nebenwirkung (z.B. Verdauungsstörungen) einen geringeren F-Wert (oder höheren NNH) zugrundelegt als bei einer schwerwiegenderen Nebenwirkung (z.B. GI-Blutung).

# Abschnitt 4.5
# Ist die valide und wichtige Evidenz zu einer Leitlinie oder einer sonstigen qualitätsverbessernden Strategie auf die medizinische Versorgung Ihres Patienten anwendbar?

Wenn Sie entschieden haben, daß eine Leitlinie oder sonstige Strategie zur Qualitätsverbesserung valide ist und das Potential hat, wichtige Verbesserungen in Ihrer Praxis und bei den Therapieergebnissen Ihres Patienten zu bewirken, müssen Sie nun entscheiden, ob Sie diese auch umsetzen sollen. Zu diesem Zweck empfehlen wir einige ausgesprochen pragmatische Leitfragen, die in Tabelle 4.5.1 zusammengefaßt sind.

Tabelle 4.5.1: Leitfragen für die Entscheidung, ob eine Leitlinie oder andere qualitätsverbessernde Strategie in Ihrer Praxis umgesetzt werden sollte

| |
|---|
| 1. Welche Hürden stehen der Umsetzung im Wege?<br>  – Können sie überwunden werden?<br>2. Können Sie mit der Unterstützung wichtiger Kollegen rechnen?<br>3. Können Sie die didaktischen, administrativen und ökonomischen Bedingungen erfüllen, die bei der Umsetzung der Strategie für Erfolg oder Mißerfolg wahrscheinlich entscheidend sind? Ist z.B. folgendes gegeben:<br>  – eine glaubwürdige Synthese der Evidenz durch eine anerkannte Organisation?<br>  – anerkannte, einflußreiche Vorbilder vor Ort, die diese Strategie bereits umsetzen?<br>  – übereinstimmende Angaben aus allen relevanten Quellen?<br>  – Gelegenheit zu einem persönlichem Gespräch über die Strategie mit einem Experten?<br>  – benutzerfreundliche Gestaltung der Leitlinien?<br>  – Umsetzbarkeit in einer Zielgruppe von Ärzten (ohne die Notwendigkeit einer umfangreichen Kooperation mit Außenstehenden)?<br>  – Konfliktfreiheit im Hinblick auf<br>    – ökonomische Anreize<br>    – administrative Anreize<br>    – Patientenerwartungen<br>    – Erwartungen der Gesellschaft |

Es ist eher unwahrscheinlich, daß in Ihrer Praxis und den medizinischen Einrichtungen vor Ort genau dieselben Rahmenbedingungen herrschen, unter denen die qualitätsverbessernde Strategie entwickelt und validiert wurde. Sie sollten daher zunächst die bestehenden Unterschiede identifizieren. Danach müssen Sie erkennen, welche von diesen Unterschieden (falls vorhanden) ernsthafte Hürden darstellen und Sie, wenn sie unverändert bestehen blieben, von der Umsetzung der Strategie abhalten würden. Solche Hürden sind das Ziel Ihres Handelns, und Sie werden herausfinden, welche sich beseitigen lassen und welche nicht. In diesem Zusammenhang werden Sie auch die Kollegen (andere Ärzte, Verwalter, Einkäufer usw.) ausfindig machen, deren Unterstützung (oder zumindest Kooperation) Sie unbedingt benötigen, um die betreffenden Veränderungen durchzuführen.

Es gibt qualitätsverbessernde Strategien, die sich mit geringem Aufwand und ohne große Vorbereitung in Ihrer Praxis umsetzen lassen. Häufig jedoch verlangt die Umsetzung einer solchen Strategie, daß mehrere Personen ihr Verhalten ändern, und stört unter Umständen auch den ökonomischen und administrativen Status quo. Dies ist dann ein weitaus größeres Unterfangen, und einem Erfolg stehen einige zusätzliche Hürden im Wege.

Als Hilfe kann in letzterer Situation eine wachsende Menge an externer Evidenz herangezogen werden. Sie identifiziert die Merkmale, die erfolgreiche von gescheiterten Versuchen zur Umsetzung von qualitätsverbessernden Strategien unterscheiden. Die letzten Punkte in Tabelle 4.5.1 enthalten eine aktuelle Liste. Eine Strategie hat größere Aussicht auf Erfolg, wenn sie sich auf eine glaubwürdige Synthese der Evidenz durch eine angesehene Organisation stützen kann und vor Ort bereits von angesehenen, einflußreichen Vorreitern umgesetzt wird. Bezieht die ärztliche Zielgruppe aus mehreren Quellen dieselben übereinstimmenden Informationen und besteht die Gelegenheit, diese mit einem Experten zu diskutieren, erhöhen sich die Erfolgschancen für die Umsetzung der Strategie. Darüber hinaus gilt, daß benutzerfreundlich gestaltete Leitlinien mit größerer Wahrscheinlichkeit umgesetzt werden. Ein weiteres erfolgskritisches Merkmal war, daß Strategien zur Qualitätsverbesserung innerhalb der ärztlichen Zielgruppe umgesetzt werden konnten und daß keine ausgedehnte Zusammenarbeit mit anderen Ärzten, Verwaltern usw. von außerhalb erforderlich war. Und schließlich werden Strategien eher umgesetzt, wenn sie im Hinblick auf ökonomische Anreize oder administrative Anreize vor Ort, Erwartungen von Patienten sowie Erwartungen der Gesellschaft nicht zu Konflikten führen.

Es wird Ihnen in diesem Zusammenhang sicherlich nicht entgangen sein, daß die erfolgskritischen Faktoren in diesem Fall eher im Bereich des Verhaltens und der Ökonomie zu finden sind als in der traditionellen Ausbildung oder im Informationstransfer. Diese Erkenntnis ist für die Verwaltung, Entscheidungsträger und Einkäufer sowie für die Ärzte wichtig. Ihre kritische Bewertung und Ihr guter Wille sind in die Entscheidung, eine qualitätsverbessernde Strategie umzusetzen, eingeflossen. Wir hoffen, daß Ihre Manager und Einkäufer dieses hinreichend würdigen und Ihren Einsatz mit entsprechenden finanziellen Mitteln belohnen.

Viel Glück!

## Weiterführende Literatur

Lomas J. Diffusion, dissemination and implementation: who should do what? In: Warren K S, Mosteller F (Hrsg.) Doing more good than harm: the evaluation of health care interventions. Ann NY Acad Sci 1993; 703: 226-37.

## Abschnitt 4.6
# Wesentliche Lehrmethoden für die klinische Anwendung der Ergebnisse einer kritischen Bewertung auf einzelne Patienten

In diesem Abschnitt stellen wir Ihnen einige Strategien und Taktiken vor, mit denen Sie Ihren Lernenden vermitteln können, wie sich die Ergebnisse Ihrer kritischen Bewertung auf Patienten anwenden lassen. Da EBM beim Patienten ansetzt und mit dem Patienten endet, ist es nur natürlich, daß wir diesen Kreis auch mit dem Patientenkontakt schließen. Das heißt, kritische Bewertungen und andere Elemente der EMB sind wesentliche Bestandteile der klinischen Diskussionen, die wir täglich am Krankenbett und auch sonst über die Diagnose und Behandlung der Patienten führen, und nicht etwa unwichtige Randthemen, über die man außerhalb der Arbeit spricht und nur, wenn man gerade Zeit hat. Wir wollen mit einigen klinischen Situationen beginnen, die sich offensichtlich anbieten, dann aber diesen engen Rahmen immer mehr verlassen, um Ihnen zu zeigen, daß ähnliche Strategien und Methoden auch für ein breites Spektrum von Lehr- und Lernsituationen geeignet sind. Und schließlich werden wir beschreiben, wie einige medizinische Zentren und akademische Institutionen auf der ganzen Welt 5-tägige Workshops zur Anwendung von EMB organisieren.

## Arbeitsvisiten bei einzelnen Patienten

Zunächst betrachten wir die »Arbeitsvisite«, bei der ein klinisches Team Probleme und Fortschritte von Patienten auf einer Station oder in der Ambulanz überprüft. Diese Visiten gestalten sich ganz unterschiedlich. Auf einer Station können sie in Form einer Visite erfolgen, bei dem jeder Patient kurz vorgestellt, gesehen und besprochen wird. Bei ambulanten Patienten kann sich die Visite entweder auf einen einzelnen Patienten konzentrieren, der gebeten wurde, noch zu bleiben, oder es können nach der Sprechstunde die Patienten des ganzen Tages besprochen werden. Schließlich kann man sich auch ganz formlos im Anschluß an Sitzungen über Verwaltungs- oder Haushaltsfragen bei einer Tasse Kaffee zusammensetzen, um über die Patienten zu sprechen. Steht für die Zahl der Patienten, die anzusehen oder wenigstens zu besprechen sind, genügend Zeit zur Verfügung, bieten solche Gespräche eine hervorragende Gelegenheit, EBM zu vermitteln und zu erlernen. Häufig ist die Zeit jedoch knapp und die Liste der Patienten lang. Unter diesen Umständen gehen viele Teams in zwei Schritten vor: Zunächst geht man die Liste der Patienten schnell durch und konzentriert sich anschließend nur auf diejenigen Patienten, bei denen wichtige Entscheidungen anstehen. Bei beiden Vorgehensweisen werden die Patienten vorgestellt (und untersucht, falls sie da sind); es folgen Diskussionen, bei denen therapeutische Entscheidungen getroffen und durch die beste verfügbare externe Evidenz gerechtfertigt werden. Wie kann man diese Besprechungen so gestalten, daß sie möglichst viel Gelegenheit zum Lernen und

Tabelle 4.6.1: Leitfaden für Lernende: Vorstellung eines »ALTEN«[7] Patienten bei der Stationsvisite

Bei der Vorstellung sollten 20 Punkte in weniger als 2 Minuten zusammengefaßt werden:

1. Nachname des Patienten.
2. Alter.
3. Geschlecht.
4. Beruf/soziale Stellung.
5. Datum der stationären Aufnahme.
6. Die unmittelbar zur stationären Aufnahme führenden Hauptbeschwerden.
7. Die Anzahl von AKUTEN PROBLEMEN, die derzeit vorliegen.
   Und dann für jedes AKUTE PROBLEM (ein Problem kann dabei ein Symptom, ein klinisches Zeichen, ein Ereignis, eine Diagnose, eine Verletzung, ein psychologischer Zustand, eine soziale Zwangslage usw. sein):
8. Die wichtigsten Symptome (falls vorhanden).
9. Die wichtigsten klinischen Zeichen (falls vorhanden).
10. Die Ergebnisse von diagnostischen oder anderen Verdachts- bzw. bestätigenden Untersuchungen.
11. Die Erklärung (Diagnose oder Zustand) für die Beschwerden.
12. Der für das Problem aufgestellte Behandlungsplan.
13. Das Ansprechen auf diesen Behandlungsplan.
14. Weitere Pläne, um das Problem zu handhaben.
    Schritte 8-14 für jedes AKUTE PROBLEM wiederholen.
15. Ihre Pläne für die Entlassung, poststationäre Versorgung und Nachbeobachtung.
16. Ob Sie die pädagogische Verordnung ausgefüllt haben, die Sie bei Aufnahme des Patienten angefordert hatten (um die Pathophysiologie des Patienten, seine klinischen Befunde, Diagnose, Prognose, Therapie, Rezidivprävention, Qualität der Versorgung oder andere wichtige Aspekte besser zu verstehen und ein besserer Arzt zu werden).
    Wenn ja:
17. Wie Sie die relevante Evidenz gefunden haben.
18. Was Sie herausgefunden haben. Die aus der Evidenz abgeleitete klinische Quintessenz.
19. Ihre kritische Bewertung dieser Evidenz bezüglich
    a. VALIDITÄT und
    b. ANWENDBARKEIT.
20. Welche Konsequenzen die kritisch bewertete Evidenz auf die von Ihnen geleistete medizinische Versorgung dieses (oder des nächsten vergleichbaren) Patienten haben wird.
    Falls nicht: wann Sie die pädagogische Verordnung ausstellen werden.


PÄDAGOGISCHE VERORDNUNG

A. Herr/Frau/Prof./Dr. (1.) ........................... ist (2.) ......... Jahre alt, (3.) männlich/weiblich, (4.) von Beruf ...................... und wurde am (5.) ................ wegen (6.) .................................. aufgenommen.
B. Sie/Er hat (7.) ................................. akute Probleme.
C. Beim ersten akuten Problem handelt es sich um ............................. .
   Die Hauptsymptome bestehen aus (8.) ........................................, die wichtigsten klinischen Zeichen aus (9.) ......................................., und wir haben die Untersuchung ............................... mit folgenden Ergebnissen (10.) durchgeführt. Unseres Erachtens liegt die Ursache der Beschwerden in (11.) ......................................... . Aufgrund dessen leiteten wir folgende Therapie ein: (12.) ......................................... . Der Patient sprach dabei folgendermaßen auf die Therapie an (13.): ....................................... . Des weiteren planen wir (14.) ............................................ .
D. Beim zweiten/dritten/vierten akuten Problem handelt es sich um ..................................... (Schritte 8-14 wiederholen).
E. Bei der Aufnahme des Patienten wußte ich über ......................................... nicht ausreichend Bescheid und forderte eine pädagogische Verordnung an, um folgende Frage zu beantworten: ......................................................... Die relevante Evidenz habe ich durch (17.) ......................................... gefunden., und die klinische Quintessenz ist (18.) .................................................. . Ich glaube, die Quintessenz ist wegen (19a.) ..................................... valide/nicht valide und wegen (19b.) ......................................... anwendbar/nicht anwendbar. Daher ziehe ich für die Behandlung dieses und vergleichbarer Patienten folgende Konsequenzenn(20.): ......................................... .

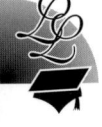

7 d.h. ein dem Team bereits bekannter Patient.

## Karte 1 A. THERAPIE

**Ergebnisse dieser einzelnen Präventions- bzw. Therapiestudie valide?**

**A. Folgende Leitfragen sind zu beantworten:**
1. Erfolgte die Zuordnung von Patienten zu Behandlungen randomisiert? Wurde die Randomisierungsliste geheimgehalten?
2. Wurden bei der Gesamtbeurteilung der Studie alle darin aufgenommenen Patienten berücksichtigt? Wurden die Patienten in den Gruppen analysiert, denen sie randomisiert zugeordnet worden waren?

**B. Und noch einige detailliertere Fragen:**
1. Waren Patienten und Ärzte gegenüber der durchgeführten Behandlung »verblindet«?
2. Wurden die Gruppen, abgesehen von der experimentellen Behandlung, gleich behandelt?
3. Waren die Gruppen zu Beginn der Studie die einander ähnlich?

**Sind die validen Ergebnisse dieser randomisierten Studie wichtig?**

| | Übliche Insulin-Behandlung Kontroll-Ereignisrate (CER) | Intensivierte Insulin-Behandlung Experimentelle Ereignisrate (EER) | Relative Risikoreduktion (RRR) | Absolute Risikoreduktion (ARR) | Number needed to treat (NNT) |
|---|---|---|---|---|---|
| Auftreten einer diabetischen Neuropathie nach 5 Jahren bei Typ-1-Diabetikern in der DCCT-Studie | 9,6% | 2,8% | $\frac{CER-EER}{CER} = \frac{9,6\%-2,8\%}{9,6\%} = 71\%$ | $CER-EER = 9,6\%-2,8\% = 6,8\%$ | $1/ARR$ |
| | | | | | $1/6,8\% = 15$ Patienten, 5 Jahre lang mit intensivierter Behandlung |

95%-Konfidenzintervall (CI) für eine NNT = 1 / Grenzen des CI seiner ARR =

$$\pm 1,96 \sqrt{\frac{CER \times (1-CER)}{\text{Anzahl der Kontrollpatienten}} + \frac{EER \times (1-EER)}{\text{Anzahl der Studienpatienten}}} = \pm 1,96 \sqrt{\frac{0,096 \times 0,904}{730} + \frac{0,028 \times 0,972}{711}} = \pm 2,4\%$$

**Können Sie diese wichtige und valide Evidenz zur Therapie auf die medizinische Versorgung Ihres Patienten anwenden?**

1. Gelten diese Ergebnisse für Ihren Patienten?
   – Unterscheidet sich Ihr Patient so sehr von den Patienten der Studie, daß die Ergebnisse dieser Studie Ihnen nicht weiterhelfen können?
   – Wie groß wäre der mögliche Nutzen der Therapie tatsächlich für Ihren Patienten?

2. Werden das Therapieschema und seine Folgen den Wertvorstellungen und Präferenzen Ihres Patienten gerecht?
   – Sind Sie und Ihr Patient sich über die Wertvorstellungen und Präferenzen des Patienten im klaren?
   – Entsprechen das Therapieschema und seine Folgen diesen Wertvorstellungen und Präferenzen?

Aus Sackett, Richardson, Rosenberg und Haynes – Deutsche Ausgabe Kunz und Fritsche: Evidenzbasierte Medizin; EBM-Umsetzung und Vermittlung. München: W. Zuckschwerdt, 1999

---

## Karte 2 A. DIAGNOSE

**Sind die Ergebnisse dieser diagnostischen Studie valide?**
1. Wurde ein unabhängiger Blindvergleich mit einem diagnostischen Vergleichsstandard ("Goldstandard") durchgeführt?
2. Wurde der diagnostische Test an einem geeigneten Spektrum von Krankheitsbildern überprüft (d.h. ähnlich denen, bei denen er später in der Praxis angewendet werden soll)?
3. Wurde der Vergleichsstandard unabhängig von den Ergebnissen des diagnostischen Tests angewandt?

**Sind die Ergebnisse dieser diagnostischen Studie wichtig?**

| | | Zielerkrankung (Eisenmangelanämie) | | Gesamt |
|---|---|---|---|---|
| | | Ja | Nein | |
| Diagnostisches Testergebnis (Serumferritin) | positiv (< 65 mmol/L) | 731 — a | 270 — b | 1001 — a+b |
| | negativ (> 65 mmol/L) | 78 — c | 1500 — d | 1578 — c+d |
| | Gesamt | 809 — a+c | 1770 — b+d | 2579 — a+b+c+d |

Sensitivität = $a/(a+c)$ = 731/809 = 90%
Spezifität = $d/(b+d)$ = 1500/1770 = 85%
Vortest-Wahrscheinlichkeit (Prävalenz) = $(a+c)/(a+b+c+d)$ = 809/2579 = 32%
Positiver prädiktiver Wert = $a/(a+b)$ = 731/1001 = 73%
Negativer prädiktiver Wert = $d/(c+d)$ = 1500/1578 = 95%
LR+ (pos. Wahrscheinlichkeitsverhältnis) = Sens./(1-Spez.) = 90%/15% = 6
LR- (neg. Wahrscheinlichkeitsverhältnis) = (1-Sens.)/Spez. = 10%/85% = 0,12
Vortest-Odds = Prävalenz/(1-Prävalenz) = 31%/69% = 0,45
Nachtest-Odds = Vortest-Odds × Wahrscheinlichkeitsverhältnis
Nachtest-Wahrscheinlichkeit = Nachtest-Odds/(Nachtest-Odds +1)

**Ist die valide und wichtige Evidenz zu einem diagnostischen Test auf die medizinische Versorgung Ihres Patienten anwendbar?**

1. Ist der diagnostische Test verfügbar, bezahlbar und unter Ihren Verhältnissen ausreichend genau und präzise?
2. Läßt sich eine klinisch sinnvolle Schätzung der Vortest-Wahrscheinlichkeit Ihres Patienten vornehmen (anhand von Praxisdaten, aufgrund persönlicher Erfahrung, aus dem Bericht selbst oder mit Hilfe klinischer Spekulation)?
3. Haben die daraus resultierenden Nachtest-Wahrscheinlichkeiten einen Einfluß auf Ihre Behandlungsweise und nutzen Ihrem Patienten? (Könnten Sie dadurch eine Test-Behandlungs-Schwelle überschreiten? Würde Ihr Patient bei der Durchführung mitmachen?)
4. Würden die aus dem Test resultierenden Folgen Ihrem Patienten etwas nützen?

Aus Sackett, Richardson, Rosenberg und Haynes – Deutsche Ausgabe Kunz und Fritsche: Evidenzbasierte Medizin; EBM-Umsetzung und Vermittlung. München: W. Zuckschwerdt, 1999

**Die besten einfachen Suchbegriffe und Kombinationen für hochsensitive MEDLINE-Suchen nach den besten Studien zu Therapie, Prognose, Nebenwirkungen oder Ätiologie oder Diagnose**

| Suchstrategie | Sensitivität | Spezifität | Präzision |
|---|---|---|---|
| **Für Therapiestudien:** | | | |
| Clinical trial (pt) | 0,93 | 0,92 | 0,49 |
| Randomized controlled trial (pt) | 0,99 | 0,74 | 0,22 |
| or Drug therapy (sh) | | | |
| or Therapeutic use (sh) | | | |
| or Random: (tw) | | | |
| **Für Prognosestudien:** | | | |
| Exp cohort studies | 0,60 | 0,80 | 0,11 |
| Incidence or Exp mortality or Follow-up studies | 0,92 | 0,73 | 0,11 |
| or Mortality (sh) or Prognosis: (tw) or Predict: | | | |
| (tw) or Course (tw) | | | |
| **Für Ätiologiestudien bzw. Studien über Nebenwirkungen:** | | | |
| Risk (tw) | 0,67 | 0,79 | 0,15 |
| Exp cohort studies or Exp risk | 0,82 | 0,70 | 0,14 |
| or Odds and ratio: (tw) | | | |
| or Relative and risk (tw) | | | |
| or Case and control: (tw) | | | |
| **Für Diagnosestudien:** | | | |
| Diagnosis & (pe) | 0,80 | 0,77 | 0,09 |
| Exp sensitivity and specificity | 0,92 | 0,73 | 0,09 |
| or Diagnosis & (pe) or Diagnostic use | | | |
| or Sensitivity (tw) or Specificity (tw) | | | |

**Sensitivität** = Anteil aller MEDLINE-Studien, die die Kriterien für wissenschaftliche Fundiertheit und klinische Relevanz erfüllen.
**Spezifität** = Anteil von weniger fundierten relevanten Studien, die durch die Suchstrategie ausgeschlossen werden.
**Präzision** = Anteil aller aufgefundenen Zitate, die sowohl fundiert als auch relevant sind.

pt = Publikationstyp (publication type)
sh = Schlagwort (subject heading)
tw = Textwort (text word)
pe = vor dem "Sprengen" (»pre-explosion«)

Haynes RB, Wilczynski NL, McKibbon KA, Walker CJ, Sinclair JC. Developing optimal search strategies for detecting clinically sound studies in MEDLINE. J Amer Med Inform Assoc 1994;1:447-58

---

Nachdruck mit Genehmigung von Chatelier et al 1996. The number needed to treat: a clinically useful nomogram in its proper context. BMJ 312: 426-429

[PEER = Patient's Expected Event Rate; RRR = Relative Risk Reduction; NNT = Number Needed to Treat]

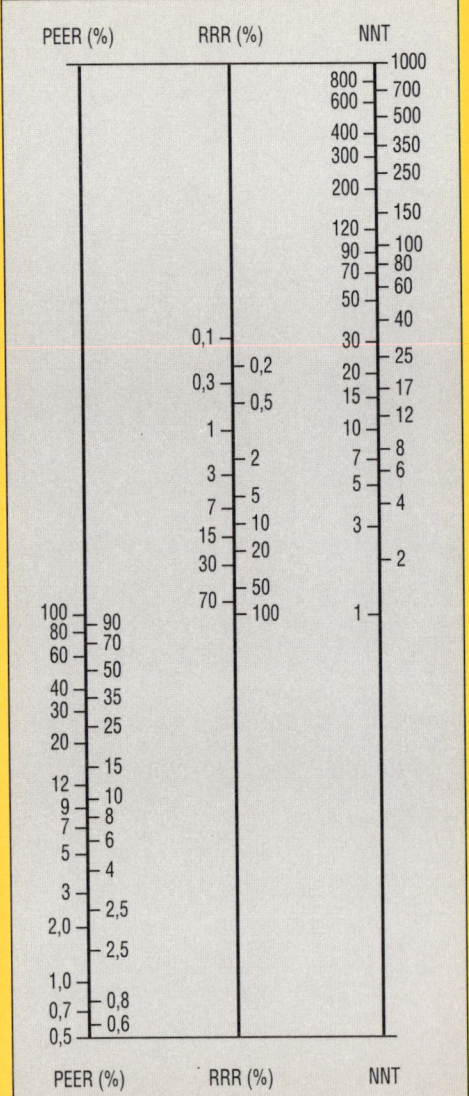

Praktizieren von EBM bieten? Zwei Taktiken haben sich in diesem Zusammenhang bewährt.

Die erste verbindet EBM mit der Präsentation des Patienten. In Kapitel 1 haben wir bereits beschrieben, wie man pädagogische Verordnungen bei der Suche nach Evidenz und ihrer kritischen Bewertung einsetzt. In Tabelle 1.5 haben wir Ihnen gezeigt, wie sich pädagogische Verordnungen als letzter Bestandteil der Vorstellung eines neuen Patienten eignen. Ebenso lassen sich (dies ist in Tabelle 4.6.1 dargestellt) pädagogische Verordnungen auch als letzter Bestandteil der Vorstellung eines bereits bekannten Patienten ausstellen. Auf diese Weise wird die wissenschaftliche Begründung für eine diagnostische oder therapeutische Vorgehensweise Teil der Beschreibung der bisherigen und Teil des Konzepts für die zukünftige Versorgung des Patienten und dient bei Besprechungen sowohl der Entscheidungsfindung als auch der Fortbildung.

Die zweite Taktik betrifft die Präsentation der Evidenz. Je mehr Arbeit auf einer Station anfällt, desto wichtiger ist es, die wesentliche Evidenz zu therapeutischen Entscheidungen in knapper Form und schnell präsent zu haben. Und genau dabei erweisen sich die CATs (siehe Abschnitt 3b7) als überaus praktisch.[8] Nach Vorstellung und (falls möglich) Untersuchung des Patienten kann das Team sich um den entsprechenden CAT versammeln und schnell entscheiden, ob die klinische Grundaussage zutrifft, anschließend eine therapeutische Entscheidung treffen und sich dann mit dem nächsten Patienten beschäftigen (und sich eine Kopie des CAT zur späteren Durchsicht oder Weiterverwendung bestellen).

## Kleingruppen und halbtägige Fortbildungen

Recht häufig kommen Lernende aus unterschiedlichen klinischen Teams zu regelmäßigen Fortbildungsveranstaltungen zusammen, um allgemeine Anleitungen für die Beurteilung und Behandlung von Patienten zu erhalten. Das kann eine Handvoll Teilnehmer sein, aber auch ein ganzer Hörsaal voll, und eine Vorlesung »nach Schema F« stellt die Motivation des Lehrenden wie auch die Fähigkeit der Teilnehmer, sich wach zu halten, unter Umständen auf die Probe. Eine andere Methode setzt auf das selbstbestimmte, problemorientierte Erlernen von EBM und läuft wie folgt ab.

1. Die Lernenden sollen klinische Probleme benennen, bei denen sie selbst unsicher sind, auf welche Weise betroffene Patienten am besten diagnostiziert und behandelt werden (das geschieht, wie in Kapitel 1 erläutert, in Form von klinischen Fragen, in denen sie den Patienten, die Intervention und die Zielgröße, die sie am meisten interessiert, spezifizieren). Fort- und Weiterbildungspro-

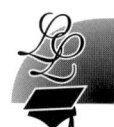

---

8  Um die größte Wirkung zu erzielen, müssen CATs in Echtzeit erstellt werden, d.h. während die Entscheidungen getroffen werden (häufig in einer ambulanten Umgebung zwischen den Visiten leichter zu erstellen als über Nacht in stationären Situationen). Um die Erstellung von CATs zu beschleunigen, steht Ihnen das Programm CAT-Maker auf Diskette oder über die Website des Oxford Centre for Evidence-Based Medicine zur Verfügung (http://cebm.jr2.ox.ac.uk/).

gramme, die mit diesem Ansatz arbeiten, beschreiben dabei ein typisches Muster. Zu Beginn ihrer Laufbahn nennen Ärzte in erster Linie medizinische Notfälle, bei denen sie sich über ihre Fähigkeiten, lebensgefährliche Situationen zu erkennen und zu managen, im unklaren sind. Zahlreiche Fortbildungsveranstaltungen sind auf diese Probleme zugeschnitten und bieten Einführungs- und Fortgeschrittenenkurse über kardiologische bzw. traumatologische Notfallsituationen an.

2. Nachdem die oben erwähnten Themen abgehandelt sind, benennen die Ärzte ein breites Spektrum an Behandlungsproblemen, bei denen sie nicht sicher sind, wie sie bei Patienten mit bestimmten Erkrankungen vorgehen sollen. Danach kommen klinische Probleme bei der Diagnostik, Prognose und Ätiologie (insbesondere bei iatrogenen Erkrankungen). Gelegentlich bekunden sie auch Interesse an Studien oder Audits vor Ort über die Qualität der medizinischen Versorgung, an der eigenen medizinischen Fortbildung und an Gesundheitsökonomie. Erwähnen mehrere Teilnehmer dieselbe klinische Situation,[9] kommt sie als Thema bei einer der nächsten Veranstaltungen auf die Tagesordnung, und der folgende Prozeß läuft ab:

– Der Reihe nach übernehmen einer oder mehrere Lernende die Aufgabe, die klinische Fachliteratur nach validen, relevanten systematischen Übersichten oder Originalarbeiten zu einer klinischen Fragestellung zu durchsuchen. Währenddessen entwickeln und vervollkommnen sie (gegenenfalls mit Unterstützung eines Bibliothekars) ihre Fertigkeiten bei der Suche nach der besten Evidenz.

– Mit Hilfe des Seminarleiters wählen sie die eine oder die beiden Publikationen mit der größten Validität und Relevanz aus. Diese werden zusammen mit einer Beschreibung des klinischen Problems vervielfältigt und an alle Teilnehmer als Vorbereitung für das nächste Treffen verteilt.

– Beim nächsten Termin leiten die Lernenden – auch hier gegebenenfalls mit Hilfe des Seminarleiters – die Diskussion über Validität und möglichen Nutzen der in der Publikation beschriebenen Evidenz. Die Vortragenden fördern die Diskussion häufig mit CATs oder anderen Zusammenfassungen und Präsentationen der wichtigsten Daten. Diese kritische Bewertung wird in die Diskussionen über die relevante Pathophysiologie und die klinischen Fähigkeiten integriert. Das Ziel besteht letztlich darin, einen gemeinsamen, evidenzbasierten Ansatz für das klinische Problem zu finden. In manchen Fällen möchten die Lernenden auch gemeinsam mit erfahrenen Ärzten ihre eigenen Leitlinien für die spätere Anwendung erstellen und verbreiten.

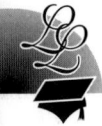

Im Laufe der Jahre haben die EBM-Lehrer unzählige Methoden kennengelernt, wie man nicht effektiv unterrichtet, aber auch einige Methoden, die zu funktionieren scheinen. Diese haben wir in Tabelle 4.6.2 in Form von Lehrtips zusammengefaßt.

---

9 Ein Teil eines Einführungstreffens kann sich darauf konzentrieren, klinische Probleme zu priorisieren und einen Konsens zu erreichen, wobei diese Diskussionen wiederholt werden können, sobald die laufenden Themen erschöpft sind und neue auftreten.

# Journal Clubs

In zahlreichen klinischen Zentren haben Journal Clubs einen immer schlechteren Zulauf oder existieren nicht mehr, insbesondere wenn die Teilnehmer nach dem Rotationsprinzip die letzten Ausgaben von vorher festgelegten Fachzeitschriften zusammenfassen sollen. Da aber Journal Clubs dieser Art eher vom Briefträger als von Ärzten oder Patienten bestimmt sind, ist bei genauerer Überlegung ihr Niedergang nicht weiter verwunderlich. Andererseits gibt es ein paar Journal Clubs, die florieren – und diese werden zunehmend nach EBM-Prinzipien gestaltet und durchgeführt. Sie funktionieren wie die bereits beschriebenen halbtägigen Fortbildungsveranstaltungen.

Jedes Treffen des Journal-Club besteht aus drei Teilen:

1. Im ersten Teil beschreiben die Teilnehmer des Journal Clubs Patienten als Beispiel für bestimmte klinische Situationen, bei denen sie sich über die beste Diagnose oder Behandlung im unklaren sind. Das Gespräch wird so lange fortgesetzt, bis ein Konsens darüber erreicht ist[10], daß ein bestimmtes klinisches Problem (bezeichnen wir es als Problem C) die Zeit und Mühe wert ist, die für die Lösung notwendig sind. Anschließend übernimmt entweder der Teilnehmer, der das Problem aufgeworfen hat, oder derjenige, der an der Reihe ist, die Aufgabe, eine Suche nach der besten Evidenz für Problem C durchzuführen.

2. Im zweiten Teil werden die Ergebnisse der Literaturrecherche zum Problem der letzten Sitzung (nennen wir es Problem B) in Form von fotokopierten Abstracts von 4–6 systematischen Reviews, Originalartikeln oder anderer Evidenz verteilt. Die Teilnehmer des Journal Clubs entscheiden sich für einen oder zwei Artikel, die ihnen eine weitere Untersuchung wert erscheinen, und es wird dafür gesorgt, daß alle Teilnehmer rechtzeitig vor dem nächsten Treffen die Beschreibung des klinischen Problems und die beste Evidenz als Kopie erhalten.

3. Der wesentliche Teil des Journal Clubs widmet sich der Diskussion und der kritischen Bewertung zu Problem A, dem klinischen Problem aus dem vorletzten Journal Club. Während des letzten Treffens hatte man zu Problem A die Evidenz ausgewählt, mit der man sich intensiver beschäftigen wollte. Die Evidenz wird kritisch auf ihre Validität und Anwendbarkeit hin bewertet und eine Entscheidung gefällt, ob und wie sie zukünftig bei Patienten der Teilnehmer des Journal Clubs angewandt werden könnte. In diesem Teil des Treffens zeigt sich der Lohn der Arbeit, und es sollten alle Anstrengungen unternommen werden, um zu einem zusammenfassenden Abschluß zu kommen. Im Idealfall wird im Verlauf der Diskussion ein CAT erstellt, der zur Diskussion und Revision an alle Mitglieder des Journal Clubs verteilt wird.

Die tatsächliche Reihenfolge dieser drei Teile eines Journal Club-Treffens läßt sich auch umdrehen, den Wünschen und zeitlichen Möglichkeiten der Teilnehmer entsprechend.

---

10 Ausgedrückt (wie in Kapitel 1) in bezug auf einen Patienten, eine Intervention (und eine Vergleichsintervention, falls angemessen) und ein Therapieergebnis.

Tabelle 4.6.2: Einige Lehrtips für EBM[11]

---

**Motivation zum Lernen**

A. Gestalten Sie das Seminar für die Lernenden relevant und sinnvoll.

1. Wählen Sie (oder helfen Sie bei der Suche nach) Publikationen, die relevant sind für die Patienten, die sie behandeln. Suchen Sie dabei »gute« Publikationen aus. »Gute« Publikationen für die kritische Bewertung sind solche, die folgendes zu bieten haben (in absteigender Reihenfolge nach ihrem Potential für lebhafte Diskussionen):
   - bahnbrechende, aber solide Evidenz an der vordersten Front der klinischen Praxis (insbesondere wenn diese bisher noch keine breite Anwendung gefunden haben);
   - solide Evidenz dazu, daß ein übliches Verfahren wertlos ist;
   - solide Evidenz dazu, daß ein übliches Verfahren in Frage gestellt werden sollte;
   - zu häufig eingesetzte oder kontroverse Verfahren:
   (i) paarweise Publikationen – eine schlechte für den Müll, nachdem man vielleicht nur bis zum Methodenteil gelesen hat, und eine gute als Grundlage für die Entscheidungsfindung oder;
   (ii) eine schlechte Publikation mit hohem Abfallwert, die aber trotzdem die beste verfügbare Veröffentlichung darstellt;
   - HINWEIS: solide Evidenz, die die üblichen Verfahren stützt, ist ein ausgezeichneter Ausgangspunkt (um damit Zynismus oder Nihilismus vorzubeugen), birgt jedoch die Gefahr, Lernende mit mehr Erfahrung zu langweilen.
2. Beginnen Sie die Veranstaltungen mit einem Patientenproblem (real oder erfunden) und enden Sie mit einem Beschluß über die Behandlung des Patienten.
3. Nehmen Sie sich Zeit für den Abschluß. Kommen Sie sowohl bei der Studie als auch bei dem Patienten zum Abschluß. Dabei muß zum Schluß nicht unbedingt einhellige Übereinstimmung erzielt werden. Möglicherweise ist sich die Gruppe einig, daß die Evidenz recht solide ist, trotzdem erzielen die einzelnen Teilnehmer bei den Entscheidungen für den Patienten im Szenario keinen Konsens.
4. Sollte eine Frage zur Methodik aufkommen, die die Diskussion in eine andere Richtung lenken würde, fragen Sie die Gruppe, wie sie damit umgehen will (normalerweise kann man dieses Thema zurückstellen und nur mit dem Teil der Gruppe diskutieren, der wirklich an tieferen Einblicken in die Methodik interessiert ist).

B. Halten Sie die Lernenden aktiv und involviert.

1. Lassen Sie die Lernenden abstimmen, wie sie klinisch handeln würden, bevor sie mit der Diskussion über die Publikation beginnen. Sie sollen ihre Empfehlungen schriftlich festhalten und ihre Aufzeichnungen anonym abgeben, um Peinlichkeiten zu vermeiden.
2. Wenn jemand eine Frage stellt, sollten Sie ihn NIEMALS lächerlich machen.
3. Geben Sie Fragen an den Fragenden oder die Gruppe zurück: »Was meint die Gruppe dazu?«, »Kann uns da jemand weiterhelfen?«
4. Rufen Sie nur dann jemanden auf, wenn diese Person damit einverstanden ist und merkt, daß es in Ordnung ist, etwas nicht zu wissen.
5. Stellen Sie Fragen mit offenem Ausgang, die die Lernenden herausfordern (aber nicht einschüchtern): Beispiel: »Was meinen Sie Verfasser mit randomisierter Studie?« anstatt »Ist dies eine randomisierte Studie?«
6. Falls eine Publikation einen Bias enthält, lassen Sie die Gruppe entscheiden, ob dieser Bias wichtig sein könnte. In welche Richtung würde der Bias die Ergebnisse bewegen, d.h. würde er den Unterschied zwischen den Gruppen erweitern oder schmälern? Führen Sie eine Worst-Case-Analyse durch. Würde dieser Bias, falls vorhanden und sämtliche Mitglieder einer Gruppe betreffend, die Ergebnisse der Analyse zunichte machen? (Andersherum formuliert, könnte dieser Bias einen fatalen Fehler der Studie darstellen?).
7. Schreiten Sie bei Diskussionen über diagnostische Tests sofort zu Wahrscheinlichkeitsverhältnissen (übergehen Sie Sensitivität, Spezifität, Prävalenz, usw.), gehen Sie direkt zu der relevanten 2 x 2-Tabelle und helfen Sie den Lernenden, die betreffenden Verhältnisse zu erstellen und Berechnungen durchzuführen. Lassen Sie sie im Laufe des Vorgangs in Worten ausdrücken, was diese Berechnungen bedeuten. Bitten Sie die Teilnehmer erst ganz zum Schluß, diesen Konzepten Bezeichnungen wie Sensitivität, Spezifität usw. zuzuordnen.
8. Fassen Sie bestimmte Punkte während der Treffen zusammen; prüfen Sie, ob man bedenkenlos zum nächsten Punkt übergehen kann. Fassen Sie die Ergebnisse zwischendurch zusammen. Durch eine solche Synthese zeigen Sie den Teilnehmern die zentralen Aussagen, die sie mit nach Hause nehmen können, auch wenn man noch nicht zum vollständigen Abschluß gekommen ist.

---

11 Die ursprüngliche Zusammenstellung dieser Liste wurde von Martha Gerrity und Valerie Lawrence vorgenommen.

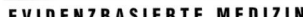

9. Auszeit: Falls besondere Probleme oder Erfolgserlebnisse auftreten, nehmen Sie eine Auszeit, um die Aufmerksamkeit der Gruppe auf die Gruppendynamik anstatt auf die klinische Fragestellung zu lenken. Sprechen Sie mit den Teilnehmern darüber, was in der gruppendynamischen Wechselwirkung geschieht und kehren Sie anschließend zu der klinischen Fragestellung zurück. Auszeiten können ganz besonders nützlich sein, wenn der Lehrer Spannungen feststellt: Nehmen Sie eine Auszeit, sagen Sie der Gruppe, daß Sie Spannungen spüren und fragen Sie, was los ist.

C. Zeigen Sie Ihren Enthusiasmus über kritische Bewertungen im allgemeinen und nehmen Sie sich bietende Gelegenheiten wahr, diese spezielle Gruppe und deren Arbeit zu loben.

D. Neuigkeitswert (sobald Ihre Gruppe die kritische Bewertung beherrscht).

1. Verwenden Sie kontroverse klinische Themen und Publikationen.
2. Benutzen Sie Publikationen, die zu unterschiedlichen Schlußfolgerungen über dasselbe Thema kommen.
3. In nicht-klinischen Situationen: Benutzen Sie Rollenspiele und Szenarien. Zögern die Leute bei Rollenspielen, dann sollen sie sich selbst in Situationen spielen, die ihnen in ihrem täglichen Arbeitsleben begegnen. Andere Situationen, die Sie ausprobieren könnten: Gerichtssaal und Schadensersatzansprüche im Zusammenhang mit einem ärztlichen Kunstfehler, strukturierte Debatten, Punkt-Kontrapunkt (weisen Sie diese Rollen jeweils einer einzelnen Person zu), aggressive Assistenzärzte (oder Oberärzte!) bei Lehrvisiten.
4. Führen Sie »Blitzdiagnose und Widerspruch« ein: Bei einer Publikation mit einem fatalen Fehler, insbesondere wenn Sie spüren oder feststellen, daß die Gruppe nicht vorbereitet ist, beginnen Sie das Treffen mit der Frage: »Schnell, enthält diese Publikation einen fatalen Fehler und falls ja, welchen?«

**Lernatmosphäre**

A. Die Lernenden müssen sich trauen, ihre Grenzen zu identifizieren und darüber zu sprechen.

1. Geben Sie Ihre eigenen Grenzen und die Dinge, die Sie nicht wissen, offen zu.
2. Benutzen Sie pädagogische Verordnungen (siehe Seite 28).
3. Erwähnen Sie ab und zu gezielt, daß niemand alles wissen kann und daß dies der Grund ist, warum sie alle hier sind.
4. Ermuntern Sie die Lernenden, Fragen zu stellen.
5. Es soll Spaß machen.
6. Geben Sie Rückkoppelung. Nicken Sie mit dem Kopf oder machen Sie unterstützende Bemerkungen, insbesondere wenn eine Frage richtig beantwortet wird oder jemand ein wichtiges Thema anschneidet.

B. »Kampf dem Nihilismus bei der kritischen Bewertung« (»Keine Studie ist perfekt, also ist die Fachliteratur zu nichts nütze«).

1. Wählen Sie insbesondere zu Beginn gute Publikationen aus.
2. Ordnen Sie die Publikation in den derzeitigen Kenntnisstand auf dem betreffenden Forschungsgebiet ein. Es könnte sich ja um die erste klinische Studie über eine neue Therapie handeln.
3. Fragen Sie die Lernenden, was sie bei einer besseren Publikation zu dieser klinischen Fragestellung erwarten würden (oder falls sie an Forschung interessiert sind, wie sie die Studie planen würden).
4. Machen Sie die Lernenden darauf aufmerksam, daß sie bei der klinischen Entscheidungsfindung das anwenden müssen, was an Literatur zur Verfügung steht. Die Anwendung der kritischen Bewertung auf die klinische Entscheidungsfindung ist ein positiver Prozeß; wird die kritische Bewertung nicht angewandt, kann dies zur gedankenlosen Übernahme fehlerhafter Praktiken führen. Gedankenlosigkeit enthält mehr Nihilismus als das Fragenstellen und die Suche nach der richtigen Antwort.
5. Unterscheiden Sie zwischen harmlosen und vorstellbaren Problemen einerseits und fatalen Fehlern andererseits.
6. Helfen Sie den Lernenden, die Fachliteratur und die darauf basierende klinische Praxis in drei Kategorien zu unterteilen: definitiv nützlich, unvollständig getestet und definitiv nicht nützlich.
7. Machen Sie den Lernenden klar, daß statt des Autors auch der Redakteur für unzureichende Angaben in der Publikation verantwortlich sein könnte.

C. Umgang mit Statistik.

1. Stellen Sie den Unterschied zwischen statistischer Signifikanz und klinischer Relevanz heraus.
2. Benutzen Sie die Methode »Statistik ist nicht wichtig«. Lassen Sie als Tutor nicht zu, daß die Sitzung in den Versuch umschlägt, Statistik zu lehren. Sagen Sie den Teilnehmern, daß es auf die Studienmethoden, Stichproben, klinischen

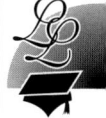

Messungen, Nachbeobachtung und klinischen Schlußfolgerungen ankommt und daß Statistik dabei lediglich als ein Hilfsinstrument zu betrachten ist. Wenden die Untersucher gute Methoden an, haben sie sich wahrscheinlich die Mühe gemacht, auch eine gute Statistik zu benutzen (Motto: »Vertraue ihnen«). Wurden schlechte Methoden verwendet, kann auch eine gute Statistik die Studie nicht retten (»Müll rein/Müll raus«: der Frosch bleibt ein Frosch und wird nicht zum Prinzen).

3. Schlagen Sie »π mal Daumen«-Berechnungen der Stichprobengröße vor, z.B. die umgekehrte Dreierregel auf Seite 85.

**Gruppensteuerung der Treffen**

A. Besprechen Sie gleich am Anfang die Zielsetzungen der Treffen und prüfen Sie im weiteren Verlauf, ob man diesbezüglich Fortschritte macht, insbesondere wenn die Diskussion zu entgleisen droht.

B. Tagesordnung der Lernenden versus Tagesordnung des Lehrers

1. Versuchen Sie, sich der Tagesordnung der Lernenden möglichst weitgehend anzupassen. Die Teilnehmer werden nicht alles, was man über die kritische Bewertung wissen muß, bei einem Treffen erfahren. Vergessen Sie nicht, wie lange Sie selbst dafür gebraucht haben.
2. Lassen Sie die Gruppe für ein bestimmtes Treffen ihre eigene Tagesordnung festlegen. Dadurch können Sie zwar in unbekannte Gewässer geraten, doch ist der Lerneffekt größer. Es ist möglich, wenn auch wenig wahrscheinlich, daß man nicht zu einem zusammenfassenden Abschluß kommt. Seien Sie also darauf gefaßt, bestärkend einwirken zu müssen (und lenken Sie in die richtige Richtung, falls das Chaos gar nicht auszuhalten ist).
3. Prüfen Sie dann zum Schluß, ob alle gesetzten Ziele erreicht wurden und inwieweit die nächste Sitzung produktiver, lernerorientierter, aktiver, stimulierender und mit mehr Spaß gestaltet werden könnte.

C. Falls einzelne Teilnehmer versuchen, die Diskussionen zu dominieren, andere herunterzuputzen oder sich als »Alleswisser« hervorzutun, nehmen Sie eine Auszeit und bitten Sie die Gruppe, die Verantwortung des einzelnen gegenüber der Gruppe zu besprechen. Dadurch wird eine Diskussion über die Verantwortung des einzelnen erleichtert und den einzelnen Teilnehmern Mut gemacht, selbst mehr Verantwortung zu übernehmen (indem die lautstarken Teilnehmer die Sache lockerer angehen und die ruhigeren mehr beitragen).

D. Wenn einzelne Teilnehmer oder die gesamte Gruppe sich verschließen und sich nicht mehr beteiligen (beim ersten Treffen nicht unüblich):

1. Warten Sie die »magischen 17 Sekunden« ab. Keiner kann Stille länger als etwa 5 Sekunden ertragen, und der Tutor, der das weiß (und der daran glaubt!), kann länger warten als jede Gruppe oder jeder einzelne Teilnehmer, egal wie lange es dauern sollte. Hüten Sie sich davor, die Stille selbst auszufüllen, sonst wird die Gruppe denken, sie müsse die Verantwortung für ihr eigenes Lernen nicht selbst übernehmen.
2. Nehmen Sie eine Auszeit und bitten Sie die Gruppenteilnehmer, die Verantwortung des einzelnen gegenüber der Gruppe im Hinblick auf die Mitarbeit zu diskutieren.
3. Im folgenden finden Sie einen Fragenkatalog, um ein Treffen zum Thema »klinisches Problem + klinische Publikation« in Gang zu bringen:
   – Wie sollen wir dieses klinische Problem angehen?
   – Welche Unterstützung bietet die Publikation für die klinische Entscheidung (bei Übereinstimmung) bzw. für die unterschiedlichen Entscheidungen (wenn sich die Gruppenteilnehmer über die Behandlung nicht einig sind)?
   – (An dieser Stelle wird häufig klargestellt, daß einige, und vielleicht sogar alle, Teilnehmer die Publikation gar nicht gelesen haben.) Braucht jemand noch etwas Zeit, um den Artikel kurz zu überfliegen? (Falls ja, könnten Sie der Gruppe 5 Minuten geben, um zu sehen, was sie in der Zeit aus dem Artikel noch herausholen können.) Alternativ dazu könnte die Gruppe angeben, welche Elemente eine Publikation haben müßte, um möglichst hilfreich zu sein. Anschließend könnten Sie jeweils zwei Lernende auf einen Abschnitt des Methodenteils ansetzen, die der Gruppe anschließend berichten, wie gut die Publikation den festgestellten Informationsbedarf erfüllt.
   – »Kitzeln« Sie bei der anschließenden Diskussion die Leitfäden zur kritischen Bewertung aus den Teilnehmern heraus und heben Sie diese Elemente hervor (konzentrieren Sie sich auf deren allgemeine Relevanz und nicht darauf, wie gut die Publikation ihnen gerecht wird).
   – Bleibt die Gruppe stecken, nennen Sie die Leitfäden selbst und lassen jeweils zwei Teilnehmer einige Minuten lang zusammen einen Leitfaden bearbeiten, um der Gruppe anschließend zu berichten, zu welcher Schlußfolgerung sie gekommen sind und wie ihre klinische Entscheidung beeinflußt wurde.

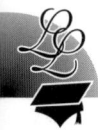

- – Fragen Sie: »Welchen Schluß können wir ziehen, und was können wir in unserem klinischen Alltag anwenden? Stimmen alle zu?«
- – Welche klinischen Themen haben wir abgeschlossen? Welche nicht? Sehen Sie: Man lernt nie aus!

4. Eine weitere Frage zur Anregung der Diskussion: Die Methoden sind vielleicht fundiert, aber sind die Ergebnisse auch überzeugend? Konzepte, die dabei besprochen werden können: statistische Signifikanz vs. klinische Relevanz, Number-Needed-To-Treat usw.

E. Mittel gegen das »Abschweifsyndrom«

1. Beachten Sie, daß dieses Syndrom nicht immer (und auch nicht normalerweise) krankhaft ist! Es führt regelmäßig sogar zu dauerhaften Kompetenzen in den diskutierten Gebieten, insbesondere wenn auseinanderstrebende Elemente von einem erfahrenen Tutor wieder zusammengeführt werden.
2. Füllen Sie die Leerstellen an der Tafel aus, (auf der Ihr geistiges Auge eine relevante Liste mit Leitfäden zur kritischen Bewertung vorgezeichnet hat), während die Gruppe die relevanten Themen vorschlägt und diskutiert. Dadurch kommt eine freie Diskussion auf, und die Lernenden können dabei Kriterien, Punkte usw. entwickeln, die in eine natürlich entstehende Reihenfolge gebracht werden, und trotzdem liegt zum Abschluß eine verständliche, geordnete Zusammenfassung der wesentlichen Leitfäden und Themen vor.
3. Schauen Sie häufig auf die Uhr, um zu sehen, wie der Prozeß fortschreitet. Läuft es gut, beharren Sie nicht auf einer bestimmten Reihenfolge, sonst ersticken Sie möglicherweise die Kreativität und den aktiven Lernprozeß.
4. Suchen Sie einen Übergang, oder denken Sie sich überleitende Bemerkungen aus, um die scheinbar abschweifenden Themen wieder in die zu bearbeitende klinische Aufgabe einzubinden.

F. Nutzen Sie Meinungsverschiedenheiten aus und verlangen Sie Argumente auf der Grundlage von Evidenz oder der kritischen Bewertung von Evidenz. Nach Möglichkeit sollten Sie versuchen, solche Differenzen zu schlichten, indem Sie darauf hinweisen, daß sie entstehen können, wenn unterschiedliche Anleitungen zur kritischen Bewertung angewandt werden oder wenn die Evidenz trotz gleichen Vorgehens unterschiedlich interpretiert wird. Damit können Sie den Rest der Gruppe einbeziehen und so zu einem Abschluß dieses Themas gelangen.

G. Wenn ein Lernender eine Frage direkt an den Tutor richtet, soll diese Frage durch eine Unterbrechung oder gezielte Aufforderung an einen anderen Teilnehmer weitergegeben werden. Dadurch erreicht man zwei Dinge: (a) das Gruppenengagement wird erhöht und den Lernenden gezeigt, daß sie sich gegenseitig etwas beibringen können, und (b) Sie gewinnen Zeit, um nachzudenken, wenn Ihnen die Antwort nicht sofort einfällt und Sie das aber nicht zu früh zugeben wollen!

### Fachjargon

1. Erklären Sie zuerst das Konzept und benutzen Sie erst dann den Fachjargon. Besser noch: Lassen Sie die Gruppe das Konzept erklären.
2. Lernende, die Fachjargon verwenden, sollen dem Rest der Gruppe diese Begriffe erklären.

### Und zum Schluß

Denken Sie daran, daß Personen, die die Praxis und Lehre von EBM lernen, ihre Expertise üblicherweise in zwei oder drei Stufen erwerben:

1. Die Lernenden werden im Auffinden von verschiedenen Biases sehr bewandert (kennen die Konsequenzen aber noch nicht). Sie werden sehr kritisch und könnten dazu neigen, eingefleischte Nihilisten zu werden.
2. Die Lernenden entwickeln sich so weit, daß sie jetzt das Vorhandensein und die Richtung eines Bias erkennen, sind also in der Lage festzustellen, ob dieser Bias eher falsch positive oder falsch negative Schlußfolgerungen hervorrufen könnte (und werden bestätigt, wenn eine positive Schlußfolgerung dadurch mehr anstatt weniger klinische Relevanz erhält). Sie sind jetzt für eine zumindest intuitive Sensitivitätsanalyse bereit. Ihr Ziel sollte sein, Ihre Lernenden bis zum Ende dieses Trainings zumindest soweit gebracht zu haben.
3. Sie entwickeln sich noch weiter und unterbreiten Vorschläge (oder wollen erfahren), wie die Studie mit der fehlerhaften Evidenz hätte angelegt oder durchgeführt werden müssen, um diesen Bias zu vermeiden oder zu überwinden. Vielleicht sind die Lernenden an einer weiteren Schulung über angewandte Forschungsmethoden interessiert. Sie sollten wie alle angehenden jungen Wissenschaftler gehegt werden (wohlwissend jedoch, daß ihre Kollegen vielleicht nicht daran interessiert sind, diese Methodikdiskussionen als Teil von klinischen Diskussionen weiterzuführen).

# Medizinische Grand Round und klinische Konferenzen

Die meisten Kliniken halten wöchentliche Veranstaltungen im Hörsaal ab, an denen das gesamte medizinische Personal oder eine der Abteilungen teilnimmt. Diese Veranstaltungen, die je nach Ort unterschiedliche Bezeichnungen tragen, werden durchgeführt, um medizinische Fragen von allgemeinem Interesse zu besprechen. Sie dienen dem Zweck der medizinischen Fortbildung und der beruflichen Weiterentwicklung. Die Themen (von molekularer Medizin bis hin zur Gesundheitsreform) und die Beteiligung der Zuhörer können stark variieren, und in vielen Kliniken ist der Patient selbst aus diesem Forum längst verschwunden.

Gemeinsames Merkmal dieser Veranstaltungen ist der Versuch, die Zuhörer zu unterweisen und Faktenwissen zu vermitteln. Bedauerlicherweise mußten wir schon in der Einleitung erfahren, daß derartige Fortbildungsveranstaltungen den Kenntnisstand möglicherweise zwar heben, in der Regel jedoch weder zu nützlichen Veränderungen des ärztlichen Verhaltens führen noch Verbesserungen in der Qualität der medizinischen Versorgung bewirken.

Könnte die Besinnung auf die Grand Round einer früheren Ära diese Situation verbessern? Wenn man auf dieser Tradition aufbaut und einige Grundsätze der EBM hervorhebt, könnten diese Veranstaltungen ein anderes Flair erhalten und aus passiven Zuhörern aktive Teilnehmer machen. Die Taktik läßt sich wie folgt beschreiben:

1. Die Grand Round beginnt, indem man sich auf einen bestimmten einzelnen Patienten des präsentierenden Arztes konzentriert und der Patient selbst (wann immer möglich) oder Bilder des Patienten und unverdaute klinische Informationen über den Patienten vorgestellt werden.

2. Von den Zuhörern wird verlangt, daß sie die präsentierte Evidenz beurteilen, sich eine Meinung über ihre Normalität sowie die diagnostischen, prognostischen oder therapeutischen Konsequenzen bilden und ihre Meinung den versammelten Kollegen durch Handabstimmung bekanntgeben. Um peinliche Situationen zu vermeiden und die Teilnahmebereitschaft zu erhöhen, kann dies anonym durch Ankreuzen eines vorbereiteten Formblatts geschehen, welches anschließend zwei- oder dreimal ausgetauscht wird, so daß man bei der darauffolgenden Handabstimmung weiß, daß jeder nicht seine eigene Meinung wiedergibt.[12] Diese Lösung ist in Hörsälen mit anonymen elektronischen Abstimmungssystemen natürlich überflüssig.

3. Eine kritische Bewertung der relevanten Evidenz zu Diagnose, Behandlung oder sonstigen Themen, die durch den betreffenden Fall aufgekommen sind, wird interaktiv präsentiert, indem die Zuhörer aufgefordert werden, Meinungen zur Validität und Anwendbarkeit dieser Evidenz abzugeben.

---

12 Diese Methode funktioniert tatsächlich! Der Verfasser hat sie mehr als 100 mal bei Zuhörern aus allen fünf Kontinenten angewandt und schätzt, daß Teilnahmeraten von über 80% erzielt werden können. Eine Videoaufnahme einer solchen Grand Round (»Clinical Disagreement about a Patient with Dysphagia«) können Sie vom Centre for Evidence-Based Medicine in Oxford erhalten.

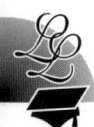

4. Am Ende der Grand Round wird ein Handout ausgeteilt, das sowohl die relevante Evidenz als auch die Leitfäden zur kritischen Bewertung der Validität und klinischen Anwendbarkeit zusammenfaßt.

Auf diese Weise vertritt eine aktive Zuhörerschaft nicht nur einen Standpunkt zur angemessenen Beurteilung und Behandlung eines realen Patienten, sondern nimmt zur Unterstützung auch schriftliches Material und einen Satz Anleitungen mit nach Hause, die sich in anderen, ähnlichen Situationen anwenden lassen.

# Vorlesungen (für Medizinstudenten in vorklinischen Semestern sowie für Ärzte jeden Alters und Berufsstandes)

Dieser Eintrag mag Ihnen fehl am Platz erscheinen! Wie sollen Vorlesungen, insbesondere für Medizinstudenten in vorklinischen Semestern ohne klinische Fähigkeiten oder klinisches Urteilsvermögen in einer aktiven bzw. interaktiven Art und Weise die Versorgung von einzelnen Patienten fokussieren? Nun ganz einfach, wenn man sich zwei Dinge vor Augen hält. Erstens: Auch Studenten in ihrem ersten vorklinischen Jahr haben bereits Lebenserfahrung mit zahlreichen Krankheiten: Sie fürchten, sich mit AIDS anzustecken, die meisten haben einen Verwandten mit einer symptomatischen koronaren Herzerkrankung, und viele kennen jemanden mit Brustkrebs. Schon am ersten Unterrichtstag verfügen sie über eine Reihe von persönlichen klinischen Beispielen, anhand derer sich sämtliche Themen der EBM betrachten lassen. Zweitens: Es gibt unorthodoxe Methoden, ganze Hörsäle so zu beschäftigen, daß das aktive Lernen rund um EBM gefördert wird. Dies läßt sich vielleicht am besten an einem Beispiel zeigen. Es geht dabei um eine Vorlesung über Biostatistik und Epidemiologie für Studenten in ihrem ersten vorklinischen Semester an der Universität Oxford.[13]

1. Ein klinisches Szenario wird (auf Overheadfolien) präsentiert, mit Darstellung der klinischen Anamnese und körperlichen Untersuchung eines Patienten, den der Vortragende in der Notfallaufnahme behandeln mußte (kurz gesagt: Es handelte sich um einen nach Alkohol und Fäkalien riechenden Mann, der über ein rasch anschwellendes Abdomen klagt).
2. Die Studenten werden aufgefordert, Zweiergruppen zu bilden und die beiden wichtigsten Fakten, die sie über den Patienten erhalten haben, sowie die beiden plausibelsten Erklärungen für seinen Zustand aufzuschreiben. Dann verläßt der Dozent für 5 Minuten den Hörsaal.

---

13 Eine Videoaufnahme dieser Vorlesung (Stercoraceous Man with a Swollen Abdomen) können Sie vom Centre for Evidence-Based Medicine in Oxford erhalten.

3. Bei seiner Rückkehr (vor einer Geräuschkulisse von 60 lebhaften Diskussionen!) berichten die Studenten über ihre Einschätzungen, und es wird schnell deutlich, daß ein bemerkenswert großer präklinischer Konsens darüber besteht, was als »klinische« Aspekte zur Diagnosestellung angesehen wird.

4. Anschließend werden die Studenten aufgefordert, die nächstnützliche Evidenz zu ihren diagnostischen Erklärungen zu identifizieren. In der anschließenden Diskussion über die Präzision und Genauigkeit von klinischen Zeichen und Symptomen werden die Begriffe Sensitivität, Spezifität, Vor- und Nachtest-Wahrscheinlichkeiten, Wahrscheinlichkeitsverhältnisse u.ä. eingeführt, die im späteren Verlauf des Kurses von anderen Mitgliedern des Lehrkörpers eingesetzt werden.

5. Nachdem Diagnose und Initialbehandlung ausdiskutiert sind, stellt sich die Frage der Langzeitbehandlung. Es wird eine Publikation mit einem Bericht über eine randomisierte Studie verteilt. Die Studenten sollen Vierergruppen bilden und Standpunkte verteidigen, ob dem Patienten die in dem Bericht empfohlene Behandlung angeboten werden soll oder nicht. Dann verläßt der Dozent für 10 Minuten den Saal.

6. Bei seiner Rückkehr (zum Getöse von 30 Therapiediskussionen!) berichten die Studenten wieder über ihre Einschätzungen und warum sie die Therapieempfehlungen der Publikation annehmen oder ablehnen. Bei dieser Diskussion werden eine ganze Reihe von anderen methodologischen Themen im Zusammenhang mit deskriptiver und inferentieller Statistik, statistischer Signifikanz, klinisch nützlichen Meßgrößen der Wirksamkeit und anderen Themen eingeführt, die im späteren Verlauf des Kurses bei anderen Mitgliedern des Lehrkörpers zur Sprache kommen.

Auch die anderen Lehrer dieses Kurses kamen immer wieder auf dieses Patientenbeispiel zurück, während sie die Grundsätze und Methoden der Epidemiologie und Biostatistik einführten. Die Studenten berichteten, daß der Kurs ihnen nicht nur Spaß machte, sondern daß ihnen zunehmend klarer wurde, wie evident wichtig das Verständnis epidemiologischer und biostatistischer Methodologie für ihr Ziel sei, effektive Ärzte zu werden.

## Workshops zur Anwendung von EBM

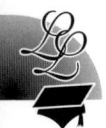

Die Fähigkeiten und Kenntnisse für die Anwendung von EBM können in der klinischen Ausbildung »on the job«, d.h. im Verlauf der beruflichen Weiterentwicklung, erlernt werden, und nur dort läßt sich lernen, wie man externe Evidenz mit der individuellen klinischen Erfahrung integriert und die resultierende Synthese bei den Patienten anwendet. Allerdings herrscht ein reges Interesse an einer konzentrierteren, fokussierten Ausbildung zu den Komponenten der kritischen Bewertung von EBM. Seit etwa 15 Jahren bieten Workshops diese Möglichkeit an. Ihre Dauer variiert von wenigen Stunden bis hin zu mehreren Tagen. Ursprünglich an der McMaster-Universität in Kanada entwickelt, hat sich das Workshop-Format auch in anderen Zentren und Ländern etabliert und wird von verschiedenen akademischen Gruppen und Berufsgruppen organisiert; zu diesen gehört auch eine Gruppe von britischen Medizinstudenten, denen sich die Veränderungen in der medizinischen Ausbildung zu langsam vollziehen und die deshalb ihren eigenen 5-tägigen Workshop organisiert und durchgeführt haben.[14] Diesen Workshops sind fünf Elemente gemein.

Zum einen erfolgt das Lernen problemorientiert und dreht sich typischerweise um klinische Szenarien, bei denen echte Patienten beschrieben werden, die sich bei einem der Lehrer in Behandlung befanden. Dies wird von relevanter Forschungsevidenz, üblicherweise aus der klinischen Literatur, begleitet, und die Lernenden werden aufgefordert, Fragen zur klinischen Situation zu formulieren und zu beantworten. Zu Beginn wird die externe Evidenz noch zur Verfügung gestellt, kann im weiteren Verlauf aber aus eigenen Literaturrecherchen der Teilnehmer stammen. Bis zum Ende des Workshops wird von den Teilnehmern erwartet, daß sie eigene

Tabelle 4.6.3: Ein klinisches Szenario als Beispiel, um problemorientiertes Lernen über ein Therapie-Thema anzuregen

Sie erfahren, daß ein 54 Jahre alter Mann mit nicht-insulinpflichtigem Diabetes mellitus (der orale Antidiabetika einnimmt), den Sie vor 6 Monaten wegen eines Myokardinfarkts behandelt haben, plötzlich zu Hause gestorben ist. Da Sie sich fragen, ob Sie mehr für den Patienten hätten tun können, sehen Sie sich seine Krankenakte an und bestätigen sich nochmals Ihre Einschätzung: Mann mit Hinterwandinfarkt von niedrigem Risiko ohne Komplikationen, dessen Blutglukosespiegel bei Aufnahme erhöht war (13 mmol/l) und sich innerhalb von 3 Tagen normalisierte.

In Anbetracht der Erfolge einer »strengen Kontrolle« eines insulinpflichtigen Diabetes mellitus bei der Vorbeugung oder Verzögerung einer Retinopathie und Neuropathie machen Sie sich Gedanken, ob eine aggressivere Behandlung des nicht-insulinpflichtigen Diabetes mellitus den vorzeitigen Tod des Patienten nicht hätte hinausschieben können. Andererseits erinnern Sie sich daran, daß bei der medizinischen Ausbildung einer Ihrer Professoren darauf bestanden hat, daß Insulin atherogene Wirkungen zeigt und Sie sich bei Diabetikern, die Angina pectoris entwickeln, mit Insulindosen zurückhalten sollten.

Daraus formulieren Sie die klinische Frage: »Kann eine strenge Kontrolle des Blutzuckerspiegels das Sterberisiko von Patienten mit nicht-insulinpflichtigem Diabetes mellitus, bei denen ein Myokardinfarkt auftritt, senken?«

Allein oder mit Hilfe der Bibliothekarin finden Sie in der Bibliothek vor Ort die folgende Publikation: Malmberg K et al Randomized trial of insulin-glucose infusion followed by subcutaneous insulin treatment in diabetic patients with acute myocardial infarction (DIGAMI Study). J Am Coll Cardiol 1995; 26: 57-65.[15]

Lesen Sie die Studie (als Hilfe haben wir Teile eines Buches über das Lesen von klinischen Artikeln beigefügt) und entscheiden Sie:
1. ob Ihre Fragen durch die Studie beantwortet werden;
2. falls ja, wie die Antwort lautet;
   ob Sie und Ihre Kollegen in der Klinik Überlegungen zur Behandlung von Diabetikern mit Myokardinfarkten anstellen sollten.

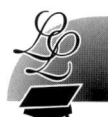

14 An diesem Workshop mit dem Namen OCCAMS (steht für Oxford Conference on Critical Appraisal for Medical Students) nahmen Studenten aus England, Schottland, Nordirland, Deutschland, Schweden und Kroatien teil.
15 Sie können diese Veröffentlichung auch auf der CD-Version des ACP Journal Club/Evidence-Based Medicine finden oder mit Hilfe von MEDLINE, indem Sie die Suchbegriffe »diabetes mellitus AND myocardial infarction AND publication type=randomized controlled trial« eingeben.

Tabelle 4.6.4: Wie Kleingruppen EBM (oder andere Themen) mit Erfolg lernen

1. Indem Sie Verantwortung (als einzelner und als Gruppe) für pünktliches Erscheinen übernehmen; indem Sie untereinander Ihre Namen, Interessen und Zielsetzungen kennenlernen; indem Sie sich gegenseitig mit Respekt begegnen; indem Sie zu den Verhaltensregeln für jeden einzelnen und als Gruppe Ihren Teil beitragen, diese akzeptieren und unterstützen, einschließlich der Vertraulichkeit; indem Sie zu den übergeordneten Zielsetzungen der Gruppe und den detaillierten Plänen und Aufgabenstellungen für jede Sitzung Ihren Teil beitragen, diese akzeptieren und unterstützen; indem Sie die vereinbarten Pläne und Aufgabenstellungen ausführen, einschließlich der Rollenspiele; indem Sie zuhören (sich konzentrieren und analysieren, anstatt nur Ihre eigene Antwort auf das Gesagte vorzubereiten) und indem Sie sprechen (auch als Konsolidierung und Zusammenfassung).
2. Durch Überwachung und Verstärkung von positiven sowie Korrektur von negativen Elementen (mit Hilfe von Auszeiten[16]) mit einem Bezug zum:
   - Prozeß: bei den Lehrmethoden (positive Beiträge und Lehrmethoden verstärken; Verbesserungsvorschläge für weniger wirksame Methoden) und bei der Verantwortung (Verhaltensweisen, nicht Motive herausstellen; auf passive Teilnehmer ermutigend einwirken [z.B. durch Blickkontakt, verbal]; überaktive Teilnehmer etwas ruhig stellen [z.B. sie in die Nähe des Tutors setzen]; und
   - Inhalt: unklare, ungewisse und falsche Fakten von Grundsätzen/Strategien/Taktiken der kritischen Bewertung.
3. Durch die freimütige und respektvolle Evaluation Ihrer eigenen Person, der anderen Teilnehmer, der Gruppe, der Sitzung und des Programms, wobei Sie die gut verlaufenen Punkte loben und die weniger erfolgreichen identifizieren helfen und sich dabei auf Strategien für die Richtigstellung/Verbesserung der Situation konzentrieren.

Fragen zu eigenen Patienten stellen. Ein Beispiel für ein klinisches Szenario mit Literaturhinweis ist in Tabelle 4.6.3 dargestellt. Ähnliche »Pakete« werden für alle möglichen Fachgebiete erstellt (Medizin, Chirurgie, Allgemeinmedizin usw.). Dabei werden Themen der Diagnose, Prognose, Therapie, systematische Übersichtsarbeiten, Nebenwirkungen, ökonomische Analysen und zur Qualität der medizinischen Versorgung angesprochen.

Zum zweiten findet das Lernen vorwiegend in Gruppen von 5-10 Teilnehmern statt, denen ein oder zwei Tutor(en) mit Erfahrungen in der Lehre von EBM und der Organisation von kleinen Gruppen zugeordnet werden. Dadurch entsteht ein Klima, das aktives Lernen fördert und häufig der Situation von klinischen Teams entspricht, in denen EBM später praktiziert wird. Während verhaltenstherapeutische Funktionen sorgsam vermieden werden, informieren und ermutigen diese Gruppen ihre Mitglieder über das wirksamere und effizientere Funktionieren von Gruppen und das Einhalten von Regeln, wie sie in der Tabelle 4.6.4 wiedergegeben sind. Jede Gruppensitzung beginnt damit, daß eine Tagesordnung für das Treffen festgelegt wird (wobei auch Zeit für Pausen, Evaluation, weitere Planungen einkalkuliert wird); Erreichen eines Konsenses über das klinische Problem, die Rolle der Gruppenmitglieder, die Lernziele und die zu beurteilende Evidenz; die tatsächliche Durchführung (Auszeiten nehmen, wenn Prozeß oder Inhalt nicht vorankommen); Evaluierung dieser Sitzung und Planung der nächsten.

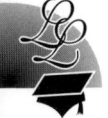

---

16 Auszeiten bei den Lehr-/Lernabschnitten der Sitzung, insbesondere beim Rollenspiel, sowie für Diskussionen der effektiven/nicht effektiven Lehr-/Lernmethoden und des Gruppen-/Individualverhaltens.

Das Lernen erfolgt in fünf Schritten, die auch die Hauptkapitel dieses Buchs bilden:

1. die Formulierung beantwortbarer Fragen;
2. die Suche nach der besten Evidenz (zu den Workshops gehören typischerweise auch individuelle Tutorien, die von Bibliothekaren mit Kenntnissen zur Vermittlung von Suchtechniken durchgeführt werden);
3. die kritische Bewertung der Evidenz (der Schwerpunkt der meisten Workshops);
4. die Integration von kritischer Bewertung und individueller klinischer Expertise und ihre Anwendung in der Praxis (dieses Element ist nur dann realisierbar, wenn die Workshops über eine längere Zeitspanne veranstaltet werden und die Teilnehmer in den Zeiten zwischen den Sitzungen ihren regelmäßigen klinischen Verpflichtungen nachgehen); und
5. die Selbstbewertung.

In Anbetracht dessen wird bei der Auswahl der Teilnehmer (zusätzlich zur Reaktion auf die Bedürfnisse der Konsumenten und auf das allgemeine Interesse) versucht, Personen mit einem bereits bestehenden Interesse an der EBM zu finden – Skeptiker leisten wichtige Beiträge zu den Workshops und sind eine willkommene Ergänzung zu den schon Bekehrten – , die die Möglichkeit haben, das Gelernte in ihrer klinischen Praxis anzuwenden. Die meisten Evaluationen sprechen dafür, daß der Lernerfolg in Kleingruppen, die aus Ärzten mit dem gleichen Fachgebiet (z.B. Allgemeinmedizin, Chirurgie, Krankenpflege usw.) bestehen, am größten ist, da die Teilnehmer an fachgebietsspezifischen Szenarien arbeiten können und leichter erkennen, wie die Ergebnisse ihrer zunehmenden Fähigkeiten in die Praxis umgesetzt werden könnten. Methodiker wie Epidemiologen und Biostatistiker stellen die Ausnahme von dieser Regel dar, da sie häufig gewohnt sind, in heterogenen Gruppen zu arbeiten. Sie können jeder Gruppe zugeordnet werden. Zufall und geringe Teilnehmerzahlen (Chirurgen sind häufig unterrepräsentiert) spiegeln sich oft in außergewöhnlichen Gruppenkonstellationen wider. Das erfordert zusätzliche Anstrengungen, um sicherzustellen, daß alternative Szenarien präsentiert werden, die für alle Teilnehmer relevant sind.

Drittens: Viel Zeit wird für die Treffen der Kleingruppen, das individuelle Lernen und die Treffen der ad hoc-Interessengruppen reserviert. Lehrmaterialien werden frühzeitig versandt (mit der Versicherung, daß nicht alles schon vor dem Workshop bewältigt werden muß!). Tabelle 4.6.5 zeigt einen typischen Zeitplan. Die Tutoren treffen sich täglich und berichten über die erzielten Fortschritte, um am laufenden Workshop Korrekturen durchführen zu können, Probleme der Gruppenfunktion und beim Lernen zu erkennen und zu lösen (die Ausbildung der Tutoren erfolgt in den Workshops zur EBM-Vermittlung, wie in Kapitel 5 beschrieben). Plenarsitzungen werden auf ein Minimum beschränkt und beschäftigen sich nur mit Themen, die sich am besten im Rahmen einer Vorlesung oder eines Seminars vermitteln lassen (eine Übersicht zum Thema EBM, wie stellt man beantwortbare Fragen, Einführung in die Literaturrecherche usw.). Zusätzlich wird in einer abschließenden Plenarsitzung Rückkopplung gegeben und eine Evaluation durchgeführt, indem die Teilnehmer ihre Beurteilungen einreichen und Verbesserungsvorschläge für zukünftige Workshops machen.

Tabelle 4.6.5: Ein typischer Zeitplan für einen Workshop zur EBM-Anwendung

| Zeit | Sonntag | Montag | Dienstag | Mittwoch | Donnerstag | Freitag |
|---|---|---|---|---|---|---|
| 08.00 | | Tutortreffen | | | | |
| 09.00 | | Plenarsitzungen über die Formulierung von Fragen, Suche, usw. | | | | Klein-gruppen |
| 10.00 | | Klein-gruppen | Klein-gruppen | Klein-gruppen | Klein-gruppen | |
| 11.00 | | | | | | Evaluation |
| 12.00 | | Mittagessen | | | | Abschied |
| 13.00 | | | | | | |
| 14.00 | Treffen der Tutoren | Individuelles Lernen oder Treffen der ad hoc-Interessengruppen oder individuelle Literatursuche | | | | |
| 15.00 | | | | | | |
| 16.00 | Klein-gruppen | Klein-gruppen | Klein-gruppen | Klein-gruppen | Klein-gruppen | |
| 17.00 | | | | | | |
| 18.00 | Abendessen | | | | | |
| Abend | Rahmen-programm | Lernen | Rahmen-programm | Lernen | Rahmen-programm | |

Einige Workshops laufen als 1-tägige oder halbtägige Seminare über eine längere Zeitspanne. Für die Organisatoren ist diese Form zwar weniger effizient, doch werden solche Workshops häufig mit den oben beschriebenen Journal Clubs kombiniert und bieten auf diese Weise mehr Gelegenheiten zur Integration der kritischen Bewertung in die individuelle klinische Expertise, während die Teilnehmer gleichzeitig ihre Fähigkeiten in der EBM (weiter-) entwickeln.

Viertens: Teilnehmer und Organisatoren bleiben nach dem Workshop weiterhin in Kontakt und tauschen auch zukünftig Ideen über die Anwendung von EBM und über Verbesserungen zukünftiger Workshops aus. Auf diese Weise erklimmen einige Teilnehmer die nächste Stufe: EBM nicht nur zu erlernen, sondern EBM auch zu vermitteln. Diese Workshops werden in Kapitel 5 beschrieben.

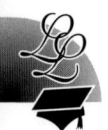

## Weitere Informationen

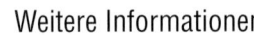

Im WWW können Sie die Lehrangebote des Centre for Evidence-Based Medicine in Oxford unter der folgenden Uniform Resource Locator-Adresse kennenlernen: http://cebm.jr2.ox.ac.uk/

Personen, die an der Teilnahme oder Organisation von Workshops interessiert sind, wenden sich bitte an das Department of Clinical Epidemiology and Biostatistics der McMaster University (1200 Main Street West, Hamilton, Ontario, Kanada L8N 3Z5) oder eines der anderen Zentren für Evidence-Based Medicine in Großbritannien (z.B. unter der Adresse http://cebm.jr2.ox.ac.uk/ erreichen Sie die Website des Centre for Evidence-Based Medicine in Oxford). [Hrsg.: Weitere Informationen über EBM-Aktivitäten in Deutschland können vom Deutschen EBM-Netzwerk über die Herausgeber erhalten werden.]

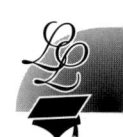

EVIDENZBASIERTE MEDIZIN

**Nützlichkeit einer fünffachen Abstufung diagnostischer Testergebnisse**

| Ergebnis des diagnostischen Tests Serumferritin (mmol/L) | | Zielerkrankung (Eisenmangelanämie) liegt vor | | Zielerkrankung liegt nicht vor | | Wahrscheinlichkeitsverhältnis | Auswirkung auf die Diagnose |
|---|---|---|---|---|---|---|---|
| | | Anzahl | % | Anzahl | % | | |
| Stark positiv | < 15 | 474 | 59% a | 20 | 1,1% b | a/b = 52 | gesichert (SpPin) |
| Mäßig positiv | 15-34 | 175 | 22% c | 79 | 4,5% d | c/d = 4,8 | mittelmäßig hoch |
| Neutral | 35-64 | 82 | 10% e | 171 | 10% f | e/f = 1 | indifferent |
| Mäßig negativ | 65-94 | 30 | 3,7% g | 168 | 9,5% h | g/h = 0,39 | mittelmäßig niedrig |
| Extrem negativ | > 95 | 48 | 5,9 i | 1332 | 75% j | i/j = 0,08 | ausgeschlossen (SnNout) |
| Insgesamt | | 809 | 100% | 1770 | 100% | | |

**Sind die Ergebnisse dieser Prognosestudie valide?**

1. Wurde ein definiertes, repräsentatives Patientenkollektiv zum gleichen (im allgemeinen frühen) Zeitpunkt des Krankheitsverlaufs erfaßt?
2. War die Nachbeobachtung der Patienten zeitlich ausreichend und vollständig?
3. Wurden objektive Kriterien für die Zielgrößen »verblindet« angewandt?
4. Falls sich Untergruppen mit verschiedenen Prognosen identifizieren lassen:
   - Wurde für wichtige prognostische Faktoren korrigiert?
   - Erfolgte eine Validierung anhand eines unabhängigen »Testsatzes« von Patienten?

**Sind die validen Ergebnisse dieser Prognosestudie wichtig?**

1. Wie wahrscheinlich sind die Ergebnisse im Laufe der Zeit?
2. Wie präzise sind die prognostischen Schätzwerte?

**Können Sie diese valide und wichtige Evidenz zur Prognose auf die medizinische Versorgung Ihres Patienten anwenden?**

1. Waren die Patienten der Studie Ihrem Patienten ähnlich?
2. Wird diese Evidenz Ihre Entscheidung darüber, was Sie Ihrem Patienten anbieten oder mitteilen, in klinisch relevanter Art und Weise beeinflussen?

## Sind die Ergebnisse dieser Studie über Nebenwirkungen valide?

1. Waren die Patientengruppen klar definiert und in allen wichtigen Aspekten (abgesehen von der Behandlung oder anderen Ursachen) ähnlich?
2. Wurde in beiden Gruppen das gleiche Verfahren angewandt, um Exposition und klinische Endpunkte zu messen? (War die Bewertung der Ergebnisse objektiv (z.B. Tod) oder bezüglich der Exposition verblindet?)
3. War die Nachbeobachtung der untersuchten Patienten vollständig und zeitlich ausreichend?
4. Halten die Ergebnisse einem "diagnostischen Kausalitätstest" stand?
   – Ist es sicher, daß die Behandlung dem Auftreten des Endpunkts voranging?
   – Gibt es eine Beziehung zwischen Dosis und Wirkung?
   – Gibt es positive Daten aus einer De-Expositions-Re-Expositions-Studie?
   – Bleibt diese Beziehung von Studie zu Studie gleich?
   – Ergibt die Assoziation biologisch gesehen einen Sinn?

## Sind die Ergebnisse aus dieser Studie über Nebenwirkungen wichtig?

| | Unerwünschtes Ergebnis | | Gesamt |
|---|---|---|---|
| | Ja (Fall) | Nein (Kontrolle) | |
| Exposition Ja (Kohorte) | a | b | a + b |
| Exposition Nein (Kohorte) | c | d | c + d |
| Gesamt | a + c | b + d | a + b + c + d |

**Sollten diese validen und potentiell wichtigen Ergebnisse, die sich aus der kritischen Bewertung eines bedenklichen Medikaments ergeben, zur Änderung der Behandlung eines einzelnen Patienten führen?**

1. Lassen sich die Studienergebnisse auf diesen Patienten extrapolieren?
2. Welches Risiko für ein unerwünschtes Ergebnis hat dieser Patient?
3. Welche Präferenzen, Bedenken und Erwartungen äußert Ihr Patient in bezug auf diese Behandlung?
4. Welche Behandlungsalternativen stehen zur Verfügung?

In einer randomisierten oder Kohortenstudie:

Relatives Risiko = RR = $[a / (a + b)] / [c / (c + d)]$

In einer Fall-Kontroll-Studie:

Relative Odds = RO = $ad/bc$

Zur Berechnung von NNH für alle OR und PEER:

$$NNH = \frac{PEER\ (OR - 1) + 1}{PEER\ (OR - 1) \times (1 - PEER)}$$

Aus Sackett, Richardson, Rosenberg und Haynes – Deutsche Ausgabe Kunz und Fritsche: Evidenzbasierte Medizin; EBM-Umsetzung und Vermittlung. München: W. Zuckschwerdt, 1999

---

Aus: Fagan TJ 1975 Nomogram for Bayes's Theorem (c). New England Journal of Medicine 293:257.

**Nomogramm für die Interpretation von diagnostischen Testergebnissen**

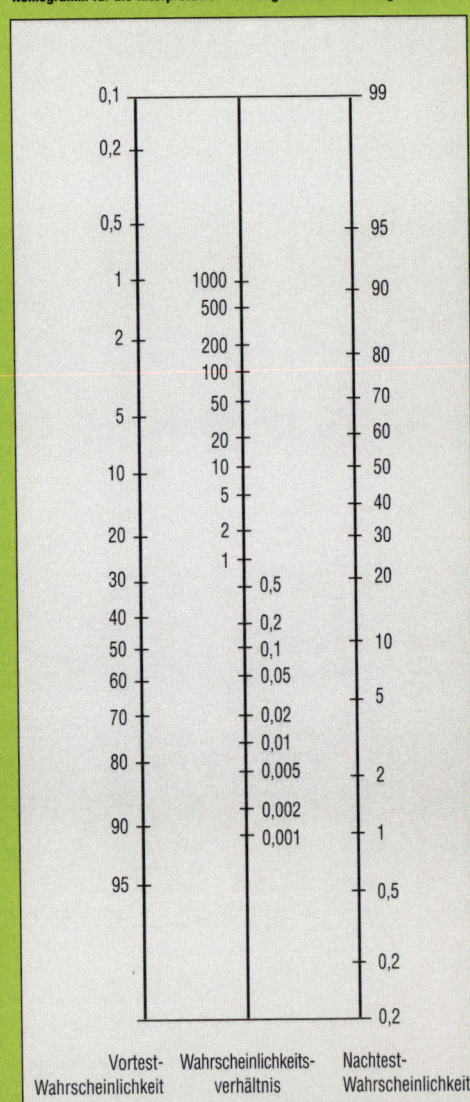

Vortest-Wahrscheinlichkeit — Wahrscheinlichkeits-verhältnis — Nachtest-Wahrscheinlichkeit

Aus Sackett, Richardson, Rosenberg und Haynes – Deutsche Ausgabe Kunz und Fritsche: Evidenzbasierte Medizin; EBM-Umsetzung und Vermittlung. München: W. Zuckschwerdt, 1999

# 5

# Bewertung

Der fünfte Schritt bei der EBM-Anwendung ist die Selbstbewertung. Wie Sie dabei vorgehen können, zeigen wir Ihnen in diesem letzten Kapitel: Wir fassen die Ergebnisse einiger Selbstbewertungen anderer Autoren zusammen und stellen eine kurze Synthese der Bewertungen verschiedener Lehr- und Lernmethoden der EBM vor. Und schließlich beschreiben wir eine zweite Art von EBM-Workshops für diejenigen, die schon wissen, wie EBM praktiziert wird, die aber dennoch lernen möchten, wie EBM vermittelt wird.

Sie haben es inzwischen sicher schon erraten: Wir glauben, daß Sie derjenige sind, der die eigene Leistung am besten beurteilen kann. Demzufolge werden Ihnen in diesem Teil des Kapitels einige Standardvorgehensweisen für die Selbstbewertung vorgestellt. Dabei überlassen wir Ihnen aber die detaillierte Planung und Ausführung selbst. Sie werden auch auf Hilfen zur Selbstbewertung hingewiesen, die wir Ihnen auf unserer Homepage in Oxford anbieten.

In Tabelle 5.1 werden einige Fragen aufgelistet, die Sie sich selber zu Ihren Leistungen bei der Formulierung beantwortbarer Fragen stellen können. Zunächst: Stellen Sie überhaupt Fragen? Konnten Sie die erforderliche Zeit und Motivation aufbringen, um Ihren Informationsbedarf so zu notieren, daß Sie ihn bis zu einer klinisch nützlichen Schlußfolgerung verfolgen könnten? Falls Ihnen dies nicht gelungen ist, dann erkennen Sie sicher, daß Ihnen dabei hervorragende Gelegenheiten zum Lernen und zur Verbesserung Ihrer klinischen Leistung durch die Lappen gegangen sind. Wäre die Anwendung des in Kapitel 1 erwähnten Leitfadens zum Formulieren von 4-teiligen Fragen oder zum Ausstellen von »pädagogischen Verordnungen« eine Hilfe? Würde es Ihnen nützen, sich mit einem oder mehreren Kollegen zusammenzutun und dies als eine gemeinsame Aufgabe oder Fortbildungsmöglichkeit wahrzunehmen? Wenn Ihre Kollegen eine Aussage über das beste diagnostische Vorgehen oder die beste Behandlung bei einem klinischen Problem verlauten lassen, stellen Sie ihnen dann die Frage: »Welche Evidenz haben Sie dafür?«

Tabelle 5.1: Selbstbewertung zum Stellen beantwortbarer Fragen

| |
|---|
| 1. Stellen Sie überhaupt Fragen? |
| 2. Machen Sie Gebrauch von |
|    – den Leitfäden zum Stellen 4-teiliger Fragen? |
|    – »pädagogischen« Verordnungen«? |
|    – Fragen an Ihre Kollegen: » Welche Evidenz haben Sie dafür?« |
| 3. Ist Ihre Erfolgsquote beim Stellen beantwortbarer Fragen gestiegen? |
| 4. Wie sehen Ihre Fragen verglichen mit den Fragen von Kollegen, deren Meinung Sie schätzen, aus? |

Wenn Sie tatsächlich Fragen stellen: Steigt Ihre Trefferquote beim Stellen beantwortbarer Fragen? Solange sie so hoch ist, daß Sie weiterhin Fragen stellen, brauchen Sie sich unseres Erachtens keine Sorgen zu machen – insbesondere, wenn Sie sich an schwierigere Fragen (für die es seltener oder weniger valide externe Evidenz gibt) heranwagen. Wenn Sie allerdings entmutigt sind, ist es Zeit, mit einem Mentor oder Kollegen zu sprechen, die mit solchen Unterfangen mehr Erfolg haben, um herauszufinden, ob Sie von diesem Vorgesetzten oder Kollegen etwas lernen können. In diesem Rahmen oder auch unabhängig davon können Sie Ihre EBM-Fragen mit den Fragen von einem oder mehreren Kollegen vergleichen, deren Meinung Sie schätzen und denen es auch sehr am Herzen liegt, den Patienten die gegenwärtig beste verfügbare Versorgung zu bieten. Dies ist für alle Beteiligte eine Chance zu lernen!

Wenn es Ihnen immer noch Schwierigkeiten bereitet, beantwortbare Fragen zu stellen, können Sie an einem der EBM-Workshops teilnehmen. Informationen zu Workshops in Deutschland erhalten Sie vom Deutschen Netzwerk Evidence-based Medicine (s. Abschnitt B.3); Informationen über Kanada und Großbritannien finden Sie auf der Homepage des Centre for Evidence-Based Medicine in Oxford.

Tabelle 5.2 listet einige Fragen auf, die Sie sich über Ihre Leistungen bei der Suche nach der besten externen Evidenz stellen können. Auch hier fragt man als erstes: Führen Sie überhaupt Recherchen durch? Sind Ihnen die besten Quellen der aktuellen Evidenz in Ihrem klinischen Fachgebiet bekannt? Falls nicht, liegt es daran, daß Sie bislang keinen unmittelbaren Zugriff auf die benötigte Suchhardware- bzw. -software haben? Besteht die Möglichkeit, daß das Krankenhaus, die Praxis oder Einrichtung Ihnen die nötige Hardware, Software sowie die Quellen direkt an Ihrem Arbeitsplatz zur Verfügung stellt, oder ist es Zeit, in den sauren Apfel zu beißen und diese selber zu kaufen? Wenn Sie bereits selber recherchieren: Nimmt die Anzahl Ihrer Quellen für nützliche externe Evidenz zu? Werden Sie bei Ihren Suchen effizienter? Wir, die Autoren, sind beispielsweise inzwischen gewohnt, unsere Laptops anzuwerfen und flink zwischen den Recherchen-Optionen hin- und herzuspringen: in medizinischen Lehrbüchern auf CD, Sammlungen systematischer Übersichtsarbeiten (in der Cochrane Library), Sekundärliteratur (wie ACP Journal Club und Evidence-Based Medicine), Erstveröffentlichungen (Online mit einem der MEDLINE-Systeme), den landesspezifischen Arzneibüchern wie der Roten Liste o.ä.. Ständig stoßen wir dabei auf Vollzeit-Kliniker »von der Front«, von denen wir wirklich noch etwas lernen konnten!

Tabelle 5.2: Selbstbewertung zum Auffinden der besten externen Evidenz

1. Führen Sie überhaupt Recherchen durch?
2. Kennen Sie die besten Quellen der aktuellen Evidenz im eigenen klinischen Fachgebiet?
3. Haben Sie unmittelbaren Zugriff auf Suchhardware bzw. -software und die beste Evidenz in Ihrem klinischen Fachgebiet?
4. Nimmt die Anzahl Ihrer Quellen für nützliche externe Evidenz zu?
5. Werden Sie bei Ihren Suchen effizienter?
6. Benutzen Sie bei der MEDLINE-Suche MeSH-Schlagwörter, Thesaurus, Einschränkungsfelder und intelligente Volltextsuche?
7. Wie sehen Ihre Suchen aus im Vergleich zu denen von den Bibliotekaren oder den anderen Kollegen, deren Meinung Sie schätzen und denen es auch sehr am Herzen liegt, daß ihre Patienten die gegenwärtig beste verfügbare Versorgung erhalten?

Benutzen Sie bei der MEDLINE-Suche MeSH-Schlagwörter, Thesaurus, Einschränkungsfelder und intelligente Volltextsuche? Eine Möglichkeit, die eigenen Suchfertigkeiten effizienter einzuschätzen, besteht darin, einen Bibliothekar oder einen Kollegen, dessen Meinung Sie schätzen, zu bitten, eine Ihrer bereits durchgeführten Suchen zu wiederholen. Vergleichen Sie dann die Aufzeichnungen, die Sie dabei machen, sowohl zur Suchstrategie als auch zur Nützlichkeit der von Ihnen beiden aufgefundenen Evidenz. Auf diese Weise profitieren Sie dreifach: zum einen von der Auswertung selbst, zum zweiten von der Gelegenheit zu erfahren, wie Sie es besser machen können, und drittens zusätzlich von der erhaltenen externen Evidenz zu der klinischen Fragestellung, die Ihre Suche ursprünglich ausgelöst hatte.

Wenn die Effizienz und Effektivität Ihrer Recherchen Ihnen weiterhin Probleme bereitet, sollten Sie in einer der hiesigen gesundheitswissenschaftlichen Bibliotheken nach einem Tutorium oder einem Seminar zu diesem Thema fragen. Auf diese Weise erlangen Sie die Expertise, die für den zweiten Schritt des Praktizierens von EBM erforderlich ist.

Tabelle 5.3 listet einige Fragen auf, die Sie in die Selbstbewertung der eigenen Fähigkeiten bei der kritischen Bewertung von externer Evidenz im Hinblick auf ihre Validität und potentielle Nützlichkeit integrieren können. Fangen wir am Anfang an: Führen Sie überhaupt eine kritische Bewertung der externen Evidenz durch? Falls nicht, können Sie die Hindernisse erkennen und beseitigen? Wiederum kann Ihnen hier die Zusammenarbeit mit einer Arbeitsgruppe (z.B. ein Journal Club, wie in Kapitel 4 beschrieben) möglicherweise nicht nur Start-Tips, sondern Ihnen auch ein Feedback über Ihre Leistung geben.

Tabelle 5.3: Selbstbewertung zur kritischen Bewertung der Evidenz im Hinblick auf Validität und potentielle Nützlichkeit

| |
|---|
| 1. Führen Sie überhaupt eine kritische Bewertung der externen Evidenz durch? |
| 2. Fällt Ihnen die Umsetzung der Leitfäden zur kritischen Bewertung leichter? |
| 3. Werden Sie bei der Anwendung von Meßgrößen für die kritische Bewertung (wie z.B. Wahrscheinlichkeitsverhältnisse, NNTs u.ä.) genauer und effizienter? |
| 4. Erstellen Sie auch CATs? |

Haben Sie den Einstieg erst einmal gefunden, können Sie erkennen, ob Ihnen die Umsetzung der Leitfäden zur kritischen Bewertung mit der Zeit leichter fällt? Die meisten Ärzte kommen zu dem Schluß, daß dies auf die meisten Leitlinien zutrifft, nennen aber eine oder zwei, die nach wie vor verwirrend sind. Auch in so einem Fall kann durch die Zusammenarbeit mit einer Arbeitsgruppe der Grund für eine solche Verwirrung schnell identifiziert und beseitigt werden. Als nächstes können Sie sich überlegen, ob es Ihnen gelingt, die Meßgrößen zur kritischen Bewertung (wie z.B. Wahrscheinlichkeitsverhältnisse, NNTs u.ä.) genauer und effizienter anzuwenden. Dies ließe sich leicht feststellen, indem Sie Ihre Ergebnisse mit den Ergebnissen Ihrer Kollegen, die dieselbe Evidenz bewerten, vergleichen. Oder Sie führen anhand der Rohdaten aus einem Artikel, über den ein Abstract in einem Journal der Sekundärliteratur existiert, die Berechnungen durch und vergleichen die eigenen Ergebnisse dann mit den Schlußfolgerungen der Autoren des Abstracts.

Auf der fortgeschrittensten Ebene: Sind Sie soweit, daß Sie CATs (kritisch bewertete Themen, siehe Kapitel 3b6) erstellen? Falls Sie einen CAT-Generator verwenden, wie sehen Ihre Rohdaten aus im Vergleich zu den Daten, die von der Software erstellt wurden? Und schließlich, wenn Sie in einer der CAT-Bibliotheken oder -Datenbanken ein Duplikat des gerade von Ihnen erstellten CAT finden, werden Sie feststellen, daß Sie sich mit Kollegen auf dem ganzen Globus vergleichen können.

Tabelle 5.4 listet einige Elemente auf, die zur Selbstbewertung Ihrer Fähigkeiten bei der Integration Ihrer kritischen Bewertungen mit der eigenen klinischen Expertise und zur Anwendung der Ergebnisse in Ihrem klinischen Praxisalltag gehören. Es überrascht nicht, daß an erster Stelle die Frage steht, ob Sie die kritischen Bewertungen überhaupt in Ihren Praxisalltag integrieren. Da Ihre ganze Mühe, die Sie sich mit den ersten drei Schritten gemacht haben, vergeblich ist, wenn Sie diesen vierten Schritt nicht umsetzen, sollten Sie, statt so kurz vor dem Ziel aufzuhören, noch einmal ernsthaft in sich gehen und die Einteilung Ihrer Zeit und Energie grundlegend verändern. Auch hier könnte das Problem möglicherweise beseitigt werden, indem Sie mit einem Mentor sprechen oder mit einer Arbeitsgruppe zusammenarbeiten oder an einem der EBM-Workshops teilnehmen. Sind Sie erst einmal auf dem richtigen Weg, könnten Sie sich überlegen, inwieweit Ihnen die Anpassung der Meßgrößen der kritischen Bewertung an Ihre individuellen Patienten genauer und effizienter gelingt. Waren Sie in der Lage, Vortest-Wahrscheinlichkeiten ausfindig zu machen oder Werte anderweitig festzulegen, die zu Ihren Patienten und den Erkrankungen, die Sie gewöhnlich diagnostizieren, passen? Verbessert sich Ihr Geschick bei der Modifizierung von Meßgrößen wie etwa der NNT mit dem F-Wert für Ihre Patienten?

Eine Möglichkeit zu prüfen, ob sich Ihre Fähigkeiten im Hinblick auf diese Integration weiterentwickeln, besteht darin zu testen, ob Sie diese neu erworbenen Fähigkeiten anwenden können, um Meinungsverschiedenheiten über Behandlungsentscheidungen zu erklären (und sie vielleicht sogar beseitigen!). Zum Beispiel hatte einer unserer Vorgesetzten vor kurzem Einwände gegen unsere Entscheidung, eine Patientin mit geringem Embolierisiko im Zusammenhang mit nicht-valvulärem Vorhofflimmern anstatt mit Warfarin mit Aspirin zu behandeln. Die folgende Diskussion

Tabelle 5.4: Selbstbewertung der Integration der kritischen Bewertung mit Ihrer klinischen Expertise und Umsetzung des Resultats in Ihren Praxisalltag

1. Integrieren Sie Ihre kritischen Bewertungen überhaupt in Ihren Praxisalltag?
2. Werden Sie genauer und effizienter bei der Anpassung von Meßgrößen der kritischen Bewertung auf Ihre individuellen Patienten (Vortest-Wahrscheinlichkeiten, NNT/F, etc.)?
3. Können Sie im Rahmen dieser Integration Meinungsverschiedenheiten über Behandlungsentscheidungen erklären (und beseitigen)?
4. Haben Sie klinische Entscheidungsanalysen durchgeführt?
5. Haben Sie Audits Ihrer diagnostischen, therapeutischen oder anderen EBM-Leistungen durchgeführt?

war hitzig und erhellend zugleich: Wir konnten zeigen, daß die NNT- und NNH-Werte dieser Patientin durch jeden von uns (sowie durch die Patientin selbst) unterschiedlich gewichtet wurden. Die Unstimmigkeit konnte somit erklärt, und dann sogar beseitigt werden!

Eine Selbstbewertung, die auf der vorangegangenen Ebene Erfolge zeigt, sollte jedem klinisch tätigen Arzt ungemeine Befriedigung und Stolz verschaffen. Vielleicht möchten Sie aber sogar noch weiter gehen: Haben Sie schon klinische Entscheidungsanalysen oder Überprüfungen (Audit) Ihrer diagnostischen, therapeutischen oder anderen EBM-Leistungen durchgeführt? Überprüfungen der klinischen Praxis können aus zwei Gründen wichtig sein: Erstens können Überprüfungen uns zeigen, wie gut wir als Kliniker in der Praxis arbeiten. Zweitens, und das ist viel wichtiger, enthalten sie oft Strategien – insbesondere individuelles Feedback, was sich, wie in Abschnitt 4.6 gezeigt, sehr positiv auf unsere klinische Leistung auswirken kann.

Überprüfungen können vielschichtig komplex sein, und viele englische Kranken-häuser haben weiterentwickelte Audit-Komitees mit Vollzeitmitarbeitern. Da sich dieses Buch an den einzelnen Kliniker wendet, wollen wir uns hier nicht mit den auf diesen höheren Organisationsebenen durchgeführten Überprüfungen befas-sen[1]. Vielmehr konzentrieren wir uns auf Überprüfungen, die von einzelnen Ärz-ten und ihren Teams durchgeführt werden können. In Anbetracht der Stoßrichtung dieses Buches überrascht es Sie sicher nicht zu erfahren, daß wir vor jeder solchen Überprüfung eine kritische Bewertung darüber führen würden, ob die klinische Handlung, die wir für die Überprüfung in Erwägung ziehen, nachgewiesener-maßen mehr nützt als schadet (oder zumindest den gleichen Nutzen unter Einsatz von weniger Ressourcen bringt). Leser, die sich über diese Ermahnung wundern, sollten in Abschnitt 4.6 nachlesen.

Erst wenn wir über valide externe Evidenz verfügen, die beweist, daß bestimmte Patienten mit bestimmten Erkrankungen, wenn sie auf bestimmte Weise diagno-stiziert und behandelt werden, durch deutlich verbesserte Krankheitsausgänge profitieren, haben wir im Hinblick auf diese Behandlung eine Grundlage für die Durchführung von Überprüfungen geschaffen. Wenn wir beispielsweise fundierte Evidenz dafür finden, daß es Patienten, die wegen tiefer Beinvenenthrombosen heparinisiert werden, besser geht, wenn sie innerhalb von 24 Stunden nach Thera-pieeinleitung therapeutische PTT-Werte erreichen, haben wir die Basis für eine dauerhafte Überprüfung bei diesen Patienten geschaffen, mit denen wir in unse-rer Praxis oder Klinik zu tun haben. Genauso können wir eine Überwachung der »Zeit von der Tür bis zur Nadel« für die thrombolytische Therapie bei Patienten mit Verdacht auf Myokardinfarkt oder den Anteil von Hochrisiko-Patienten mit nicht-valvulärem Vorhofflimmern, die adäquat antikoaguliert werden, durch-führen. Ein weiterer Aspekt: Bevor Patienten von einer wirksamen Behandlung profitieren können, muß eine genaue Diagnose gestellt werden. Daher sind auch Überprüfungen der diagnostischen Vorgehensweise in jedem Fall sinnvoll. Die genauen Taktiken bei der Durchführung solcher Überprüfungen wurden an ande-rer Stelle veröffentlicht; eine Literaturstelle ist im Abschnitt »Weiterführende Literatur« am Ende dieses Kapitels zitiert.

Wir können aber auch individuelle Praxis- oder Teamüberprüfungen im Hinblick darauf durchführen, inwieweit wir tatsächlich evidenzbasierte Diagnostik oder Therapie praktizieren. Als dieses Buch gedruckt wurde, haben das zahlreiche kli-nische Teams schon getan. Die Motivation für ihre Arbeit war die bekannte Tatsa-che, daß nur ca. 20% der klinischen Versorgung auf fundierter wissenschaftlicher Evidenz beruhen[2]. Eine der ersten Studien wurde in David Sacketts Abteilung in Oxford durchgeführt. Dort wurde bei Entlassung, im Todesfall oder bei Fortbeste-hen des stationären Aufenthalts am Ende des jeweiligen Monats jeder Patient im Rahmen einer Team-Sitzung diskutiert. Dabei wurde die jeweilige Primärdiagno-se (die Krankheit, das Syndrom oder der Zustand, der ausschließlich oder im Fal-

---

1 Diese sind detailliert in einem Begleittext von Muir Gray, Evidence-Based Healthcare beschrieben.
2 1963 lag die Schätzung bei 9,3%! (Forsyth G. An enquiry into the drug bill. Medical Care 1963; 1: 10-16).

le von Mehrfachdiagnosen maßgeblich für die stationäre Einweisung des Patienten verantwortlich war) und die Primärintervention (die Behandlung oder Maßnahme, die unseren wichtigsten Ansatz zur Heilung, Linderung oder Versorgung der Primärdiagnose darstellte) einvernehmlich festgestellt. Die Primärintervention wurde dann entweder zu einem vom Chefarzt geführten »Verzeichnis unmittelbar verfügbarer Quellen der evidenzbasierten Medizin« oder zu anderen Quellen (medizinische Texte oder Datenbankrecherchen in der veröffentlichten Literatur) zurückverfolgt und in eine der drei folgenden Kategorien eingeordnet: 1.) Interventionen, deren Nutzen (oder Nutzlosigkeit) in einer oder mehreren randomisierten kontrollierten Studien (randomized controlled trial, RCT) oder besser noch in systematischen Übersichtsarbeiten von RCTs nachgewiesen wurde; 2.) Interventionen, deren offensichtliche Berechtigung so groß ist, daß randomisierte Studien zur Feststellung des Nutzens vom Ärzteteam einstimmig als unnötig und, soweit Placebo-Kontrollen notwendig waren, auch als unethisch betrachtet wurden; und 3.) Standard-Therapiemaßnahmen, für die keines von beiden Kriterien zutraf.

Von den 109 in diesem Monat diagnostizierten Patienten hatten nach vorher festgelegten Kriterien 90 Patienten (82%) evidenzbasierte Interventionen erhalten. Bei 53% der Patienten beruhte die Primärintervention auf einer oder mehreren randomisierten Studien oder systematischen Reviews zu Studien. Von den 28 randomisierten Studien oder Reviews, die herangezogen wurden, waren 21 bereits im »Verzeichnis unmittelbar verfügbarer Quellen« zusammengefaßt und zugänglich (häufig in Form von CATs, die in Abschnitt 3b7 beschrieben sind), als die Behandlungsentscheidungen getroffen wurden. Dieses Verzeichnis war im Laufe der vorangegangenen Jahre durch den Hauptautor (Leitender Arzt) im Rahmen seines wöchentlichen, 90-minütigen, patientenorientierten Literaturstudiums erstellt worden. Die anderen 7 wurden einige Stunden später im Rahmen einer von einem Teammitglied durchgeführten Literaturrecherche gefunden und bestätigten daher nur eine vorher getroffene Entscheidung. Weitere 29% der Patienten erhielten Interventionen, die auf einstimmig als überzeugend beurteilter, nicht-experimenteller Evidenz beruhten. 18% erhielten eine spezifische symptomatische und unterstützende Behandlung ohne grundlegenden Nachweis, daß sie einer anderen Intervention oder gar keiner Intervention überlegen war. Diese Überprüfung bestätigte zum einen, daß allgemeine Innere Medizin im stationären Bereich evidenzbasiert sein kann. Zum anderen wird auch deutlich, daß ein etabliertes Modell auf Evidenz beruhenden Literaturstudiums, das an den eigenen Patienten orientiert ist, zusammen mit einer Methode zur Archivierung der Ergebnisse des Literaturstudiums, nützliche Evidenz genau dort liefern kann, wo sie am wirksamsten und lehrreichsten ist.

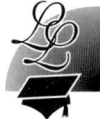

Wenig später wurden vergleichbare Überprüfungen durchgeführt, die bestätigten, daß 65% der Patienten einer stationären psychiatrischen Einrichtung und fast 90% der Patienten einer stark frequentierten allgemeinchirurgischen Abteilung evidenzbasiert behandelt werden konnten. Überprüfungen der EBM- Diagnostik und EBM-Prävention werden ohne Zweifel folgen. Sie werden uns mehr Informationen liefern und gleichzeitig den Anreiz geben, noch besser zu werden. Der springende Punkt für unsere Leser ist die Erkenntnis, daß solche Überprüfungen sich nicht nur auf klinische Fragestellungen konzentrieren, die für die Bereitstellung einer qualitativ hochwertigen evidenzbasierten Patientenversorgung von zentraler Bedeutung sind, sondern natürlich auch Dreh- und Angelpunkt der tagtäglichen Fortbildung sind und auf diese Weise jedem Teammitglied helfen, auf dem laufenden zu bleiben.

Tabelle 5.5 listet Fragen auf, die Ihre Selbstbewertung als Lehrer der EBM betreffen. Wann haben Sie zuletzt eine »pädagogische Verordnung« ausgestellt (oder wann wurde Ihnen eine solche zuletzt ausgestellt)? Wenn nicht, warum nicht? Lehren Sie Ihre Studenten bzw. Mitarbeiter, wie man beantwortbare (4-teilige) Fragen stellt? Lehren und fördern Sie Suchfertigkeiten? Möglicherweise ist Ihre Zeit zu begrenzt, um solche Übungen selbst zu leiten. Sie sind aber sicherlich in der Lage, Ihren Studenten und Mitarbeitern diesbezüglich Unterstützung zukommen zu lassen. Lehren und fördern Sie Fertigkeiten zur kritischen Bewertung und Erstellung von CATs? Wenn Ihnen das Probleme bereitet, hilft vielleicht die von uns entwickelte Software. Lehren und fördern Sie die Integration der besten Evidenz in die individuelle klinische Erfahrung? Entwickeln Sie neue Methoden, um Ihren Lehrerfolg zu bewerten? Wenn ja, teilen Sie sie uns mit! Und als letztes – entwickeln Sie neues EBM-Lehrmaterial? Wir würden es gerne sehen und Ihnen im Gegenzug das Material aus unserer Datenbank zur Fortbildung zur Verfügung stellen.

**Tabelle 5.5: Selbstbewertung zum Lehren von EBM**

1. Wann haben Sie zuletzt eine »pädagogische Verordnung« ausgestellt?
2. Unterstützen Sie Ihre Studenten dabei zu lernen, wie man beantwortbare (4-teilige) Fragen stellt?
3. Lehren und fördern Sie Suchfertigkeiten (bzw. sorgen Sie dafür, daß Ihre Studenten sie lernen)?
4. Lehren und fördern Sie Fertigkeiten zur kritischen Bewertung?
5. Lehren und fördern Sie die Erstellung von CATs?
6. Lehren und fördern Sie die Integration der besten Evidenz in die individuelle klinische Erfahrung?
7. Entwickeln Sie neue Methoden zur Bewertung Ihres Lehrerfolgs? [3]
8. Entwickeln Sie neues EBM-Lehrmaterial? [4]

Tabelle 5.6 enthält einige Vorschläge zur Einschätzung Ihrer eigenen beruflichen Weiterentwicklung. Zunächst einmal: Sind Sie Mitglied eines EBM-orientierten Journal Clubs? Das ist eine ausgezeichnete Möglichkeit, Ihre Fertigkeiten in jedem Bereich der praktischen Anwendung von EBM fortlaufend weiterzuentwickeln. Haben Sie an einem der Workshops über das Anwenden und Lehren von EBM teilgenommen oder als Tutor daran mitgewirkt? Diese Workshops schaffen exzellente Möglichkeiten, Neues über EBM zu lernen, sich mit anderen Ärzten mit ähnlichen Interessen auszutauschen bzw. Lehrmaterial zu erstellen. Und nicht zuletzt sind die Gelegenheiten zum Gedankenaustausch und zur Diskussion über EBM einzigartig. Gehören Sie der Email-Diskussionsgruppe zum Thema »Evi-

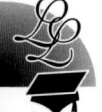

---

3 Wenn ja, bitte lassen Sie die Autoren davon wissen!
4 Wenn ja, fügen Sie sie bitte der EBM-Lehrmaterial-Datenbank hinzu, die das Oxford Centre for Evidence-Based Medicine Ausbildern weltweit zur Verfügung stellt.

Tabelle 5.6: Selbstbewertung der eigenen beruflichen Weiterentwicklung

| |
|---|
| 1. Sind Sie Mitglied eines EBM-orientierten Journal Clubs? |
| 2. Haben Sie an einem der Workshops über das Anwenden und Lehren von EBM teilgenommen oder als Tutor mitgewirkt? |
| 3. Haben Sie sich der email-Diskussionsgruppe zum Thema »Evidenzbasiertes Gesundheitswesen« angeschlossen? |
| 4. Haben Sie Verbindungen zu anderen Anwendern oder Lehrern der EBM hergestellt? |

denzbasiertes Gesundheitswesen« an? Schon damals, als das Buch verfaßt wurde, war diese Gruppe ausgesprochen aktiv: Man diskutierte über aktuelle kontroverse Themen, veröffentlichte zahlreiche Fortbildungs- und Stellenangebote und legte den Grundstein für viele der Ideen und Beispiele, die in diesem Buch erscheinen.

Das letzte Kapitel schließt mit zwei wesentlichen Punkten. Der erste ergibt sich aus dem Schlußteil von Kapitel 4, in dem Workshops zur EBM-Anwendung beschrieben wurden, und erläutert die nächsthöhere Stufe von Workshops zur EBM-Vermittlung. Der zweite faßt einige Bewertungen der Wirksamkeit von Strategien zur Vermittlung von EBM zusammen.

# Workshops zur Vermittlung der evidenzbasierten Medizin

In den meisten Ländern unterliegen die Ziele, Lehrmethoden und Inhalte von Ausbildung, Fort- und Weiterbildung einem raschen Wandel. Die meisten Veränderungen verlangen zudem eine stärkere Betonung der evidenzbasierten Gesundheitsversorgung und des problemorientierten, selbstbestimmten Lernens in Kleingruppen. Daraus ergibt sich eine wachsende Nachfrage nach Workshops zur EBM-Vermittlung (nicht nur zur Anwendung). Wir haben inzwischen genügend Erfahrung mit dieser neueren Generation von Workshops gesammelt, um die Workshopmodalitäten und deren Erfolgsmerkmale beschreiben zu können.

Ziel, Aufbau und Funktionen dieser Workshops zur EBM-Vermittlung sind den Workshops zur EBM-Anwendung ähnlich, gehen aber von dieser Basis aus weiter. Deshalb empfiehlt es sich für die Leser, die noch nicht über die Workshops zur EBM-Anwendung informiert sind, sich zunächst ausführlicher mit Kapitel 4 zu beschäftigen, bevor sie hier weiterlesen.

Bei der Auswahl der Teilnehmer für die Workshops zur EBM-Vermittlung sind neben den Elementen, die für die Workshops zur EBM-Anwendung bedeutsam sind, zwei zusätzliche Aspekte zu berücksichtigen. Als erstes muß der Veranstalter sicher sein, daß die potentiellen Teilnehmer bereits wissen, wie man EBM praktiziert. Voraussetzung für die erfolgreiche Lehre ist, daß der Lehrer sein Fachgebiet beherrscht. Die Teilnehmer müssen deshalb mit den grundlegenden Konzepten so vertraut sein, daß sie nicht immer wieder darüber nachdenken müssen, während sie die Strategien zur Vermittlung dieser Konzepte entwickeln. Die meisten Elemente der Workshops zur EBM-Vermittlung setzen diese Fähigkeiten voraus. Teil-

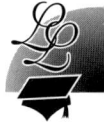

Tabelle 5.7: Ein »Lehr-Byte« zur Einführung von Wahrscheinlichkeitsverhältnissen

**Ziel:** Darstellung eines kurzen Beispiels diagnostischer Testergebnisse, um Wahrscheinlichkeitsverhältnisse am Krankenbett zu erklären und zu veranschaulichen.

**Wichtig zu merken:** 10, 30, 50, 9, 1 (vielleicht finden Sie es einfacher, sich die Zahlen als einzelne Ziffern, nämlich 1, 3, 5, 9, 1, zu merken und dann bei den ersten drei Ziffern jeweils eine Null anzuhängen; oder Sie merken sich, daß die ersten drei Zahlen ungerade sind und mit 1 beginnend größer, die letzten zwei kleiner werden – oder Sie bauen sich Ihre eigene Eselsbrücke!).

Stellen Sie die Zahlen in einer Tabelle zusammen:

| | | Zielerkrankung | | Wahrscheinlichkeitsverhältnis | |
|---|---|---|---|---|---|
| | | liegt vor | liegt nicht vor | | |
| | max. abnormal | 10% | 1% | 10%/1% = 10 | SpPin |
| Diagnostisches | | 30% | 9% | 30%/9% = 3,3 | etwas nach oben |
| Testergebnis | mittlerer Bereich | 50% | 50% | 50%/50% = 1 | nutzlos |
| | | 9% | 30% | 9%/30% = 0,3 | etwas nach unten |
| | max. normal | 1% | 10% | 1%/10% = 0,1 | SnNout |
| | Gesamt | 100% | 100% | | |

(Alternativ könnten Sie die Werte auch als absolute Zahlen eintragen und in Prozentzahlen oder Dezimalbrüche umwandeln)

(Einfach die gleichen Zahlen wie in der Spalte davor, aber in umgekehrter Reihenfolge)

Mit klinisch sinnvollen Vortest-Wahrscheinlichkeiten können Sie das Nomogramm oder Berechnungen von Hand anwenden und beobachten, wie verschiedene Testergebnisse zu Nachtest-Wahrscheinlichkeiten führen.

Beispiel: Bei einer Vortest-Wahrscheinlichkeit von 50%[a] betragen die Nachtest-Wahrscheinlichkeiten (von oben nach unten):

– 10/11[b] = 91% (in den meisten Fällen haben Sie die Diagnose damit bestätigt; entspricht einem SpPin [c])
– 3,3/4,3 = 77% (die Diagnose ist wahrscheinlicher, aber nicht sicher)
– 1/2 = 50% (Sie sind wieder da, wo Sie angefangen haben, denn das Wahrscheinlichkeitsverhältnis des Testergebnisses von 1 bedeutet, daß die Vortest-Wahrscheinlichkeit durch den Test nicht verändert wird)
– 0,3/1,3 = 23 % (die Diagnose ist weniger wahrscheinlich, aber nicht sicher)
– 0,1/1,1 = 9% (in den meisten Fällen haben Sie die Diagnose ausgeschlossen; entspricht einem SnNout[d])

---

[a] Die Verwendung einer Vortest-Wahrscheinlichkeit von 50% ist klinisch sinnvoll und hat auch die angenehme Eigenschaft, daß sie zu Vortest-Odds von 0,5/(1–0,5) = 1 führt, was Berechnungen von Hand erleichtert, wenn Sie das Nomogramm nicht verwenden.

[b] Erinnern Sie sich? Nachtest-Odds / (Nachtest-Odds + 1) = Nachtest-Wahrscheinlichkeit.

[c] Hat ein Test eine sehr hohe Spezifität (hier: wenn Sie die Grenze unterhalb der ersten Reihe von Einträgen ziehen, beträgt die Spezifität in diesem Fall 99%), wird bei einem positiven Testergebnis die Diagnose gestellt, daher stammt die Eselsbrücke »SpPin« (high Specificity – Positive test result rules in the diagnosis). (Diese Art von Ergebnis erhalten Sie bei 3 oder mehr positi-

ven Antworten auf dem CAGE-Fragebogen zur Alkoholabhängigkeit, der eine lausige Sensitivität [um 50%], aber eine sehr gute Spezifität von > 99% hat.)

[d] Hat ein Test eine sehr hohe Sensitivität (wenn Sie die Grenze genau oberhalb der letzten Reihe von Eintragungen ziehen, beträgt die Sensitivität in diesem Fall 99%), schließt ein negatives Testergebnis die Diagnose aus, daher stammt die Eselsbrücke »SnNout« (high Sensitivity – Negative test result rules out the diagnosis). (Diese Art von Ergebnis erhalten Sie bei Patienten mit intaktem Schädel, die nicht die spontanen retinalen Venenpulsationen verlieren (SRVP); sie haben keinen klinisch relevanten Anstieg des intrakraniellen Drucks, da die Sensitivität des Verlustes der SRVP 100% beträgt.)

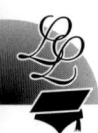

**EVIDENZBASIERTE MEDIZIN**

nehmer ohne diese Vorkenntnisse würden nicht nur hinterherhinken, sondern die Fortschritte der anderen Kleingruppenteilnehmer behindern.

Zweitens hat es sich anhand des Feedback als wichtig erwiesen, daß aus Institutionen, in denen EBM bislang nicht gelehrt wurde, mindestens zwei Teilnehmer kommen. Der spätere Erfolg dieser EBM-Neulinge ist nicht nur additiv, sondern multiplikativ, da bei der Planung und Durchführung zwei oder mehr Köpfe zusammengesteckt werden können und das Abhalten von Lehrveranstaltungen miteinander geprobt werden kann. Sie werden auch über mehr Kontakte zu anderen Teilnehmern verfügen, um ihre neuen pädagogischen Strategien zu überprüfen (wenn möglich, sollten sie unterschiedlichen Kleingruppen zugeordnet werden) und sie können sich gegenseitig unterstützen, um Zeiten von Ermüdung oder Ausbildungsfrust zu überwinden.

So wie bei den Workshops zur EBM-Anwendung steht auch hier problemorientiertes Lernen in Kleingruppen mit viel Freizeit und viel Arbeit am Netzwerk zur späteren Verwendung auf der Tagesordnung. Allerdings verlagert sich der Schwerpunkt weg von den Elementen der EBM hin zu pädagogischen Strategien und Taktiken für EBM. Diese Schwerpunktverlagerung spiegelt sich in vier Verhaltensweisen wider. Erstens werden die Teilnehmer ermutigt, die Leitung in Ihren Kleingruppen so früh wie möglich zu übernehmen, wobei Sie sich in der Führung der Gruppe abwechseln. Idealerweise beginnt dies schon gegen Ende des ersten Kleingruppentreffens, und die »echten« Tutoren beschränken sich auf eine Kontroll- und Bewertungsfunktion. Die Tutoren lenken das Verhalten bei Unterbrechungen und geben vorzugsweise Feedback zu Fragen des Lehrens/Lernens anstatt zu bloß methodischen Fragen. Oft geschieht dies in Form von Lehrtips wie denen in Tabelle 4.6.2. Zweitens sollten die Teilnehmer ihre eigenen klinischen Szenarien erzeugen und Lehrpakete zusammenstellen, die sie zunächst in der nachsichtigen, hilfsbereiten Atmosphäre des Workshops ausprobieren können und nicht erst im Ernstfall zu Hause. Die von den Organisatoren des Workshops zur Verfügung gestellten Pakete werden eher als Beispiele für die Verwendung vor Ort und weniger als Gegenstand für Kleingruppensitzungen dienen. Drittens werden sich die Teilnehmer viel mehr an Rollenspielen beteiligen, bei denen sie die Gruppe bitten, sich in eine bestimmte klinische Lernsituation hineinzuversetzen, wobei die einzelnen Mitglieder die Rolle von Lernenden in verschiedenen Stadien ihrer Ausbildung übernehmen, während sie versuchen, EBM zu vermitteln. Auf diese Weise entstehen ganz natürlich sowohl gute als auch schlechte Lehrmethoden, die in einer freundlichen und nachsichtigen Atmosphäre schnell erkannt und gegebenenfalls korrigiert werden können. Viertens und letztens werden sich »Auszeiten« und Bewertungen mehr auf Lehr-/Lern-Strategien konzentrieren als auf Methoden der kritischen Bewertung. Letztere werden eher als »Lehr-Bytes« (standardisierte, leicht zu merkende Beispiele, um ausgewählte Begriffe zu vermitteln) diskutiert; ein Beispiel für ein solches »Lehr-Byte« zum Begriff »Wahrscheinlichkeitsverhältnisse« finden Sie in Tabelle 5.7.

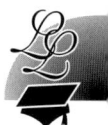

Tabelle 5.8 zeigt den typischen Zeitplan eines Workshops zur EBM-Vermittlung, der im Grunde dem Zeitplan eines Workshops zur EBM-Anwendung ähnlich ist.

Tabelle 5.8: Ein typischer Stundenplan für einen Workshop zur EBM-Vermittlung

| Zeit | Sonntag | Montag | Dienstag | Mittwoch | Donnerstag | Freitag |
|---|---|---|---|---|---|---|
| 08.00 | | Tutortreffen | | | | |
| 09.00 | | Plenarsitzungen zum Unterricht in versch. Umgebungen usw. | | | | Klein-gruppen |
| 10.00 | | Klein-gruppen | Klein-gruppen | Klein-gruppen | Klein-gruppen | |
| 11.00 | | | | | | Evaluation |
| 12.00 | | Mittagessen | | | | Abschied |
| 13.00 | | | Erstellung individueller Pakete oder Sitzung der ad-hoc-Lehr-Interessengruppen oder individuelle Computerrecherche | | | |
| 14.00 | Treffen der Tutoren | | | | | |
| 15.00 | | | | | | |
| 16.00 | Klein-gruppen | Klein-gruppen | Klein-gruppen | Klein-gruppen | Klein-gruppen | |
| 17.00 | | | | | | |
| 18.00 | Abendessen | | | | | |
| Abend | Rahmen-programm | Lernen | Rahmen-programm | Lernen | Rahmen-programm | |

Vier Unterschiede sind zu beachten. Erstens werden sich, wie gesagt, die Aktivitäten in den Kleingruppen deutlich unterscheiden. Zweitens werden sich die Themen der Plenarsitzungen eher mit der Lehre und weniger mit dem Anwenden von EBM befassen. Typische Themen wären z. B., wie man traditionelle Gesprächsrunden oder Journal Clubs umorganisiert, wie man Studenten vermittelt, beantwortbare Fragen zu stellen, etc. Drittens werden umfangreichere Zugangsmöglichkeiten zu Computerrecherchen notwendig sein, wenn die Teilnehmer anfangen, Lehrpakete zu erstellen, um sie im Laufe der Woche zu testen. Viertens werden die Themen für die ad-hoc-Interessengruppen zeigen, daß die Interessen sich auf die Einführung und Bewertung von Lehrprogrammen und den Aufbau von Kontakten zum Austausch von Lehrmaterial verlagern.

Workshops zur EBM-Vermittlung dienen auch dazu, eine neue Generation von Tutoren für zukünftige Workshops beiderlei Art (Lehren und Praktizieren von EBM) hervorzubringen. Indem sie zu späteren Workshops beitragen, profitieren sie auch von der Gelegenheit, ihre Lehrfähigkeiten weiter zu verfeinern, sich mit anderen zu messen und ihre Verbindungen zu anderen Lehrern an anderen Orten aufzubauen.

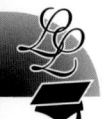

# Bewertung der Wirksamkeit verschiedener Strategien zum Lehren der kritischen Bewertung

Dieser letzte Abschnitt handelt davon, wie (nicht ob) wir die kritische Bewertung externer Evidenz lehren sollten. Wir gehen dabei von der Prämisse aus, daß wir das tun sollten. Was folgt, ist keine systematische Übersicht verschiedener Strategien zum Lehren der kritischen Bewertung[5], sondern die Zusammenfassung einer Literaturrecherche, die anhand der Textwort-Begriffe »critical appraisal and education« durchgeführt wurde, inklusive zitierter oder bei uns vorhandener Publikationen.

Es wurden keine streng randomisierten Studien über das Lehren der kritischen Bewertung oder der EBM gefunden, aber eine randomisierte Studie über die Zugehörigkeit zu einem Journal Club bzw. zu Kontroll-Seminaren zeigte, daß bei 98% der ersteren und 0% der letzteren die Wissens-Scores und Selbstbeurteilungen über verbesserte Lesegewohnheiten gestiegen waren [1]. Es gab mehrere Kohortenstudien (in denen Studenten in der klinischen Phase an einem Studienzentrum bezüglich der kritischen Bewertung geschult wurden, an einem anderen Zentrum nicht) und viele Vorher-Nachher-Studien[6]. Medizinstudenten im letzten Studienjahr (PJ), die an zwei von vier Lehrkrankenhäusern der McMaster-Universität in Kanada arbeiteten, wurden bei den wöchentlichen klinischen Tutorien (wöchentliche Besprechungen von Fällen ihrer Station) von Tutoren, die an einem Schnellkurs (manchmal nur 1,5 Stunden) über die kritische Bewertung externer Evidenz zur Nützlichkeit diagnostischer Tests und der Wirksamkeit von Therapien teilgenommen hatten[2]. Die Tutoren der Versuchsgruppe wurden bei der Zusammenstellung von »Lernpaketen« unterstützt. Diese Pakete enthielten externe klinische Evidenz zu diagnostischen Tests und Behandlungen, die auf dem jeweiligen klinischen Gebiet höchst wahrscheinlich auftreten würden, sowie Abhandlungen darüber, wie man diese Art von Evidenz kritisch bewertet.

Wenn die Mitarbeiter der Versuchsgruppe solche Fälle in den Tutorien vortrugen, wurden die entsprechenden Lernpakete vorgestellt und besprochen. Die Studenten der Kontrollgruppe an den anderen beiden Kliniken nahmen an Tutorien unter der Leitung von Tutoren teil, die nicht an dem Schnellkurs teilgenommen hatten. Vor und nach diesem PJ-Abschnitt wurde beiden Studentengruppen ein Szenario präsentiert, in dem die klinischen Probleme von Patienten beschrieben wurden, die diagnostische und therapeutische Entscheidungen erforderten. Ergänzt wurde das Szenario durch einen medizinischen Artikel, der einen bestimmten diagnostischen Test bzw. eine bestimmte Behandlung für solche Patienten befürwortete. Nach dem evidenzbasierten PJ-Abschnitt trafen die Studenten der Versuchsgrup-

---

5  Glücklicherweise wurde jedoch eine solche Übersichtsarbeit vom UK NHS Research & Development Programme in Auftrag gegeben, als diese erste Auflage verfaßt wurde.
6  Auch das ändert sich glücklicherweise, denn das UK NHS Research & Development Programme finanziert auch mehrere Studien über alternative EBM-Lehrmethoden. Wir freuen uns darauf, in späteren Auflagen dieses Buches darüber berichten zu können.

pe häufiger die richtigen Entscheidungen und konnten ihre Entscheidungen besser rechtfertigen, wohingegen sich die Studenten der Kontrollgruppe verschlechtert hatten. Und dies auch sogar im Rahmen eines Curriculums, bei dem der Schwerpunkt auf problemorientiertes, selbstmotiviertes, lebenslanges Lernen gelegt wurde! Nach dem PJ-Abschnitt verfehlten die Studenten der Kontrollgruppe im Trend die richtige Antwort öfters als vorher[7]. Seit dieser Studie wird als zusätzliche Voraussetzung für das Examen an der McMaster-Universität der Nachweis von Fähigkeiten in der kritischen Bewertung verlangt. Nun gesellen sich immer mehr Absolventen zur Population von Alumni, die auch 15 Jahre nach dem Studienabschluß immer noch auf dem laufenden sind [3].

In einer zweiten Kohortenstudie wurden Medizinstudenten eines Zentrums, die einen Kurs in kritischer Bewertung und in der Benutzung von Bibliotheken absolvierten, mit Medizinstudenten eines anderen Zentrums, die nicht an einem solchen Kursus teilnahmen, verglichen [4]. Die erste Gruppe erzielte in einer nachfolgenden Prüfung ihrer Fähigkeiten in kritischer Bewertung und der Benutzung von Bibliotheken signifikant bessere Ergebnisse. Dabei gab es keinen Hinweis, daß diese Fähigkeiten an den jeweiligen Zentren im Rahmen der regulären Famulaturen erlangt werden. In einer dritten Kohortenstudie wurden Famulanten, die an wöchentlichen Besprechungen mit dem Schwerpunkt kritische Bewertung teilnahmen, mit Famulanten, die nicht an solchen Konferenzen teilnahmen, verglichen [5], danach wurden die Teilnehmer im Crossover-Verfahren gegeneinander ausgewechselt. Die Verbesserung der Noten bei Prüfungen über klinische Epidemiologie war statistisch signifikant, aber gering, und die Untersucher betonten die Notwendigkeit, die Vermittlung dieser Fähigkeiten effektiver zu gestalten.

Zwei Vorher-Nachher-Studien dokumentierten zwar verschiedene Veränderungen bei objektiven Tests über Kenntnisse in der kritischen Bewertung [6] und über die Fähigkeit, Originalarbeiten aus wissenschaftlichen Zeitschriften zu bewerten [7], konnten aber nicht zeigen, daß medizinische Literatur häufiger für Arztberichte herangezogen wurde oder daß die Gesamtzeit für wissenschaftliche Lektüre tatsächlich gestiegen ist. Schließlich gibt es ermutigende Fallberichte und eine Übersicht über US-amerikanische Programme zur Facharztausbildung, die zu dem Schluß kommen, daß folgende Faktoren für eine kontinuierlich hohe Beteiligung an Journal Clubs nach der Approbation ausschlaggebend sind: Anwesenheitspflicht, die Vermittlung von Fähigkeiten zur kritischen Bewertung, die besondere Berücksichtigung von Originalarbeiten, die Unabhängigkeit von der Fakultät und kostenlose Verpflegung! [8]

Zusammenfassend läßt sich feststellen, daß die vorhandene Evidenz zwar schwach ist, aber die gegenwärtigen Lehrmethoden unterstützt. Die strengeren, noch lau-

---

7  Diese letztgenannte Beobachtung deckte sich mit dem sog. »Heiligenschein-Effekt«: Aufgrund des Respekts und der Bewunderung für die Tutoren sind die Studenten im Laufe des PJ-Abschnitts zunehmend bereiter, die Empfehlungen anderer Autoritäten (z.B. Autoren mit Publikationen in angesehenen Zeitschriften) zu akzeptieren.

fenden Studien werden uns zeigen, wie wir noch effektiver und effizienter lehren können.

Also, für all diejenigen, die dieses Buch wie einen Roman gelesen haben: Das war's! Wir hoffen, daß Sie Spaß daran hatten und etwas dabei gelernt haben. Wir würden uns freuen, wenn Sie uns Ihre Verbesserungsvorschläge zum Inhalt sowie zur Gestaltung der zweiten Auflage, damit sie nützlicher sowie vergnüglicher wird, zukommen ließen.

## Literaturhinweise

1   Linzer et al: JAMA 1988; 260: 2537-41
2   Bennett et al: JAMA 1987; 256:2541-4
3   Shin et al: Can Med Assoc J 1993; 148: 969-76
4   Frasca et al: Bull Med Libr Assoc 1992; 80: 23-8
5   Kitchens & Pfeifer: J Gen Intern Med 1989; 4: 384-7
6   Landry et al: J Gen Intern Med 1994; 9: 436-9
7   Seelig: J Gen Intern Med 1991; 6: 330-4
8   Sidorov: Arch Intern Med 1995; 155: 1193-7

## Weiterführende Literatur

Ellis J, Mulligan I, Rowe J, Sackett, D L. Inpatient general medicine is Evidence based. Lancet 1995; 346: 407-10
Hannu V. Quality assurance of health services: public health in Europe publication # 16. World Health Organization, Copenhagen, 1982

## Anmerkung

Diejenigen, die daran interessiert sind, an Workshops zur EBM-Vermittlung teilzunehmen oder sie zu organisieren, können sich über die Herausgeber an das deutsche Netzwerk EBM wenden. Englischsprachige Kontakte: Department of Clinical Epidemiology and Biostatistics der McMaster-Universität (1200 Main Street West, Hamilton, Ontario, Canada L8N 3Z5) oder eines der Zentren für evidenzbasierte Praxis in Großbritannien (http://cebm.jr2.ox.ac.uk/ führt Sie beispielsweise zur Website des Centre for Evidence-Based Medicine in Oxford). Auch die Universität Oxford bietet Zertifikatskurse (mögliche Fortsetzung: Diplom bzw. Magister) über evidenzbasierte Gesundheitsversorgung an, die aus drei Workshops zum Thema »Ausbildungsprogramme in evidenzbasierter Gesundheitsversorgung« besteht: wie man sie durchführt, wie man sie lehrt und wie man sie einführt und bewertet.

## Karte 5 A. ÜBERSICHTSARBEITEN

### Sind die Ergebnisse dieser Übersichtsarbeit (systematischen Übersichtsarbeit) zur Therapie valide?

1. Handelt es sich um eine Übersicht randomisierter Studien über die Behandlung, für die Sie sich interessieren?
2. Enthält die Übersichtsarbeit einen Methodenteil, in dem beschrieben wird:
   a. wie alle relevanten Studien gefunden und eingeschlossen wurden?
   b. wie die Validität der Einzelstudien beurteilt wurde?
3. Waren die Ergebnisse von Studie zu Studie einheitlich?

### Sind die Ergebnisse dieser Übersichtsarbeit wichtig?

Umrechnung von Odds Ratios in NNTs:

| | Odds Ratio (OR) | | | | | | | | |
|---|---|---|---|---|---|---|---|---|---|
| | 0,90 | 0,85 | 0,80 | 0,75 | 0,70 | 0,65 | 0,60 | 0,55 | 0,50 |
| Bei Ihrem Patienten zu erwartende Ereignisrate (PEER) 0,05 | 209 * | 139 | 104 | 83 | 69 | 59 | 52 | 46 | 41† |
| 0,10 | 110 | 73 | 54 | 43 | 36 | 31 | 27 | 24 | 21 |
| 0,20 | 61 | 40 | 30 | 24 | 20 | 17 | 14 | 13 | 11 |
| 0,30 | 46 | 30 | 22 | 18 | 14 | 12 | 10 | 9 | 8 |
| 0,40 | 40 | 26 | 19 | 15 | 12 | 10 | 9 | 8 | 7 |
| 0,50‡ | 38 | 25 | 18 | 14 | 11 | 9 | 8 | 7 | 6 |
| 0,70 | 44 | 28 | 20 | 16 | 13 | 10 | 9 | 7 | 6 |
| 0,90 | 101§ | 64 | 46 | 34 | 27 | 22 | 18 | 15 | 12¶ |

Die Zahlen im Hauptteil der Tabelle stellen die NNTs für die zugehörigen Odds Ratios bei der jeweils zu erwartenden Ereignisrate der Patienten (PEER) dar.

Zur Berechnung von NNT für alle OR und PEER: $NNT = \dfrac{1 - PEER \times (1 - OR)}{(1 - PEER) \times (1 - OR)}$

* Die Relative Risikoreduktion (RRR) beträgt in diesem Fall 10%.
† RRR beträgt in diesem Fall 49%.
‡ Für OR ist NNT am niedrigsten, wenn PEER 0,50 beträgt.
§ RRR beträgt in diesem Fall 1%.
¶ RRR beträgt in diesem Fall 9%.

### Sind scheinbare qualitative Unterschiede in der Wirksamkeit einer Behandlung bei Patientenuntergruppen glaubwürdig? Nur, wenn Sie alle folgenden Fragen mit 'Ja' beantworten können:

1. Sind diese Unterschiede wirklich biologisch und klinisch plausibel?
2. Ist der qualitative Unterschied sowohl klinisch (in einigen Fällen nützlich, in anderen Fällen dagegen nutzlos oder bedenklich) als auch statistisch signifikant?
3. Wurde dieser Unterschied schon vor der Studie als Hypothese formuliert (oder ergibt er sich lediglich aus dem intensiven »Aussaften« der Daten), und wurde er in anderen, unabhängigen Studien bestätigt?
4. Handelt es sich um eine von nur wenigen Untergruppenanalysen, die in dieser Studie durchgeführt wurden?

Aus Sackett, Richardson, Rosenberg und Haynes – Deutsche Ausgabe Kunz und Fritsche: Evidenzbasierte Medizin; EBM-Umsetzung und Vermittlung. München: W. Zuckschwerdt, 1999

## Karte 6 A. LEITLINIEN

### Sind die Empfehlungen in dieser Leitlinie valide?

1. Waren sämtliche wichtigen Entscheidungsoptionen und Endpunkte klar definiert?
2. Wurde die für jede Entscheidungsoption relevante Evidenz identifiziert, validiert und auf sinnvolle und explizite Weise kombiniert?
3. Wurden die relativen Präferenzen der Hauptbetroffenen bezüglich der Entscheidungskonsequenzen (einschließlich Nutzen, Risiken und Kosten) bestimmt und ausdrücklich berücksichtigt?
4. Hält die Leitlinie auch einer sinnvollen Variation der klinischen Vorgaben in der Praxis stand?

### Hat diese valide Leitlinie oder Strategie einen potentiellen Nutzen?

1. Kann durch diese Leitlinie die Qualität der medizinischen Versorgung signifikant verbessert werden?
   - Gibt es in der gegenwärtigen Praxis große Schwankungen?
   - Enthält die Leitlinie neue Evidenz (oder alte, bisher nicht umgesetzte Evidenz), die die medizinische Behandlung bedeutend beeinflussen könnte?
   - Hätte diese Leitlinie einen Einfluß auf die Behandlung von so vielen Menschen oder eine Auswirkung auf Menschen mit so hohen Risiken oder geht es um so hohe Kosten, daß selbst kleine Veränderungen der Praxis einen erheblichen Einfluß auf die gesundheitlichen Ergebnisse oder die Ressourcen hätten (einschließlich Opportunitätskosten)?

### Sollte diese Leitlinie oder Strategie in Ihrer Praxis umgesetzt werden?

1. Welche Hürden stehen der Umsetzung im Wege? Können sie überwunden werden?
2. Können Sie mit der Unterstützung wichtiger Kollegen rechnen?
3. Können Sie die pädagogischen, administrativen und ökonomischen Bedingungen erfüllen, die bei der Umsetzung der Strategie für Erfolg oder Mißerfolg wahrscheinlich entscheidend sind? Ist z.B. folgendes gegeben:
   a) eine glaubwürdige Synthese der Evidenz durch eine anerkannte Organisation
   b) anerkannte, einflußreiche Vorbilder vor Ort, die diese Strategie bereits umsetzen
   c) übereinstimmende Angaben aus allen relevanten Quellen
   d) Gelegenheit zu einem persönlichem Gespräch über die Strategie mit einem Experten
   e) benutzerfreundliche Gestaltung der Leitlinien
   f) Umsetzbarkeit in einer Zielgruppe von Ärzten (ohne die Notwendigkeit einer umfangreichen Kooperation mit Außenstehenden)
   g) Konfliktfreiheit im Hinblick auf ökonomische und administrative Anreize, Erwartungen der Patienten und der Gesellschaft?

Aus Sackett, Richardson, Rosenberg und Haynes – Deutsche Ausgabe Kunz und Fritsche: Evidenzbasierte Medizin; EBM-Umsetzung und Vermittlung. München: W. Zuckschwerdt, 1999

**Sind die Ergebnisse dieser klinischen Entscheidungsanalyse valide?**

1. Sind alle wichtigen klinischen Strategien und Endpunkte enthalten?
2. Sind die Wahrscheinlichkeiten glaubwürdig? (Wurde eine explizite und sinnvolle Methode eingesetzt, um die beste externe Evidenz zu identifizieren, auszuwählen und in Wahrscheinlichkeiten umzurechnen?)
3. Sind die Nutzwerte glaubwürdig? (Wurden sie in expliziter und sinnvoller Form glaubwürdigen Quellen entnommen?)
4. Wurde getestet, wie robust die Schlußfolgerung ist? (Wurde untersucht, wie sich klinisch sinnvolle Veränderungen von Wahrscheinlichkeiten und Nutzwerten auswirken?)

**Sind die Ergebnisse dieser klinischen Entscheidungsanalyse wichtig?**

1. Führte eine Vorgehensweise zu einem klinisch relevanten Gewinn bei der Lebenserwartung oder einer anderen Meßgröße von Nutzwerten?
2. Wurde trotz klinisch sinnvoller Änderungen von Wahrscheinlichkeiten und Nutzwerten dieselbe Vorgehensweise bevorzugt?

**Sollte diese Entscheidungsanalyse in Ihrer Praxis angewandt werden?**

1. Treffen die Wahrscheinlichkeiten auf Ihren Patienten zu? (Falls nicht, lassen sie sich entsprechend anpassen?)
2. Kann Ihr Patient seine Nutzwerte in benutzbarer und reproduzierbarer Weise formulieren?

Aus Sackett, Richardson, Rosenberg und Haynes – Deutsche Ausgabe Kunz und Fritsche: Evidenzbasierte Medizin; EBM-Umsetzung und Vermittlung. München: W. Zuckschwerdt, 1999

**Sind die Ergebnisse dieser gesundheitsökonomischen Analyse valide?**

1. Untersucht diese Studie wirklich eine gesundheitsökonomische Fragestellung?
   - Werden gut definierte alternative Vorgehensweisen verglichen?
   - Wird angegeben, aus welcher Sicht (Krankenhaus, Gesundheitsministerium oder vorzugsweise die Gesellschaft als Ganzes) Kosten und Wirkung betrachtet werden?
   - Enthält sie klinisch nützliche Begriffe für Kosten und Folgen alternativer klinischer Vorgehensweisen?
     - gleiche Wirkungen und einfacher Kostenvergleich: Kosten-Minimierungs-Analyse;
     - unterschiedliche Wirkungen, die aber in derselben Gesundheitseinheit gemessen wurden: Kosten-Effektivitäts-Analyse;
     - unterschiedliche Wirkungen, die auch in mehr als einer Gesundheitseinheit gemessen wurden;
     - in Geldeinheiten umgewandelt: Kosten-Nutzen-Analyse;
     - in persönliche Präferenzen oder Patientennutzwerte (QALYs) umgewandelt: Kosten-Nutzwert-Analyse.
2. Wird für die Wirksamkeit/Genauigkeit der Alternativen auf gute Evidenz verwiesen (die die Kriterien der Leitfragen zu Therapie, Diagnose oder Übersichtsarbeiten erfüllen würde)?
3. Werden sämtliche Kosten und Wirkungen aufgeführt, die Ihrer Meinung nach wichtig sind, und wurden für diese Kosten und Wirkungen glaubwürdige Meßgrößen ausgewählt?

**Sind die validen Ergebnisse dieser ökonomischen Analyse wichtig?**

1. Sind die resultierenden Kosten oder Kosten pro erreichter Gesundheitseinheit beeindruckend?
2. Würden sich die Schlußfolgerungen wahrscheinlich bei sinnvollen Veränderungen von Kosten und Endpunkten nicht ändern?

**Sollte diese gesundheitsökonomische Analyse in Ihrer Praxis angewendet werden?**

1. Sind die darin ermittelten Kosten auf Ihre eigene Umgebung übertragbar?
2. Sind die Behandlungen in Ihrer Umgebung wahrscheinlich genauso wirksam?
3. Lohnt es sich?
   - Bei einer Kosten-Minimierungs-Analyse: Ist der Kostenunterschied groß genug, um einen Wechsel zur kostengünstigeren Behandlung zu rechtfertigen?
   - Bei einer Kosten-Effektivitäts-Analyse: Ist der Unterschied in der Wirksamkeit für Sie groß genug, so daß Sie die Differenz bezahlen wollen?
   - Bei einer Kosten-Nutzwert-Analyse: An welcher Stelle liegt sie in Ihrer aktuellen Regionaltabelle?

Aus Sackett, Richardson, Rosenberg und Haynes – Deutsche Ausgabe Kunz und Fritsche: Evidenzbasierte Medizin; EBM-Umsetzung und Vermittlung. München: W. Zuckschwerdt, 1999

# Ergänzungen zur deutschen Ausgabe

# B.1
# Die Cochrane
# Collaboration

Die Cochrane Collaboration (CC), ein weltweites Netzwerk von Wissenschaftlern, Ärzten, Angehörigen der Gesundheitsversorgungssysteme, hat sich zum Ziel gesetzt, systematische Übersichtsarbeiten zu erstellen, zu aktualisieren und zu verbreiten. [1]

Der britische Arzt und Epidemiologe Archie Cochrane hat schon 1972 festgestellt, daß eine Zusammenfassung des in einer großen Zahl einzelner Studien vorhandenen medizinischen Wissens dringend erforderlich ist, um ärztliches Handeln an aktuellen wissenschaftlichen Erkenntnissen auszurichten. 20 Jahre später wurde in Großbritannien das erste Cochrane Zentrum und 1993 die weltweite Cochrane Collaboration gegründet. Heute sind 15 Cochrane Zentren registriert, die das organisatorische Rückgrat der Collaboration mit inzwischen mehr als 4000 Mitarbeitern darstellen.

Die von der Cochrane Collaboration verfaßten systematischen Übersichtsarbeiten unterscheiden sich von herkömmlichen, sog. narrativen Übersichtsarbeiten durch das Bestreben, den Einfluß von systematischen Verzerrungen in jedem Stadium der Review-Erstellung zu minimieren. Essentiell ist z. B. das systematische Vorgehen nach festgelegten Richtlinien, die Definition von Einschlußkriterien für die Studien vor Beginn der Reviewerstellung (prospektives Vorgehen) und die umfassende Suche nach Studien zur Minimierung von Verzerrungen (z. B. publication bias). Ein weiterer wichtiger Unterschied besteht in der regelmäßigen Aktualisierung der Reviews. Cochrane Reviews sind nach ihrer Fertigstellung nicht abgeschlossen, sondern werden in regelmäßigen Abständen aktualisiert, um die Erkenntnisse der neuen Studien in die Arbeit einfließen zu lassen.

Die Erstellung und Betreuung der systematischen Übersichtsarbeiten erfolgt in Autoren-Gruppen (sog. Review-Gruppen), die ihren inhaltlichen Schwerpunkt auf Erkrankungen eines Organsystems oder auch nur einer einzelnen Erkrankung gelegt haben (z.B. Hepato-biliäre Erkrankungen oder Multiple Sklerose). Durch die Arbeit in Gruppen mit internationaler Zusammensetzung wird die Suche nach Studien in nicht englisch-sprachigen Ländern erleichtert und eine kontinuierliche Betreuung der Reviews gewährleistet.

Publiziert werden Cochrane Reviews in der Cochrane Library, eine auf CD-ROM, über das Internet und in Deutschland auch über das Deutsche Gesundheitsnetz (D/G/N) vertriebene Datenbank. Neben den Cochrane Reviews (z. Zt > 480 Arbeiten; Version IV/98) enthält die Cochrane Library eine Datenbank mit systematischen Übersichtsarbeiten, die nicht innerhalb der CC entstanden sind, eine

Sammlung von Arbeiten zu methodischen Aspekten der Review-Erstellung und eine Datenbank mit derzeit mehr als 218.000 kontrollierten klinischen Einzelstudien als Grundlage für die Suche nach Studien zur Erstellung systematischer Übersichtsarbeiten. Diese Datenbank ist das Ergebnis umfangreicher spezifischer Recherchen in medizinischen Datenbanken (Medline, Embase u.a.) sowie der Recherchen in medizinischen Fachzeitschriften von Hand und bildet inzwischen die umfangreichste Sammlung randomisierter klinischer Studien weltweit.

Die Produkte der Cochrane Collaboration liegen in aller Regel nur in englischer Sprache vor, Teile davon werden jedoch auch in der jeweiligen Landessprache veröffentlicht. An der Übersetzung der Abstracts der Cochrane Reviews in die deutsche Sprache wird momentan gearbeitet.

Das Konzept der Arbeit der CC entstammt einem Pilotprojekt aus dem Jahr 1989, in dem alle kontrollierten Studien aus dem Bereich Schwangerschaft und Geburt gesammelt und in über 600 systematischen Übersichtsarbeiten zusammengefaßt wurden. Dieses Buch ist jetzt auch in deutscher Sprache erhältlich. Zusätzlich zu der Übersetzung sind für den deutschsprachigen Raum relevante Informationen enthalten und Verweise auf zu den jeweiligen Themen interessante Cochrane Reviews gegeben (Enkin, M., Keirse, M., Renfrew, M., Neilson, J., (1998): Effektive Betreuung während Schwangerschaft und Geburt. Ein Wegweiser für Hebammen und Geburtshelfer. Deutsche Ausgabe Hrsg. M.M. Groß und Prof. Dr. J.W. Dudenhausen Wiesbaden: Ullstein Medical.).

Für weitere Informationen und Anfragen, oder die Herstellung von Kontakten zu Review-Gruppen ist für den deutschsprachigen Raum das Deutsche Cochrane Zentrum zuständig, das darüber hinaus regelmäßig Workshops zum Themenbereich systematische Übersichtsarbeiten / klinische Studien anbietet. Genaue und regelmäßig aktualisierte Informationen können über das Internet (Adresse siehe unten) bezogen werden.

## Literaturhinweis

1   Antes, G., Rüther, A., Kleijnen, J. (1996): Die Cochrane Collaboration. Erstellung, Aktualisierung und Verbreitung systematischer Übersichtsarbeiten. Münchener Medizinische Wochenschrift 138 829-832.

*G. Antes*
Leiter des Deutschen Cochrane Zentrums
Freiburg

# B.2
# Leitlinien und evidenzbasierte Medizin in Deutschland

## Aktueller Stand und Ausblick

### 1. Einführung

Ärztliche Leitlinien (zur Definition, s. Tab. B.2.1) werden im deutschen Gesundheitssystem zunehmend als sinnvolle und notwendige Entscheidungshilfen zur Gewährleistung einer qualitativ hochstehenden medizinischen Versorgung angesehen.

Tabelle B.2.1: Definitionen: Leitlinien

- Leitlinien sind systematisch entwickelte Entscheidungshilfen über die angemessene ärztliche Vorgehensweise bei speziellen gesundheitlichen Problemen.

- Leitlinien stellen den nach einem definierten, transparent gemachten Vorgehen erzielten Konsens mehrerer Experten aus unterschiedlichen Fachbereichen und Arbeitsgruppen (ggf. unter Berücksichtigung von Patienten) zu bestimmten ärztlichen Vorgehensweisen dar.

- Leitlinien sind wissenschaftlich begründete und praxisorientierte Handlungsempfehlungen.

- Leitlinien sind Orientierungshilfen im Sinne von »Handlungs- und Entscheidungskorridoren«, von denen in begründeten Fällen abgewichen werden kann oder sogar muß.

- Leitlinien werden regelmäßig auf ihre Aktualität hin überprüft und ggf. fortgeschrieben.

Mit ihrer Hilfe können Gesundheits- und Versorgungsziele, der Umfang von Versorgungsmaßnahmen, Versorgungsabläufe und Maßnahmen zur Evaluierung des Versorgungsgeschehens festgeschrieben sowie interessierten Kreisen bekannt gemacht werden. Über ihre Bedeutung als Instrumentarium zur Strukturierung des Versorgungsgeschehens hinaus geben Leitlinien vor allem den im Gesundheitswesen Tätigen, aber auch Patientinnen und Patienten – bei zunehmender Informationsflut – Entscheidungsunterstützung bei der Auswahl medizinischer Leistungen und gesundheitlicher Verhaltensweisen. Leitlinien nehmen somit unter den Qualitätssicherungsmaßnahmen in der medizinischen Versorgung eine zentrale Stellung ein.

## 2. Leitlinien und evidenzbasierte Medizin

Auf die Bedeutung von Leitlinien als Instrumentarium der evidenzbasierten Medizin ist von den Dachorganisationen der ärztlichen Selbstverwaltungskörperschaften (Bundesärztekammer und Kassenärztliche Bundesvereinigung) Ende 1998 in einer gemeinsamen Stellungnahme zur Qualitätssicherung hingewiesen worden:

So sollen die Prinzipien der evidenzbasierten Medizin in der Gesundheitsversorgung dadurch Berücksichtigung finden, daß die aktuellen wissenschaftlichen Erkenntnisse an den praktizierenden Arzt künftig systematischer als bisher herangetragen werden, und zwar mittels eines mehrstufigen Vorgehens:

– systematische Recherche und Bewertung der wissenschaftlichen Erkenntnisse (Evidenz) – Methodik: Vorgehen der Cochrane Collaboration;
– Aufbereitung der bewerteten Evidenz und Prioritätensetzung spezieller Handlungsempfehlungen – Methodik: evidenzbasierte Konsensus-Leitlinien;
– Ständige Anpassung von Leitlinien und Empfehlungen an die fortschreitenden Entwicklungen der Medizin;
– Implementierung von Leitlinien mittels Aus-, Weiter-, Fortbildung, Qualitätszirkelarbeit, leitliniengestützter Dokumentationssysteme u. ä.;
– Evaluation der ärztlichen Tätigkeit auf der Grundlage evidenzgestützter Leitlinien.

## 3. Qualität von Leitlinien

In der internationalen Literatur besteht Konsens darüber, daß Akzeptanz und damit die Wirksamkeit von Leitlinien ganz wesentlich von deren Qualität abhängen. Allerdings entspricht die Mehrzahl der in den letzten 3 Jahren in Deutschland publizierten Leitlinien nicht den internationalen methodischen Standards. Die allgemeine Kritik wurde treffend von E. Buchborn vor dem 50. Bayerischen Ärztetag 1997 formuliert:»So gleichen die in den letzten Jahren kurzfristig und hektisch zustande gekommen, mehreren hundert Leitlinien der Fachgesellschaften und ihrer ad hoc gebildeten Expertengruppen mehr dem redaktionell verdichteten Inhalt von Lehrbüchern und Erfahrungssätzen eines tradierten Konsenses als wirklichen Standardisierungen mit gesicherter Wissensbasis«. Bei dem Qualitätsdefizit von Leitlinien handelt es sich offensichtlich um ein internationales Problem. Analysen aus Deutschland, den USA und Australien belegen übereinstimmend die insgesamt geringe Berücksichtigung von Qualitätskriterien für ärztliche Leitlinien durch deren Autoren oder Herausgeber. Dementsprechend werden die Widerstände gegen Leitlinien häufig mit Qualitätsmängeln begründet:

1. Die Qualität von Leitlinien (insbesondere des Entwicklungsprozesses) ist häufig nicht beurteilbar.
2. Belege für Empfehlungen sind oft nur unzureichend dokumentiert.
3. Angaben zum Umfang von Nutzen und Kosten fehlen meist.
4. Es existieren verschiedene Leitlinien zu identischen Versorgungsproblemen unabgestimmt nebeneinander.

Voraussetzung für die Nutzung von Leitlinien als Steuerungsinstrumente auf der Grundlage von Gesundheitszielen ist somit eine Konzeption zur Qualitätsförderung und Akzeptanzsteigerung von Leitlinien.

## 4. Das deutsche Programm zur Qualitätsförderung von Leitlinien

Die Bedeutung, die die Selbstverwaltungskörperschaften im Gesundheitswesen ärztlichen Leitlinien zumessen, wird dadurch unterstrichen, daß Bundesärztekammer und Kassenärztliche Bundesvereinigung in den letzten 2 Jahren ein Programm zur Qualitätsförderung von Leitlinien mit folgenden Maßnahmen beschlossen haben:

1. Leitlinie für Leitlinien (»Beurteilungskriterien für Leitlinien«)
2. Instrumente zur Bewertung von Leitlinien (Checkliste)
3. Clearingverfahren für Leitlinien

Tabelle B.2.2: Aufgaben des Leitlinien-Clearingverfahrens der Ärztlichen Zentralstelle Qualitätssicherung

– Bewertung von wichtigen Leitlinien (gemessen an dem zu erwartenden Nutzen bzw. der Wirtschaftlichkeit) anhand vorab festgelegter Kriterien; ggf. Empfehlungen zur Verbesserung
– Kennzeichnung der für gut befundenen Leitlinien
– Monitoring der Fortschreibung von Leitlinien
– Information über Leitlinien
– Unterstützung bei der Verbreitung von Leitlinien
– Beratung über die Multiplikation von Leitlinien
– Koordination von Erfahrungsberichten über bewertete Leitlinien
– Unterstützung bei der Evaluation von Leitlinien

Das Clearingverfahren (in Kooperation mit der Deutschen Krankenhausgesellschaft sowie den Spitzenverbänden der Gesetzlichen Krankenversicherungen, organisiert durch die Ärztliche Zentralstelle Qualitätssicherung) zielt auf die Auswahl von Leitlinien, welche durch die Institutionen der Selbstverwaltung im Gesundheitswesen genutzt werden können. Dabei wird insbesondere geprüft, ob bei der Formulierung einer Leitlinie die nötigen Sorgfältigkeitsstandards angewendet worden sind.

Die Bewertungsergebnisse des Clearingverfahrens werden der Öffentlichkeit in Form von »Leitlinienberichten« sowie – über Internet (http://www.azq.de) als Recherche-Datenbank mit strukturierten Leitlinien-Abstracts zur Verfügung gestellt. Vorbild ist ein Informationsprogramm der McMaster-Universität, Hamilton.

Der erste Leitlinienbericht zum Thema »Asthma bronchiale« wurde von der ÄZQ in Zusammenarbeit mit dem Deutschen Cochrane Zentrum, Freiburg erstellt und Ende Oktober 1998 veröffentlicht. Leitlinienberichte zu den Versorgungsbereichen »Diabetes mellitus« und »Rückenschmerzen« sind in Vorbereitung.

Darüber hinaus soll durch Abstimmung zwischen den Partnern des Clearingverfahrens festgelegt werden, mit welchen Möglichkeiten die Empfehlungen von Leitlinien nutzbar gemacht werden können.

Dabei wird die Umsetzung auf folgenden Ebenen angestrebt:

– als verpflichtende Richtlinie für die ärztliche Behandlung in definierten Versorgungsbereichen,
– als Bestandteil vertraglicher Regelungen zu neuen Versorgungsformen,
– durch Ableitung von Qualitäts-Indikatoren und -Kriterien zur Nutzung für die Qualitätssicherung in Klinik und Praxis mittels standardisierter Dokumentation. Insbesondere ist auch eine Weiterentwicklung der bisherigen Dokumentationssysteme auf der Grundlage evidenzbasierter Leitlinien erforderlich.

Die Partner des Clearingverfahrens haben vor, künftig gemeinsam Gesundheitsziele, Versorgungsbereiche und Betreuungsmaßnahmen zu benennen, für die ihrer Meinung nach die Entwicklung oder Fortschreibung von Leitlinien notwendig erscheint. Dabei sollen sich diese Vorschläge insbesondere an Wissenschaftliche Fachgesellschaften in Abstimmung mit Berufsverbänden, den Wissenschaftlichen Beirat der Bundesärztekammer, die Arzneimittelkommission der Deutschen Ärzteschaft und den Bundesausschuß Ärzte und Krankenkassen richten.

In Fällen, in denen die Entwicklung einer nationalen Leitlinie unter Berücksichtigung des Wirtschaftlichkeitsgebotes durch Dritte trotz besonderer Dringlichkeit nicht absehbar ist, werden Bundesärztekammer und Kassenärztliche Bundesvereinigung im Einzelfall die Erarbeitung einer Leitlinie selbst koordinieren. Dabei wird die Entwicklung nach einer standardisierten Vorgehensweise erfolgen, und zwar

– unter Nutzung systematischer Literaturrecherchen zur Erfassung der wissenschaftlich-medizinischen Evidenz,
– mit Steuerung der Leitlinienerstellung durch multidisziplinäre Expertenkreise,
– mit expliziter Nennung der medizinisch-wissenschaftlichen Evidenz einzelner Empfehlungen,
– unter regelmäßiger Überprüfung und gegebenenfalls Fortschreibung der Leitlinie nach einem angemessenen Zeitraum bzw. bei sich ergebender neuer Evidenz.

## Ausgewählte Literatur

1. Ärztliche Zentralstelle Qualitätssicherung (1998) Checkliste Methodische Qualität von Leitlinien. Dtsch Ärzebl 95 (Heft 41) A-2576—2578, C-1838-1840; sowie in: Leitlinien-In-Fo, Band 1 der Schriftenreihe der ÄZQ. München, Zuckschwerdt 1999. http://www.azq.de
2. ÄrztlicheZentralstelle Qualitätssicherung (1998) Leitlinien-Bericht »Asthma bronchiale«. Internet: http://www.azq.de »Leitlinien-In-Fo«
3. Agency for Health Care Policy and Research (1997) The National Guideline Clearinghouse. http://www.guidelines.gov
4. Brenner G, Altenhofen L (1998) Strukturierte Dokumentation für das Qualitätsmanagement bei Patienten mit Diabetes mellitus. ZaeFQ 92: 123-130

5.  Bundesärztekammer, Kassenärztliche Bundesvereinigung (1997) Beurteilungskriterien für Leitlinien in der medizinischen Versorgung. Dtsch Ärztebl 94: A2154-2155,B-1622-1623, C-1754-1755
6.  Bundesärztekammer, Kassenärztlicher Bundesvereinigung (1998) Gemeinsame Stellungnahme zur Anfrage der Gesundheitsministerkonferenz vom 20.7.98. Köln, 30.10.98. http://www.azq.de »Stellungnahmen«
7.  Gerlach FM, Beyer M, Szecsenyi J, Fischer GC (1998) Leitlinien in Klinik und Praxis. Dtsch Ärztebl 95: A-1014 ff
8.  Helou A, Perleth M, Bitzer EM, Dörning H, Schwartz FW (1998) Methodische Qualität ärztlicher Leitlinien in Deutschland. ZaeFQ 92: 421-428
9.  Hoppe JD (1997) Leitlinien für Diagnostik und Therapie: Leitlinien und die ärztlichen Körperschaften. Vortrag auf der Delegiertenkonferenz der AWMF, Frankfurt, 10.5.1997. http://www.azq.de
10. Institute of Medicine (1990) Clinical Practice Guidelines. Directions for a New Program. Washington, National Academy Press.
11. Kibbe DC, Kaluzny AD, McLaughlin CP (1994) Integrating guidelines with continuous quality improvement. Doing the right way to achieve the right goals. J Qual Improvement 20: 181-191
12. Lauterbach KW, Lubecki P, Oesingmann U, Ollenschläger G, Richard S, Straub C (1997) Konzept eines Clearingverfahrens für Leitlinien in Deutschland. ZaeFQ 91: 283-288
13. Lühmann D, Raspe H (1998) Prioritäten setzen. Einfluß der Evidence-based Medicine auf die Versorgungspolitik. Berliner Ärzte 35: 3/98, 19-20
14. Ollenschläger G, Helou A, Kostovic-Cilic L, Perleth M, Raspe HH, Rienhoff O, Selbmann HK, Oesingmann U (1998) Die Checkliste zur methodischen Qualität von Leitlinien- ein Beitrag zur Qualitätsförderung ärztlicher Leitlinien. ZaeFQ 92: 191-194

*G. Ollenschläger*
Ärztliche Zentralstelle Qualitätssicherung
(Gemeinsame Einrichtung der Bundesärztekammer
und der Kassenärztlichen Bundesvereinigung)
Köln

# B.3
# Wichtige Adressen und Informationsquellen

**Deutsches Cochrane Zentrum**
Institut f. Medizinische Biometrie und
Medizinische Informatik
Albert-Ludwigs-Universität Freiburg
Stefan-Meier-Str. 26
79104 Freiburg
Fax: 0761-203 6712
Email: mail@cochrane.de
http://www.cochrane.de/deutsch/

**Deutsches Netzwerk**
**Evidenzbasierte Medizin**
Institut für Sozialmedizin
Medizinische Universität zu Lübeck
Beckergrube 43-47
23552 Lübeck
Fax: 0451-799 2522
Email: gorg@ebm-netzwerk.de
http://www.ebm-netzwerk.de/

**Ärztliche Zentralstelle**
**Qualitätssicherung**
(Gemeinsame Einrichtung der Bundes-
särztekammer und der Kassenärztli-
chen Bundesvereinigung)
Aachener Str. 233-237
D-50931 Köln
Fax: 0221-4004-590
Email: azq@dgn.de
http://www.azq.de/

**Centre for Evidence-Based Medicine**
**in Oxford, UK**
Nuffield Department of Clinical
Medicine
Level 5, John Radcliffe Hospital
Headington
Oxford OX3 9DU
England
Fax: 0044-1865-222901
http://cebm.jr2.ox.ac.uk/

**MEDLINE- Internet-Adressen mit**
**kostenlosem Zugang**
Internet Grateful Med:
http://igm.nlm.nih.gov/
PubMed:
http://www.ncbi.nlm.nih.gov/PubMed/
clinical.html

**Cochrane Library**
Erhältlich über: Update Software Ltd.
Summertown Pavilion, Middle Way,
Summertown,
Oxford OX2 7LG, UK
Fax: 0044-1865-516918
Email: sales@update.co.uk

**Die Cochrane Library ist außerdem**
**verfügbar im Deutschen Gesundheits-**
**netz (DGN)**
Informationen: Tel: 0180 / 220 28
http:// www.dgn-service.de

**Datenbank CD-ROM »Best Evidence«**
BMJ Publishing Group
Fax: 0044-171-383 6402
Email: subscriptions@bmjgroup.com

**Deutsche Ausgabe der Zeitsachrift »Evidence-Based Medicine«**
W. Zuckschwerdt Verlag GmbH
Industriestraße 1
82110 Germering
Fax: 089-89 43 49 50
Email: wzv@trans.net

Außerdem existiert ein kommerzieller Zugriff über das Internet durch Ovid (www.ovid.com)

**CAT-Maker**
Der CAT-(Critically Appraised Topics) Maker ist eine Software zur Erstellung von kritsch bewerteten Zusammenfassungen von Studien und verfügt über CAT-Vorlagen zu Studien über Therapie, Diagnose, Prognose, Ätiologie/unerwünschte Wirkungen und Systematische Übersichtsarbeiten. Einen Vorgeschmack kann man sich beim CAT-nipper auf der Internet-Seite des CEBM in Oxford holen.
http://cebm.jr2.ox.ac.uk/docs/catmaker.html

**Informationen zu Kursen in EBM**
Deutschsprachige Kurse:
http://www.cochrane.de/
International:
http://cebm.jr2.ox.ac.uk/docs/calendar.html
http://www.ebm-netzwerk.de

## Weiterführende Literatur

Fletcher, Fletcher, Wagner. Klinische Epidemiologie Ullstein Medical 1998
Perleth M, Antes G. Evidenz-basierte Medizin. MMV Medizin Verlag München 1998
Enkin, Keirse, Renfrew, Neilson. Effektive Betreuung während Schwangerschaft und Geburt. Ullstein Medical 1998

# C

# Anhang

# C.1
# Konfidenzintervalle

(Für dieses Buch bearbeitet von Douglas G. Altman, ICRF Medical
Statistics Group und Centre for Statistics in Medicine, Oxford, GB)

Was sagt das »Konfidenzintervall« (CI) aus? Das CI ist ein Maß für die Genauigkeit (bzw. Unsicherheit) von Studienergebnissen und dient dazu, Rückschlüsse auf die Population aller Patienten zu ziehen, die denen in der Studie vergleichbar sind. Die exakte Definition eines 95%-CI ist etwas schwer verständlich und besagt, daß 95% solcher Intervalle den wahren Wert der Population enthalten. Nur wenig geht verloren, wenn man das CI etwas weniger prägnant interpretiert als den Wertebereich, bei dem wir zu 95% sicher sein können, daß es den Wert für die Population enthält. Beim CI-Verfahren liegt der Schwerpunkt eindeutig auf der Quantifizierung, ganz im Gegensatz zu den p-Werten, die aus dem Signifikanztest-Verfahren abgeleitet sind. Der p-Wert ist kein Schätzwert einer Quantität, sondern vielmehr ein Maß für die Aussagekraft der Daten gegenüber der Nullhypothese »kein Effekt«. Der p-Wert selbst gibt uns weder über die Größe noch über die Richtung eines Unterschieds Auskunft. Somit liefern die p-Werte für sich genommen in wissenschaftlichen Arbeiten bzw. Abstracts kaum Informationen. Im Gegensatz dazu spiegeln CI die Aussagekraft der Daten im Hinblick auf Zielquantitäten wie Behandlungsnutzen wider und sind daher für die Anwender der evidenzbasierten Medizin von besonderer Relevanz [1–3].

Im CI spiegelt sich die schätzende Herangehensweise an die statistische Analyse wider, deren Ziel die Quantifizierung des jeweiligen Effekts (Sensitivität eines diagnostischen Tests, Häufigkeit eines prognostischen Ereignisses, NNT einer Behandlung usw.) wie auch die Quantifizierung der Unsicherheit dieses Effekts ist. Meistens handelt sich dabei um einen Wertebereich auf beiden Seiten des Schätzwertes, in dem wir zu 95% sicher sein können, daß er den wahren Wert enthält. Die Konvention, den Wert 95% zu benutzen, ist willkürlich, genau wie die Konvention, $p < 0,05$ als signifikant zu bezeichnen. Zuweilen benutzen Autoren auch ein 90%-CI oder 99%-CI. Man beachte, daß das Wort »Intervall« einen Wertebereich bezeichnet und daher im Singular stehen sollte. Die beiden Werte, die das Intervall definieren, werden »Konfidenzgrenzen« genannt.

Das CI beruht auf folgender Vorstellung: Würde dieselbe Studie an verschiedenen Stichproben von Patienten durchgeführt, würde man keine identischen Ergebnisse erzielen, sondern die Einzelergebnisse würden um das wahre, aber unbekannte Ergebnis herum streuen. Das CI schätzt diese »Stichprobenstreuung«. In den meisten Fällen wird das CI aus dem beobachteten Schätzwert der betreffenden Quantität berechnet, wie z.b. der Differenz (d) zwischen zwei Verhältnissen und dem Standardfehler (SF) des Schätzwertes für diese Differenz. Ein 95%-CI ergibt sich in diesem Fall als d ± 1,96 SF (die Formel ändert sich nach Art der Zielgröße und dem Abdeckungsbereich des CI, generell läßt sie sich aber so beschreiben). Tabelle C.1.1 zeigt die Berechnung von Standardfehlern für einige interessante klinische Meßgrößen. Beispielsweise entwickelten in einer randomisierten, placebokontrollierten Studie über zellfreien Pertussis-Impfstoff [4] 72/1670 (4,3%) Kinder in der Impfstoffgruppe Pertussis und 240/1665 (14,4%) Kinder in der Kontrollgruppe. Die zwischen den Verhältnissen bestehende Differenz, bekannt als absolute Risikoreduktion, beträgt 10,1%. Der Standardfehler dieser Differenz beträgt 0,99%, so daß das 95%-CI 10,1% ± 1,96 × 0,99% beträgt und sich demnach von 8,2% bis 12,0% erstreckt.

Trotz beträchtlicher Unterschiede in den philosophischen Ansätzen stehen CI und Signifikanztests mathematisch gesehen in enger Beziehung. Somit entspricht ein »signifikanter« p-Wert von p < 0,05 einem 95%-CI, das den Wert, der »Gleichheit« bedeuten würde, ausschließt; so ist z.B. dieser Wert gleich 0 für den Unterschied zwischen zwei Mittelwerten oder Verhältnissen und gleich 1 für ein relatives Risiko oder eine Odds Ratio. (In bestimmten Situationen sind die beiden Ansätze möglicherweise nicht genau äquivalent). Die vorherrschende Meinung lautet, daß der bevorzugte Ansatz zur Zusammenfassung von Studienergebnissen die Schätzung einschließlich der CI ist; aber CI und p-Werte ergänzen einander; in vielen Publikationen werden daher oft beide Werte angegeben.

Die durch ein CI ausgedrückte Unsicherheit (Ungenauigkeit) wird zu einem großen Teil durch die Quadratwurzel der Stichprobengröße beeinflußt. Kleine Stichproben liefern weniger Informationen als große, und in einer kleineren Stichprobe ist das CI dementsprechend breiter. So wird z.B. in einer Studie über den Vergleich der Eigenschaften dreier Tests zur Diagnostik von H. pylori [5] die Sensitivität des $^{14}$C-Harnstoff-Atemtests mit 95,8% (95%-CI 75% bis 100%) angegeben. Die Zahl von 95,8% ist zwar eindrucksvoll, aber die geringe Stichprobengröße von 24 Erwachsenen mit H. pylori bedeutet, daß die Unsicherheit in dieser Schätzung beträchtlich ist, was sich an der Breite des Konfidenzintervalls ablesen läßt. Wäre dieselbe Sensitivität in einer Stichprobe von 240 festgestellt worden, hätte sich das 95%-CI von 92,5% bis 98,0% erstreckt.

Nicht-signifikante Ergebnisse randomisierter Studien (d. h. Ergebnisse mit p > 0,05) sind für Fehlinterpretationen besonders anfällig. In diesen Fällen sind CI überaus nützlich, da sie zeigen, ob die Daten mit klinisch relevanten echten Wirkungen vereinbar sind. Beispielsweise war in einer randomisierten Studie über den Vergleich von Nähen und Klammern bei Dickdarmanastomosierung eine der Zielgrößen die Wundinfektion, die in 10,9% bzw. 13,5% der Fälle auftrat (p = 0,30). Das 95%-CI für diese Differenz von 2,6% beträgt –2% bis +8%. Und auch in dieser Studie an 652 Patienten bleibt die Möglichkeit, daß bezüglich der Wundinfektionshäufigkeit zwischen beiden Verschlußmethoden ein kleiner Unterschied besteht. In einer kleineren Studie ist die Unsicherheit größer. Sung et al [7] führten eine randomisierte Studie durch, um an 100 Patienten mit akuter Varizenblutung eine Octreotidinfusion mit einer Notfall-Sklerotherapie zu vergleichen. In der Octreotidgruppe wurde in 84% der Fälle eine gestillte Blutung beobachtet, in der Sklerotherapiegruppe 90%; es ergibt sich für p = 0,56. Zu beachten ist, daß die Zahlen für nicht gestillte Blutungen ähnlich sind wie die Zahlen für die Wundinfektion in der oben erörterten Studie. In diesem Fall reicht aber für einen Behandlungsunterschied von 6% das 95%-CI von –7% bis +19%. Im Verhältnis zu einem Unterschied von 5%, der interessant war, ist dieses Intervall sehr breit. Es ist offensichtlich, daß die Studie einen großen Unterschied in der Wirksamkeit nicht ausschließen kann, so daß die Schlußfolgerung der Autoren,»Octreotid-Infusion und Sklerotherapie seien zur Stillung einer Varizenblutung gleichermaßen wirksam«, mit Sicherheit nicht valide ist.

CI lassen sich für die häufigsten statistischen Schätzungen oder Vergleiche erstellen [8] wie z. B. für die Mittelwertdifferenzen oder Verhältnisse, relative Risiken, Odds Ratios und NNT (number needed to treat) im Falle von RCTs. Ein Computerprogramm für PCs, das viele dieser Methoden aufgreift, ist vom British Medical Journal erhältlich [9]. Desgleichen sind CI für alle in Diagnostikstudien auftretenden relevanten Schätzwerte erhältlich – Sensitivität, Spezifität, positiver prädiktiver Wert (alle werden in einfachen Verhältnissen angegeben) – sowie für Schätzwerte aus Metaanalysen und Fall-Kontroll-Studien.

Während CI für die Primärergebnisse einer Studie wünschenswert sind, werden sie nicht für alle Ergebnisse benötigt. Darüber hinaus ist es wichtig, daß sie sich, wenn sie angegeben werden, auf den relevanten Gegensatz beziehen. Insbesondere beim Vergleich von zwei Gruppen ist das geeignete CI, wie in den obigen Beispielen gezeigt wurde, das CI, das die zwischen den Gruppen bestehende Differenz angibt. Getrennte CI für die Schätzwerte jeder Gruppe anzugeben ist nicht nur wenig hilfreich, sondern kann auch ziemlich irreführend sein. Geben die Autoren keine CI an, lassen sich die CI oft aus den in der Publikation berichteten Ergebnissen berechnen.

Welche Methoden für die statistische Analyse und Ergebnisdarstellung am geeignetsten sind, muß in erster Linie dem persönlichen Urteil überlassen bleiben. Allerdings bitten Zeitschriften die Autoren zunehmend darum oder fordern sie dazu auf, bei der Präsentation ihrer wichtigsten Ergebnisse CI zu verwenden. Es scheint klar, daß die ausgedehnte Übernahme von CI in medizinische Publikationen während der letzten 10 Jahre von großem Nutzen war für ein richtiges Verständnis von externer Evidenz, wie sie in der EBM-Praxis zur Anwendung gelangt.

Tabelle C.1: Standardfehler (SF) und Konfidenzintervalle (CI) für einige relevante klinische Meßgrößen

| Klinische Meßgröße | Standardfehler (SF) | Typische Berechnung von SF und CI |
|---|---|---|
| **(a) Wenn die Zielgröße ein Ereignis ist – eine Gruppe:** | | |
| Verhältnis (wie z.B. bei Sensitivität, Ereignisrate usw.) | $$SF = \sqrt{\frac{p \times (1-p)}{n}}$$ p: Prozentsatz n: Anzahl von Patienten | Wenn $p = 24/60 = 0,4$ (oder 40%): $$SF = \sqrt{\frac{0,4 \times 0,6}{60}} = 0,063 \text{ (oder 6,3\%)}$$ 95% CI gleich 40% ± 1,96 × 6,3% bzw. 27,6% bis 52,4% |
| **(b) Wenn die Zielgröße ein Ereignis ist – Vergleich zweier Gruppen*:** | | |
| Im allgemeinen werden $r_1$ und $r_2$ Ereignisse bei $n_1$ und $n_2$ Patienten aus zwei Gruppen beobachtet, es ergeben sich somit Verhältnisse von $p_1 = r_1/n_1$ und $p_2 = r_2/n_2$. In unserem Beispiel beträgt $p_1 = 15/125$ (oder 12%) und $p_2 = 30/120 = 0,25$ (oder 25%). | | |
| Absolute Risikoreduktion (ARR) | $$SF = \sqrt{\frac{p_1 \times (1-p_1)}{n_1} + \frac{p_2 \times (1-p_2)}{n_2}}$$ | $ARR = p_2 - p_1 = 0,13$ (oder 13%) $$SF = \sqrt{\frac{0,12 \times 0,88}{125} + \frac{0,25 \times 0,75}{120}} = 0,049 \text{ (oder 4,9\%)}$$ 95% CI gleich 13% ± 1,96 × 4,9% d.h. 3,4% bis 22,6% |
| Number Needed to Treat (NNT) | Nicht berechnet | NNT = 100 / ARR = 100 / 13 = 7,7; CI = reziproker Wert des CI für ARR, somit ist 95%-CI gleich 100 / 22,6 bis 100 / 3,4 bzw. 4,4 bis 29,4 |
| Relatives Risiko (RR) | $RR = p_1 / p_2$ $$SF \text{ von log (RR)} = \sqrt{\frac{1}{r_1} + \frac{1}{r_2} - \frac{1}{n_1} - \frac{1}{n_2}}$$ | $RR = 0,12 / 0,25 = 0,48$ (48%); log (RR) = -0,734; $$SF \text{ von log (RR)} = \sqrt{\frac{1}{15} + \frac{1}{30} - \frac{1}{125} - \frac{1}{120}} = 0,289;$$ 95%-CI für log (RR) gleich -0,734 ± 1,96 × 0,289, d.h. -1,301 bis -0,167; 95%-CI für RR gleich 0,272 bis 0,846 bzw. 27,2% bis 84,6%. |

| Klinische Meßgröße | Standardfehler (SF) | Typische Berechnung von SF und CI |
|---|---|---|
| Relative Risikoreduktion (RRR) | Nicht berechnet | $RRR = 1 - RR = 1 - p_2 / p_1 = 1 - 12 / 25 = 0{,}52$ (bzw. 52%). 95%-CI für RRR wird erhalten durch Subtraktion des CI für RR von 1 (oder 100%), d.h. 0,154 bis 0,728 bzw. 15,4% bis 72,8%. |
| Odds Ratio (OR) | $OR = \dfrac{r_1(n_2 - r_2)}{r_2(n_1 - r_1)}$  $SF \text{ von } \log(OR) = \sqrt{\dfrac{1}{r_1} + \dfrac{1}{r_2} + \dfrac{1}{n_1 - r_1} + \dfrac{1}{n_2 - r_2}}$ | $OR = \dfrac{15 \times 90}{30 \times 110} = 0{,}409;\ \log(OR) = -0{,}894$  $SF \text{ von } \log(OR) = \sqrt{\dfrac{1}{15} + \dfrac{1}{30} + \dfrac{1}{90} + \dfrac{1}{110}} = 0{,}347$  95%-CI für log (OR) gleich $-0{,}894 \pm 1{,}96 \times 0{,}347$ bzw. $-1{,}573$ bis $-0{,}214$; 95%-CI für OR gleich 0,207 bis 0,807. |
| (c) Wenn die Zielgröße eine kontinuierliche Meßgröße ist: | | |
| Mittelwert | Wenn $s$ die Standardabweichung (SA) von $n$ Beobachtungen ist, dann ist $SF = s / \sqrt{n}$ | 95%-CI ist Mittelwert $\pm$ t $\times$ SF (siehe Fußnote 2). Ist der Mittelwert = 17,2, s = 6,4, n = 38, dann ist $SF = 6{,}4 / \sqrt{38} = 1{,}038$ und 95%-CI gleich $17{,}2 \pm 2{,}026 \times 1{,}038$ oder 15,1 bis 19,3. |
| Differenz zweier Mittelwerte | Wenn $s_1$ und $s_2$ die SA von $n_1$ und $n_2$ Beobachtungen sind, dann ist $SF(\text{diff}) =$ $\sqrt{\dfrac{(n_1 - 1)\, s_1^2 + (n_2 - 1)\, s_2^2}{n_1 + n_2 - 2} \times \left( \dfrac{1}{n_1} + \dfrac{1}{n_2} \right)}$ | 95%-CI ist mittl. Differenz $\pm$ t $\times$ SF (diff) (siehe Fußnote 2). Wenn Mittelwert$_1$=17,2, $s_1$ = 6,4, $n_1$ = 38, Mittelwert$_2$= 15,9, $s_2$ = 5,6, $n_2$ = 45, dann ist die mittlere Differenz = d = 17,2 − 15,9 = 1,3,  $SF(\text{diff}) = \sqrt{\dfrac{37 \times 6{,}4^2 + 44 \times 5{,}6^2}{38 + 45 - 2} \times \left( \dfrac{1}{38} + \dfrac{1}{45} \right)} = 1{,}317$  und 95%-CI gleich $1{,}3 \pm 1{,}99 \times 1{,}317$ bzw. −1,32 bzw. 3,92. |

# Literatur

1 F Gardner M J, Altman D G. Confidence intervals rather than P values: estimation rather than hypothesis testing. BMJ 1986; 292: 746-50.
2 F Rothman K J. Yankauer A. Confidence intervals vs. significance tests: quantitative interpretation. Am J Publ Health 1986; 76: 587-8.
3 F Bulpitt C J. Confidence intervals. Lancet 1986; 1: 494-7.
4 F Trollfors B et al. A placebo-controlled trial of a pertussis-toxoid vaccine. N Eng J Med 1995; 333: 1045-50.
5 F Fallone C A et al. Determination of test performance of less costly methods of Helicobacter pylori detection. Clin Invest Med 1995; 18: 177-85.
6 F Docherty J G et al. Comparison of manually constructed and stapled anastomoses in colorectal surgery. Ann Surg. 1995; 221: 176-84.
7 F Sung J J Y, Chung S C S. Lai C-W et al. Octreotide infusion or emergency sclerotherapy for variceal haemorrhage. Lancet 1993; 342: 637-41.
8 F Gardner M J. Altman D G (eds.) Statistics with confidence. British Medical Journal, London, 1989.
9 F Gardner M J. Gardner S B. Winter P D. Confidence interval analysis (CIA) microcomputer program manual. British Medical Journal, London, 1989.

---

**Fußnoten zu Tabelle C.1.1**

1. Im allgemeinen erhält man ein Konfidenzintervall, indem man den jeweiligen Schätzwert nimmt und ein Mehrfaches des SF addiert und subtrahiert. Außer bei Mittelwerten oder Mittelwertdifferenzen wird das Mehrfache als ein Wert aus der standardisierten Normalverteilung genommen. Bei einem 95%-CI ist der Multiplikator 1,96; bei einem 90%-CI ist er 1,645 und bei einem 99%-CI ist er 2,576. Bei RR (und RRR) sowie OR wird das CI über den Logarithmus der relevanten Quantität erhalten und anschließend potenziert (in der Tabelle wurden Logarithmen zur Basis e verwendet).

2. Bei der Berechnung eines CI für einen Mittelwert oder für Mittelwertdifferenzen ist der Multiplikator bei einem 95%-CI nicht 1,96, sondern ein Wert aus der t-Verteilung mit $n - 1$ bzw. $n_1 + n_2 - 2$ Freiheitsgraden (df). Bei df > 40 liegt dieser Wert um 2.

3. Bei den obigen Berechnungen wird angenommen, daß zwei voneinander unabhängige Gruppen verglichen werden. Für CI, die von paarweisen Daten abgeleitet werden (z.B. aus Crossover-Studien oder gematchten Fall-Kontroll-Studien), sowie CI für andere Statistiken siehe Gardner MJ und Altman DG (Hrsg.) Statistics with confidence. London: BMJ, 1989.

* Wie in diesem Buch verwendet, entspricht $p_1$ der Ereignisrate in der experimentellen Gruppe (EER) und $p_2$ der Ereignisrate in der Kontrollgruppe (CER).

---

EVIDENZBASIERTE MEDIZIN

# C.2
# Index

(Fn. = Fußnote;
**fett** gedruckte Seitenzahlen = nähere Information bzw. Definition)